Ilkay Zihni Chirali

Schröpftherapie in der Chinesischen Medizin

Ilkay Zihni Chirali

Schröpftherapie in der Chinesischen Medizin

Übersetzung aus dem Englischen

URBAN & FISCHER
München · Jena

Zuschriften und Kritik an:
Urban & Fischer, Lektorat Ganzheitsmedizin, Karlstraße 45, 80333 München

Titel der Originalausgabe:
„Traditional Chinese Medicine – Cupping Therapy"
CHURCHILL LIVINGSTONE
Ein Imprint von Harcourt Publishers Limited

Wichtiger Hinweis für den Benutzer
Die Erkenntnisse in der Medizin unterliegen laufendem Wandel durch Forschung und klinische Erfahrungen. Herausgeber und Autoren dieses Werkes haben große Sorgfalt darauf verwendet, dass die in diesem Werk gemachten therapeutischen Angaben (insbesondere hinsichtlich Indikation, Dosierung und unerwünschten Wirkungen) dem derzeitigen Wissensstand entsprechen. Das entbindet den Nutzer dieses Werkes aber nicht von der Verpflichtung, anhand der Beipackzettel zu verschreibender Präparate zu überprüfen, ob die dort gemachten Angaben von denen in diesem Buch abweichen und seine Verordnung in eigener Verantwortung zu treffen.

Die Deutsche Bibliothek – CIP-Einheitsaufnahme
Ein Titeldatensatz dieser Publikation ist bei der Deutschen Bibliothek erhältlich.

ISBN 3-437-56250-9

1. Auflage Januar 2002

02 03 04 05 06 5 4 3 2 1

Um den Textfluss nicht zu stören, wurde bei Patienten und Berufsbezeichnungen die grammatikalisch maskuline Form gewählt. Selbstverständlich sind in diesen Fällen immer Frauen und Männer gemeint.

Planung und Lektorat: Christl Kiener, München
Übersetzung: Renate Schilling, Wiesbaden
Redaktion: Dr. med. Julia Bender, München
Register: Dr. med. vet. Osterkamp-Baust, München
Herstellung und Layout: Marion Kraus, München
Satz: Laupp & Göbel GmbH, Nehren
Druck und Bindung: Bosch Druck GmbH, Ergolding
Umschlaggestaltung: prepress ulm GmbH, Ulm
Titelgrafik/Titelfotografie: prepress ulm GmbH, Ulm
Fotos/Zeichnungen: Trevor Leak (Fotos), Denis Cox (Zeichnungen)

Gedruckt auf 115 g Praximatt

Aktuelle Informationen finden Sie im Internet unter der Adresse:
Urban & Fischer: http://www.urbanfischer.de

Inhalt

Vorwort

In früheren Zeiten war das Schröpfen eine allgemein übliche Therapieform für eine Vielzahl von Beschwerden. Noch in der Generation unserer Großeltern, vor dem Zweiten Weltkrieg, war es im Mittelmeerraum und in Osteuropa weit verbreitet. Heute jedoch ist die Methode des Schröpfens außerhalb eines kleinen Kreises fast unbekannt.

Einer der Gründe dafür liegt in der Sozialstruktur der Medizin. Damals wie heute gab es eine „etablierte" und eine „alternative" Medizin. Im Unterschied zu heute gab es hingegen damals kein Versicherungssystem, so dass die „Schulmedizin" für die Reichen reserviert war. Die Arbeiterklasse und die Landbevölkerung konnten sich den Luxus eines Arztes nicht leisten, da die Standardgebühr für einen Arztbesuch im England der 20er Jahre 1 Guinee betrug und damit mehreren Wochenlöhnen entsprach.

Vor diesem Hintergrund gedieh eine alternative Medizin für die Armen, eine Heilkunst, die über Generationen weitergegeben wurde. Diese reiche alte Tradition mit ihren Heilern, der Kräuterheilkunde und der einfachen Ausstattung hat bis heute überlebt, trotz des Aufstiegs der „wissenschaftlichen" Medizin. Ilkay Chirali ist einer der Vertreter einer solchen Tradition: Er lernte als kleiner Junge die Heilkunst seiner Großmutter kennen, vergaß diese Erfahrung nie und ließ sich nicht von der konventionellen Medizin vereinnahmen.

Meine eigenen Erfahrungen mit wissenschaftlicher Forschung wie auch mit der Akupunktur haben mir gezeigt, wie unangemessen und irregeleitet die konventionelle Medizin oft ist und wie verzweifelt wir einen neuen Ansatz brauchen, der Menschen als lebendige Wesen mit Vorlieben und Abneigungen, Träumen und Sehnsüchten begreift, eine Medizin, die die einfachen Erfahrungen von Kälte und Wärme, Trauer und Glück umfasst. Schröpfen ist Teil einer solchen Medizin und Ilkay Chirali gibt uns einige gute Beispiele dafür: warme Schröpftechniken für Rheuma, das schlimmer ist bei kaltem Wetter, nasses Schröpfen für trockenes Asthma oder die *Gua-Sha*-Behandlung auf dem Sternum zum „Öffnen des Herzens", wenn Menschen sich Sorgen machen, aber es nicht zu zeigen wagen.

Seine praktische Sorge für die Patienten zeigt sich auch in seinem Rat, Patienten nicht unmittelbar vor einem Strandurlaub zu schröpfen, weil die Haut danach auffällige Flecken aufweisen könnte. Eine entsprechende Erfahrung machte ich einmal bei einem Kind, das kurz nach dem Schröpfen ins Krankenhaus musste. Als die Ärzte die ringförmigen Flecken auf dem Rücken erblickten, waren sie entsetzt und argwöhnten Kindesmisshandlung. Nur unter großen Schwierigkeiten konnte die Mutter ihnen klar machen, dass diese Hämatome auf eine alternative Heilbehandlung zurückzuführen waren, die dem Kind tatsächlich sehr gut getan hatte!

Dieses Buch ist ein wertvoller Beitrag zur Literatur über das Schröpfen, denn es ist ein praktischer Führer, in dem Ilkay Chiralis Erfahrungen sowohl als Therapeut wie auch als Lehrer zusammengefasst sind. Unter anderem erläutert er als Erster im englischsprachigen Bereich tonisierende und ableitende Schröpftechniken. Dadurch erweitert sich der Bereich von Krankheiten und Patienten, bei denen Schröpfen als Therapieform eingesetzt werden kann.

Ich möchte dieses Buch daher dem Leser wärmstens ans Herz legen. Die Schröpftherapie hat viele Vorteile: Sie ist nicht-invasiv, lässt sich bei einer Vielzahl von Störungen einsetzen, ist einfach durchzuführen und ist vor allem überaus wirksam. Um Ilkay Chiralis Worte zu benutzen: „Nichts bringt Qi und Blut schneller in Bewegung als Schröpfen.“

Seattle 1997 Julian Scott

Einleitung

Meine erste Erfahrung mit dem Schröpfen machte ich im Alter von 7 Jahren. Damals hatte ich eine schwere Erkältung und meine Mutter setzte mir Schröpfköpfe auf dem Rücken an. Ich erinnere mich, dass sie meinen Rücken mit Olivenöl einrieb und mir die Schröpfköpfe aufsetzte, während ich auf dem Bauch lag. Ich spürte, wie die Ränder mir ins Fleisch schnitten. Es war ein seltsames Gefühl, so als würde mir die Haut weggezogen. Da lag ich nun, während sich mein Rücken zunehmend erwärmte und eine schwere Decke unangenehm auf mir lastete. Dann entfernte sie die Gläser, nur um sie gleich darauf mit noch mehr Stärke erneut anzusetzen. Nach einigen Minuten nahm sie die Schröpfköpfe schließlich ab und rieb mich mit einer alkoholischen Lösung ein, die sie Zivania nannte. Sie steckte mich ins Bett und deckte mich gut zu. Eine halbe Stunde später war ich in Schweiß gebadet. Meine Mutter war zufrieden, denn das zeigte ihr, dass die Kälte ausgetreten war. Am nächsten Tag konnte ich wieder mit den anderen Kindern spielen gehen. Die Erkältung war verschwunden.

Meine Großmutter, Rahmeli Ebe (siehe Photo), war die dörfliche Hebamme und Kräuterfrau. Ihre Mutter, Havva Ebe, war ebenfalls Hebamme gewesen und noch beliebter als meine Großmutter. Sie besuchte ihre Patienten zu Pferde, während Rahmeli Ebe lieber zu Fuß ging. Meine Urgroßmutter starb, kurz bevor

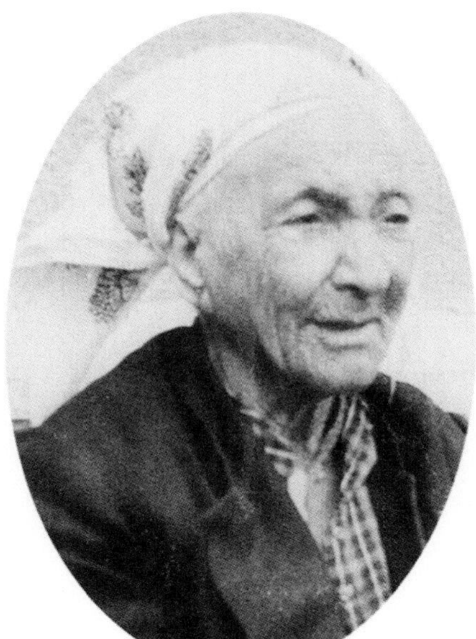

Rahmeli Ebe (1964): Die Großmutter des Autors, eine Hebamme und Kräuterfrau aus dem Dorf Lemba auf Zypern.

ich geboren wurde, doch wir lebten zusammen mit Rahmeli Ebe und später, als sie alt war und nicht mehr reisen konnte, wohnte sie bei uns in Gazi Baf (Paphos) auf Zypern, bis sie 1964 starb. Unser Haus war immer voller Leute, die sie nach Heilmitteln für ihre Beschwerden fragten. Sie bezahlten meist mit Hühnern, Eiern oder Käse.

Rahmeli Ebe wandte die Schröpftherapie bei fast allen von ihr betreuten schwangeren Frauen an. Sie hielt viel davon, „Kälte und Wind aus dem Körper zu vertreiben", und betrachtete Kälte als die größte Bedrohung für schwangere Mütter und ihre Babys. Oft nahm sie ihre Klientinnen mit ins türkische Bad (Hammam), wo sie einige Stunden im Kräuterdampfbad verbrachten, mit Waschen, Schröpfen und Entspannen.

Als TCM-Therapeut mit den Schwerpunkten Akupunktur und chinesische Arzneimitteltherapie, habe ich in den letzten Jahren begonnen, mich besonders für das Schröpfen und seine Anwendungen zu interessieren. Erst jetzt kann ich nachvollziehen, was meine Großmutter und Urgroßmutter, zwei einfache Dorfhebammen, taten. Tatsächlich ging es ihnen darum, äußere pathogene Faktoren wie Wind und Kälte aus dem Körper zu vertreiben, die leicht das geschwächte *Wei-Qi* einer schwangeren Frau angreifen können. Dabei ging es ihnen nicht nur um die Gesundheit der Schwangeren, sondern auch um die des Neugeborenen. Es ist eine alte türkische Sitte, dass Mütter nach der Geburt 40 Tage lang zu Hause bleiben, damit das Baby keinen äußeren pathogenen Faktoren wie Wind, Kälte, Hitze oder Luftverschmutzung ausgesetzt ist. Diese 40 Tage Ruhe sollen dazu dienen, dass das Kind seine Abwehrkraft entwickeln und die Mutter ihre Energien wieder aufbauen kann. Während dieser Zeit, in der sich außerdem die ganz spezielle Bindung zwischen Mutter und Kind entwickeln kann, erhält die Frau Hilfe und Unterstützung von der ganzen Familie.

Im Westen wird die Bedeutung solch einer Ruheperiode für Mutter und Kind vollkommen unterschätzt. Man kann natürlich argumentieren, dass wir im Westen heute bessere Lebensbedingungen und bessere hygienische Verhältnisse haben als in östlichen Ländern. Aber darüber sollte man nicht das natürliche menschliche Bedürfnis vergessen, umsorgt zu werden, das wir alle von Zeit zu Zeit haben, besonders in Phasen, in denen unsere Energien und Emotionen nicht voll auf der Höhe sind.

Die Gesundheitsfürsorge im Westen ist immer stärker von finanziellen Gesichtspunkten abhängig und die Sorge für die jungen Mütter und ihre Babys wird aus finanziellen Gründen immer stärker reduziert. Wenn die Geburt glatt und ohne Komplikationen verläuft, werden das Kind und die Mutter in der Regel nach ein bis zwei Tagen entlassen. Auch sieht man im Westen die Mütter häufig beim Einkaufen mit Babys im Kinderwagen, die erst einige Wochen alt sind und blau angelaufen vor Kälte oder Wind. Das zeigt deutlich, dass die jungen Mütter sich der möglichen Gefahren für ihr Kind und sich selbst nicht bewusst sind.

Dieses Buch ist gedacht als wertvolles Handbuch für die wirksame Anwendung der Schröpftherapie, um alternative wie auch konventionelle Mediziner mit dieser uralten Behandlungsform und ihren Vorteilen vertraut zu machen. Seit meinen Studien in China im Jahr 1994 fühle ich mich noch stärker verpflichtet, mein Wissen und meine Erfahrungen weiterzugeben. Ich habe mich entschlossen, dieses Buch zu schreiben, weil ich einen deutlichen Mangel an Wissen bei vielen Therapeuten festgestellt habe. Gleichzeitig begegnete mir große Begeisterung bei vielen Teilnehmern meiner Seminare zum Thema Schröpfen. Ich bin davon überzeugt, dass diese einfache, preiswerte und unkomplizierte Methode viel häufiger und wirksamer eingesetzt werden könnte.

London 1997 Ilkay Zihni Chirali

Danksagung

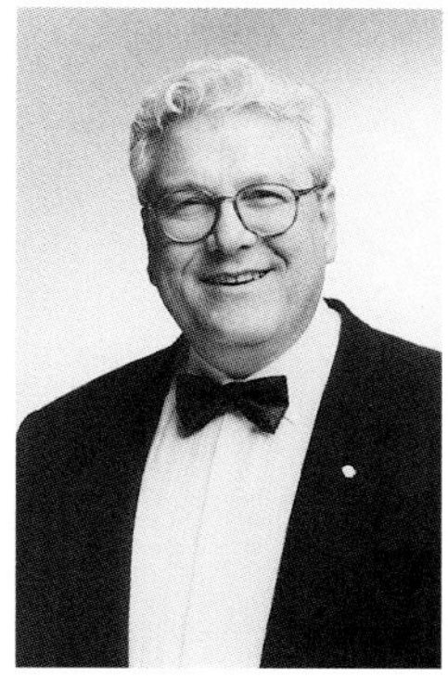

Ich bin meinen Eltern Cemaliye und Zihni Ali zutiefst dankbar, die uns in schwierigen Zeiten aufzogen und uns dabei Liebe, Mitgefühl und ein Verständnis für die Magie der Natur mitgaben.

Ich danke allen meinen Lehrern, die mir ihr Wissen weitergaben und dieses Buch ermöglichten, unter anderen: Professor Wong Lun und Master Danial Wong aus Melbourne, Australien; Julian Scott, Michael McIntyre und Mazin Al Khafaji aus England; Professor Shan Dao Wei, Leiter des First Affiliated Hospital, Nanjing; Dr. Shan Min Jie und Dr. Wu Song aus der Dermatologischen Abteilung, Dr. Yang Ju Fen aus der Gynäkologischen Abteilung, Dr. Yang Yong Nian aus der Inneren Medizin und Dr. Jin Tao aus der Akupunktur-Abteilung. Ich möchte auch Dr. He Chong und meinem Freund Chen Bin für ihre Briefe danken, sowie allen meinen Lehrern und Übersetzern am Nanjing College für TCM während meines Aufenthaltes dort.

Ich danke den Bibliothekaren vom *Wellcome Institute for the History of Medicine* in London.

Ich danke meinen Freunden: Trevor Leak für die Photographien; Roy Atterbury für die technische Hilfe und Unterstützung; Denis Cox für die Zeichnungen; allen Patienten, die dazu beitrugen und den Aufnahmen für dieses Buch zustimmten; meinen Freunden Ian Vale und Anita Smyth, die mich häufig bei meinen Workshops unterstützten, und Mustafa Sağyaşar , dem Meister klassischer türkischer Musik, dessen Musik mich über viele Monate begleitete.

Diese Veröffentlichung wäre nicht möglich gewesen ohne die Hilfe von Gerald Bishop, der das Manuskript durchgesehen und es in sinnvolles Englisch übertragen hat. Ich bin ihm daher zu größtem Dank verpflichtet.

Ilkay Zihni Chirali

Teil 1 Die Schröpftherapie

1 Die Geschichte des Schröpfens

Frühe Schröpftechniken

Die Schröpftherapie wird in China seit tausenden von Jahren eingesetzt. Anfangs wurden dabei Rinderhörner verwendet, weshalb man auch von „Horntherapie" sprach. Um einen Unterdruck im Horn zu erzeugen, wurde die Luft durch Feuer evakuiert. Diese Technik wurde in erster Linie angewandt, um Eiter und Blut aus Furunkeln zu ziehen. Manchmal wurde auch ein Loch in die Spitze des Horns gebohrt, so dass der Therapeut durch dieses Loch die Luft aussaugen und Unterdruck erzeugen konnte, wobei die Länge des Horns der einzige Schutz für den Behandelnden war (Abb. 1.1). Diese Technik wird in vielen Ländern heute noch bei der Behandlung von Furunkeln und Karbunkeln angewandt. Einige meiner afrikanischen Patienten berichten, dass im ländlichen Afrika noch heute Schröpfen mit Hörnern zum Entfernen von Gift eingesetzt wird. Später wurde das Schröpfen als unterstützende Therapie in der traditionellen chinesischen Chirurgie verwendet. Schließlich stellte man fest, dass es auch bei anderen Erkrankungen wirksam war, und entwickelte es zu einer eigenen Therapieform weiter.

Die ersten Hinweise auf das Schröpfen finden sich im *Bo Shu*, einem alten, auf Seide geschriebenen Buch, das 1973 in einem alten Grab der Han-Dynastie entdeckt wurde. Einige Schröpftechniken wurden in einem Werk von *Zouhou Fang* um das Jahr 28 n. Chr. erstmals vorgestellt. Im Jahre 755 n. Chr. wurden erstmals in Weitaimiyao Tuberkulosefälle mit Schröpfen behandelt. Dreihundert Jahre später berichtete *Susen Liang Fang*, ein weiterer alter Klassiker, über die erfolgreiche Behandlung von chronischem Husten sowie einem giftigen Schlangenbiss. Vor etwa 500 Jahren verfasste ein berühmter Chirurg namens *Wei Ke Zen Zong* eine detaillierte Aufstellung der in der Chirurgie angewandten Schröpftechniken.[1]

Über mehrere Jahrtausende klinischer Erfahrung wurde das Anwendungsgebiet immer breiter. Heute wird Schröpftherapie bei *Bi*-Syndromen, Asthma, Erkäl-

a

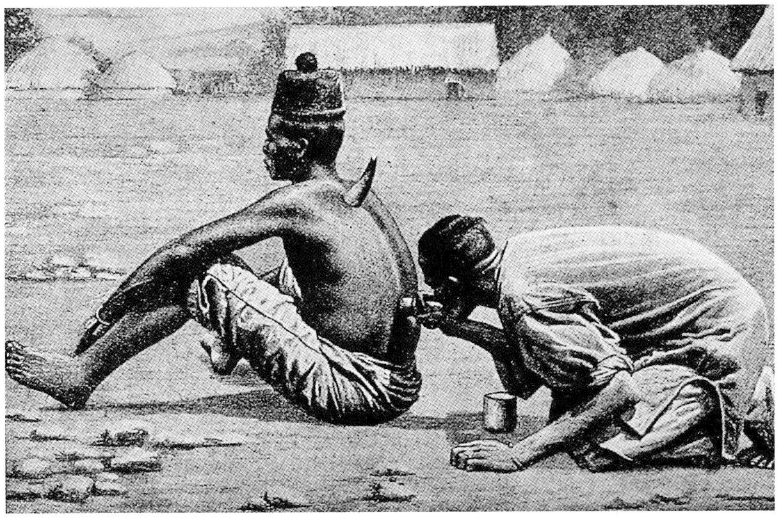

b

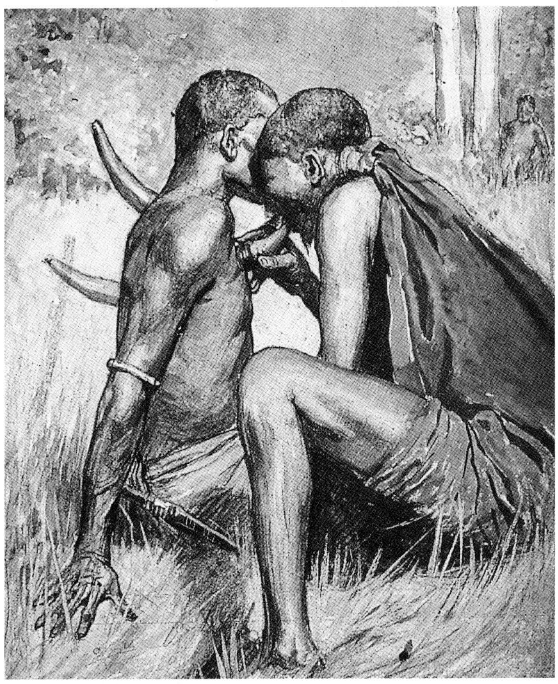

Abb. 1.1 (a) und (b): Afrikanische Medizinmänner oder Schamanen beim Schröpfen von Patienten mit Tierhörnern; dabei wird Blut an die Körperoberfläche gesaugt (Wellcome Institute Library, London).

tungen, chronischem Husten, Verdauungsstörungen und einigen Hauterkrankungen eingesetzt.

Ge Hong (281–341 n. Chr.) war der Erste, der in seinem Werk *„Ein Handbuch der Notfallrezepte“*[2], das während der Jin-Dynastie erschien, die Verwendung von Tierhörnern beim Entleeren von Furunkeln erwähnte. Während der Qing-Dynastie (1644–1911) schrieb *Zhao Xueming* in seiner Ergänzung zu *„Umriss einer Kräuter-Pharmakopöe“* ein eigenes Kapitel zu diesem Thema unter der

Überschrift *„Feuertopf-Qi“*. Das ursprüngliche Tierhorn wurde später durch Schröpfgefäße aus Bambus, Keramik oder Glas ersetzt. Da das Schröpfen in der chinesischen Volksmedizin weit verbreitet war, wurde es von der modernen klinischen Medizin in China übernommen.

In China gibt es ein Sprichwort: „Mit Akupunktur und Schröpfen lassen sich mehr als die Hälfte aller Krankheiten heilen.“ *Zhao Xueming*, der vor mehr als 200 Jahren als Arzt praktizierte, verfasste das Werk *Ben Cao Gang Mu She Yi*, in dem er detailliert die Geschichte und den Ursprung verschiedener Schröpftechniken und Schröpfgefäße sowie ihre Wirkungen und Anwendungen beschreibt.

In China verlief die Entwicklung der Schröpftherapie besonders rasch. In den 50er Jahren wurde die klinische Wirksamkeit des Schröpfens durch Forschungsgruppen in Zusammenarbeit mit Akupunkteuren der früheren Sowjetunion bestätigt und als offizielle Therapieform in Kliniken in ganz China eingeführt. Dadurch wurde die weitere Forschung stark gefördert.

Schröpfen in der westlichen Welt

Wie populär war das Schröpfen im Westen und in welchem Umfang wurde es eingesetzt? Waren die Anwendungen und Bedingungen ähnlich wie im alten China? Um Antworten auf diese Fragen zu finden, habe ich umfangreiche medizinische Literatur gewälzt. Dabei fand ich interessante Informationen über das Schröpfen sowohl in alter Zeit wie auch in der modernen klinischen Praxis in aller Welt. Das *Wellcome Institute for the History of Medicine* in London war mir dabei eine besonders wertvolle Hilfe.

Schröpfen im Altertum

Die alten Ägypter waren die Ersten, die das Schröpfen systematisch einsetzten. Der Ebers-Papyrus, der als das älteste medizinische Lehrbuch betrachtet wird und etwa um 1550 v. Chr. in Ägypten entstand, beschreibt blutiges Schröpfen, um „fremde Stoffe aus dem Körper zu entfernen“.

Auch Galen und Hippokrates waren starke Befürworter des Schröpfens. Damals wurde die Technik ausschließlich zum Aderlass eingesetzt. Es gab zwei grundsätzliche Vorgehensweisen in der Behandlung von Krankheiten: Die Quelle der Erkrankung auszuhungern oder sie durch Aderlass aus dem Körper zu schwemmen. Galen verurteilte mehrfach den bekannten Arzt Erasistraus, der im ägyptischen Alexandria im dritten Jahrhundert vor Christus praktizierte, weil dieser das Schröpfen nicht einsetzte und stattdessen bei fast jeder Erkrankung Fasten vorschrieb.

Prosper Alpinus, der gegen Ende des 16. Jahrhunderts mehrere Jahre lang in Ägypten lebte und dem venezianischen Konsulat als Arzt diente, verfasste einen ausgezeichneten Bericht über die medizinische Praxis der Ägypter jener Periode: „Es ist wohlbekannt, dass die Nationen des Ostens häufig ihre Herren wechselten, doch neigen sie in keinster Weise dazu, ihre Gebräuche und Sitten zu verändern." Bei den Ägyptern sowie den unterschiedlichen Völkern, die dieses Gebiet bevölkerten, scheint das Schröpfen als Mittel gegen fast alle Erkrankungen und als wirksame Methode der Gesundheitsvorsorge gegolten zu haben.

Alpinus zitiert den Griechen Herodot (413 v. Chr.), Geschichtsschreiber und Arzt, und nennt folgende Beschwerden, für die die Ägypter Schröpftherapie einsetzten: „Skarifikation und Schröpfen haben die Kraft, schädliche Stoffe aus dem Kopf zu entfernen, Schmerzen in demselben Teil zu mindern, Entzündungen zu lindern, den Appetit wieder herzustellen, einen schwachen Magen zu stärken, Schwindel und Neigung zu Bewusstlosigkeit zu beseitigen, tief sitzende schädliche Stoffe an die Oberfläche zu ziehen, Ausfluss auszutrocknen, Blutungen zu stoppen, den Menstruationsfluss zu fördern, bei Infektionen die Neigung zur Eiterbildung zu stoppen, Starre zu lösen, die Heilungskrise bei Krankheiten zu beschleunigen und zu lindern, Schläfrigkeit zu vertreiben, die natürliche Ruhe zu fördern, Schwere zu beseitigen. Diese und viele ähnliche Beschwerden werden durch die rechte Anwendung der *Cucurbita* (Schröpfköpfe), trocken oder blutig, gelindert."

Peter Brain weist in seinem Werk *Galen on blood letting*[3] darauf hin, dass für Galen (ca. 129 – 200 n. Chr.) Gesundheit und Krankheit in Begriffen der Natur definiert waren. „Krankheit ist ein unnatürlicher Zustand des Körpers", stellt Galen fest, „bei dem eine Funktion gestört ist. Gesundheit ist ein Zustand im Einklang mit der Natur, der Voraussetzung aller Funktionen ist." Hier sehen wir eine gewisse Ähnlichkeit zur Theorie der Traditionellen Chinesischen Medizin (TCM): Krankheit entsteht als Resultat eines Ungleichgewichts zwischen *Yin* und *Yang*.

Galen fährt fort: „Die Natur versucht ihr Bestes, um unnatürliche Zustände wieder in den gesunden Zustand zu überführen. Die Aufgabe des Arztes ist es, mit ihr zusammenzuarbeiten. Wenn ein Patient an einer Krankheit leidet, bemüht sich die Natur, die pathogenen Faktoren zu überwinden, und wenn ihr dies offensichtlich gelingt, sollte der Arzt nicht eingreifen. Falls sie jedoch in diesem Kampf zu unterliegen droht, muss er ihr zu Hilfe kommen, indem er das tut, was sie tun würde, wenn sie könnte. Der Arzt muss das schützen, was der Natur gemäß ist, und das entfernen, was ihr nicht gemäß ist." Galen ist der Ansicht, dass diese Lehre auch von Hippokrates vertreten wurde.

Aus Galens Sicht gibt es hauptsächlich drei Arten von Fieber. Das kurzlebige Fieber ist auf eine zeitweilige Überhitzung des Körpers zurückzuführen. Da die Ursache nicht länger vorhanden ist, ist die einzige Aufgabe des Arztes, den Patienten zu kühlen. Fieber aufgrund von Entzündungen ist schwieriger zu behandeln. Dabei mag es notwendig sein, den Entzündungsherd zu entfernen. Aderlass ist eine der möglichen Maßnahmen. Wenn sich jedoch die Entzündung in einem Körperteil festgesetzt hat, treten vermehrt Probleme auf. Um Entzündungen zu vermeiden legte dieses alte System daher besonderen Wert darauf, den Körper immer von Schlackenstoffen zu befreien. Obstipation und Amenorrhö wurden als ernste Störungen betrachtet, da Stoffe, die eliminiert werden sollten, im Körper verbleiben. Der Prophylaxe wurde entsprechend viel Aufmerksamkeit geschenkt. Diese Vorstellung ist durchaus auch heute noch in der Volksmedizin lebendig.

Galen schreibt weiter: „Die prinzipielle Indikation für Aderlass ist also, solche Schlackenstoffe zu entfernen oder Blut von einem Körperteil in einen anderen zu leiten, was auch als Revulsion oder Derivation bezeichnet wird." Der Vorteil des Aderlasses im Vergleich zu anderen Formen von Blutungen besteht darin, wie Galen wiederholt betont, dass der Arzt die Blutung jederzeit beenden kann.

Nach Galens System sind alle Krankheiten auf eine fehlerhafte Zusammensetzung der Körpersäfte irgendeiner Art zurückzuführen, also auf einen krankhaften Zustand der Konstitution oder des Blutes aufgrund einer allgemeinen Erkrankung. In der TCM wird dies als *Stagnation von Blut und Qi* bezeichnet. Der Arzt sollte nach Galens Ansicht in solch einem Fall lediglich das Gleichgewicht der Säfte wieder herstellen. Diese Aufgabe wird jedoch dadurch erschwert, dass sich Patienten in ihrem gesunden und kranken Zustand individuell sehr stark unterscheiden. Manche Menschen sind von Natur aus kalt und neigen daher mehr zu Zuständen wie Wassersucht als zum Beispiel zu Fieber. Andere sind heiß und neigen folglich auch zu anderen Beschwerden. Es ist daher von großer praktischer Bedeutung, das natürliche Gleichgewicht oder Temperament des Patienten zu kennen.

Schröpfen im 19. Jahrhundert

„Schröpfen ist eine Kunst", schrieb 1823 der Londoner Schröpftherapeut Samuel Bayfield[4], „deren Wert jeder erkennen kann, der ihre heilende Wirkung an anderen Menschen oder an sich selbst beobachten konnte."

Der Chirurg Charles Kennedy[5] schrieb 1826: „Die Kunst des Schröpfens und ihre günstigen Wirkungen sind so gut bekannt, dass es völlig unnötig ist, das zu beweisen, was bereits seit ältester Zeit eingesetzt wird." Bei den Ägyptern war das Schröpfen die übliche Therapieform bei den meisten Erkrankungen und sie hatten es zweifellos von den noch älteren Völkern des Ostens übernommen, von denen auch ihr sonstiges Wissen stammte.

Jahrtausendelang haben alle medizinischen Autoren zwei Formen des Schröpfens unterschieden: trocken und blutig. Bei der trockenen Schröpfung wird kein Blut aus dem Körper entnommen. Ein Schröpfkopf wird evakuiert und auf die Haut aufgesetzt, wodurch eine Schwellung entsteht. Beim blutigen Schröpfen wird zuerst trocken geschröpft, dann wird die Haut mehrfach eingeritzt, um Blut abzusaugen.

Blutiges Schröpfen

Bei vielen Erkrankungen ist eine lokale Blutentnahme angezeigt, die durch die Verwendung von Blutegeln oder durch Schröpfen erreicht werden kann. Blutegel sind relativ unsicher in der Anwendung, so dass bereits etliche Techniken entwickelt wurden, um sie effektiver einzusetzen. Man muss unter anderem darauf achten, wie lange sie angesetzt werden und wie lange das Blut weiterfließt, nachdem sie entfernt wurden.

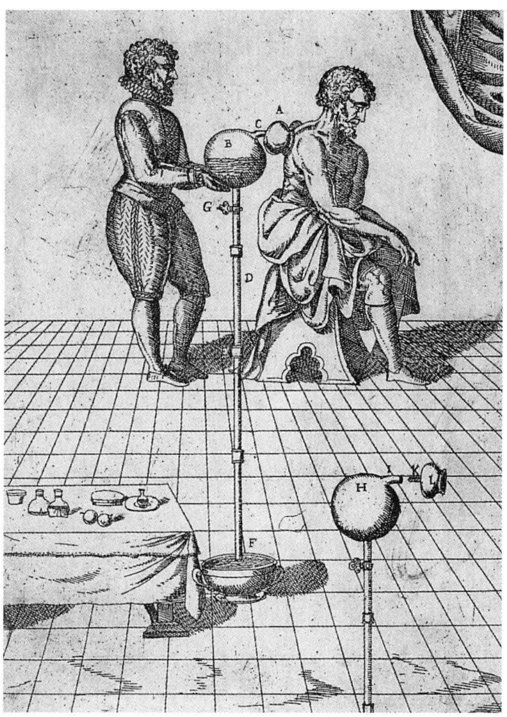

Abb. 1.2: Ein Chirurg beim Schröpfen eines Patienten. Radierung von Brandini (Wellcome Institute Library, London).

Es gibt drei Methoden, um einen besseren Blutfluss zur Hautoberfläche anzuregen: Reibung, Packungen oder heiße Bäder. Ich empfehle besonders letzteres, da Schröpfen während des Badens die beste Wirkung zeigt.

Die Schröpftherapie wurde früher im Allgemeinen als unterstützende Therapie in Kombination mit einem Aderlass eingesetzt (historische Abbildungen der Schröpftherapie siehe Abb. 1.2 und Abb. 1.3). Die Indikationen für das Schröpfen waren ähnlich wie beim Aderlass, doch wurde das Schröpfen bevorzugt bei lokalen Schmerzen oder Entzündungen eingesetzt, sowie wenn der Patient für einen Aderlass zu jung, zu alt oder zu schwach war. Wie bereits erwähnt, empfahlen die

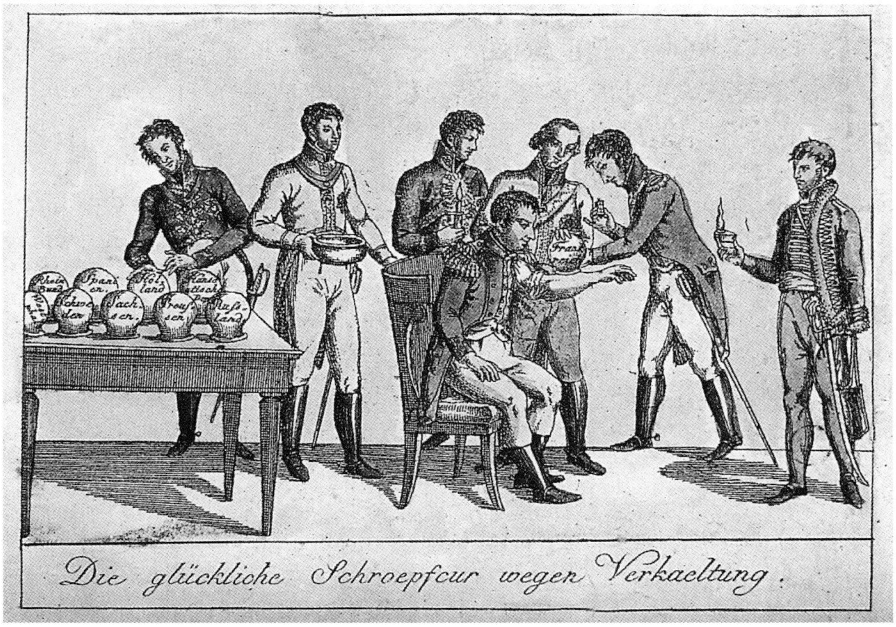

Abb. 1.3: Schröpfen eines Soldaten am Arm; soll die politische Situation Frankreichs gegenüber den deutschen Staaten im Jahr 1820 symbolisieren (Wellcome Institute Library, London).

Ärzte des Altertums gewöhnlich Schröpfen in unmittelbarer Nähe der Erkrankung. Doch gibt es in alten Schriften auch einige Fälle von Schröpfen an entfernt liegenden Körperteilen, um Blut abzuziehen. Das bekannteste dieser Beispiele ist Hippokrates' Empfehlung, zur Linderung einer übermäßig starken Menstruation die Brüste zu schröpfen.

Einsatzmöglichkeiten des blutigen Schröpfens

Ein gutes Beispiel für die Einsatzmöglichkeiten des blutigen Schröpfens ist die Schlaganfallprophylaxe. Vor einem Schlaganfall spürt der Patient im Allgemeinen die Warnsymptome, die bereits von sehr frühen medizinischen Autoren erwähnt wurden. Dazu zählen dumpfer, schwerer Schmerz im Kopf, Schwindel beim Bücken, pulsierendes Klopfen der Schläfenarterien, Klingeln in den Ohren, Gedächtnisverlust und übermäßige Schläfrigkeit. Falls solche Symptome auftreten, sollte unverzüglich ein Aderlass empfohlen werden. Gelegentliche Schröpfanwendungen sind ausreichend in leichteren Fällen, doch wenn der Patient bereits einen Schlaganfall hatte, muss gleichzeitig Blut am Arm abgenommen werden. Wenn solche Maßnahmen frühzeitig angewandt werden, kann der Anfall für beträchtliche Zeit verhindert werden. Befindet sich der Patient bereits im Koma, werden Schröpfgläser und Skarifikator an den Schläfen, im Nacken oder zwischen den Schultern angesetzt. Dabei können im Verlauf von 4 Tagen 100 ml Blut und mehr entnommen werden.

Auch bei Lähmung, Hysterie und Epilepsie, Manien, Fieber und Entzündungen kann das blutige Schröpfen eingesetzt werden: Ansatzpunkte sind die Schläfen, der Nacken oder die Region zwischen den Schultern. Bei Lungenentzündung, Lungentuberkulose und Hämoptyse reichen 10 ml Blutentnahme aus, um die unangenehmen Symptome von Druckgefühl und Luftnot beträchtlich zu lindern. Bei Entzündungen der Leber, Gicht und Rheuma wird die Schröpftherapie häufig eingesetzt und ist besonders angezeigt, wenn Gefäße im Bereich von Kopf oder inneren Organen blockiert sind. Manche Therapeuten ziehen die Schröpftherapie dem Gebrauch der Lanzette vor.

Thomas Mapleson, der persönliche Schröpftherapeut seiner königlichen Hoheit des Prinzregenten im Jahre 1830, stellte 1813 folgende Liste von Krankheiten zusammen, „bei denen Schröpfen im Allgemeinen eine vorteilhafte Wirkung zeigt“[6]: Akne, Angina pectoris, Apoplexie, Augenentzündungen, Delirium, Epilepsie, Erkrankungen der Hüft- und Kniegelenke, Erysipel, Flanken- und Thoraxschmerzen, Gicht, Halsschmerzen, Hautausschläge, Hydrozephalus, Ischialgien, Katarrh, Keuchhusten, Konvulsionen, Krämpfe, Kurzatmigkeit, Lähmungen, Lethargie, Lumbago, Lungenentzündung, Masern, Obstruktionen, Ödeme, Parästhesien der Gliedmaßen, Pleuritis, Prellungen, Rheuma, Schwindel, Schwindsucht, Störungen der Schweißbildung, Taubheit, Vergiftungen, Wahnstörungen.

Auch Mapleson war der Ansicht, dass das Schröpfen sich aus der alten Technik des Aussaugens von vergifteten Wunden entwickelt hatte. Die ersten Schröpfinstrumente waren wie bereits erwähnt ausgehöhlte Hörner oder Kalebassen mit einem kleinen Loch an der Spitze. So konnte der Behandelnde Blut ansaugen, nachdem die Haut zuvor mit einem Messer geritzt worden war. Die Verwendung von Rinderhörnern zum Schröpfen scheint in allen Epochen gebräuchlich gewesen zu sein. Als der römische Arzt Prosper Alpinus im 16. Jahrhundert Ägypten besuchte, stellte er fest, dass die Ägypter Hörner mit einem kleinen Ventil aus Schafsfell verwendeten, das von der Zunge des Therapeuten gehalten wurde und den vorzeitigen Lufteintritt verhinderte. Selbst im Amerika des 19. Jahrhunderts gab es noch einen Arzt, der für ländliche Gebiete die Verwendung von Hörnern statt Schröpfgläsern empfahl. Dr. W. A. Gillespie, ein Arzt aus Virginia, empfahl 1834 in *The Boston Medical and Surgical Journal* seinen Lesern angesichts der hohen Preise für Schröpfinstrumente und der Tatsache, dass Schröpfgläser beim Herumtragen oft zu Bruch gingen, stattdessen kleine Kuhhörner zu verwenden, *Cornicula*, die geschabt oder poliert werden können, bis sie vollkommen transparent sind.

Samuel Bayfield beschreibt in seiner Abhandlung über das Schröpfen fünf verschiedene Größen von Schröpfinstrumenten.[4] Er schildert die Geschichte des Schröpfens in Europa folgendermaßen:

„Von den Ägyptern wurde diese alte Kunst von Cecrops nach Griechenland gebracht. Er wanderte mit seinen Gefährten aus Ägypten aus, etablierte eine Kolonie in Griechenland und erbaute die Stadt Athen im Jahre 2448. Auch wenn die Praxis des Schröpfens bereits unter den zivilisierten alten Völkern anderer Länder und sogar bei den Stämmen mancher unkultivierter Wilder existierte, ist doch ihr Ursprung im Dunkel verloren und es gibt keine Berichte oder Traditionen über ihre ersten Anfänge. Man hat festgestellt, dass die Ureinwohner Amerikas, die Hottentotten, die Hindus, Japaner und Chinesen schon lange das Schröpfen praktizierten ...

Aus einem anderen Teil der Werke des Hippokrates lässt sich entnehmen, dass von den älteren griechischen Ärzten sehr große Schröpfgefäße eingesetzt wurden, um Dislokationen der Wirbel zu therapieren, in der Annahme, dass die Knochen bei einer Verlagerung nach innen durch die Saugwirkung der Gläser in die richtige Position zurückgebracht werden könnten ...

Von Hippokrates, der 361 v. Chr. im Alter von 101 Jahren in Larissa in Thessalien starb, ging die Kunst in die Hände nachfolgender Ärzte über, die sie schätzten oder auch vernachlässigten ...

Im Jahre 360 war der Alexandrier Oribasius sehr erfolgreich, ein Professor der Medizin, der unter anderem Arzt von Julian dem Apostaten war. Er berichtet ausführlich von lokalem Aderlass und Schröpfen. Im fünften Jahrhundert zerstörte der Einfall der Goten, Vandalen und anderer Barbaren alle Stätten der Gelehrsamkeit und setzte den nützlichen wie auch den schönen Künsten ein Ende. Auch die Medizin ging im allgemeinen Niedergang unter. Doch nachdem im 9. Jahrhundert die Sarazenen die Goten vertrieben hatten, finden wir die Schröpftherapie wieder in der Hand der Araber in Spanien, die sie drei- oder vierhundert Jahre lang kultivierten. Im darauffolgenden Jahrhundert verwendete Rhazes sie in großem Umfang kombiniert mit einer Skarifikation und konnte dadurch König Hamet von einem Schlaganfall heilen. Die arabische Medizin verbreitete sich nun auch in Italien. Die Spanier entwickelten eine medizinische Korrespondenz mit den italienischen Ärzten und als die Griechen im 15. Jahrhundert nach Italien auswanderten, wurde dieses zum beliebten Mittelpunkt der medizinischen Wissenschaft ...

Im Jahre 1683 bevorzugte Bellini, ein bedeutender italienischer Arzt, die Technik des trockenen Schröpfens.“

Aus diesen Berichten wird deutlich, dass europäische wie auch amerikanische Ärzte und Chirurgen bis in die 60er Jahre des 19. Jahrhunderts die Schröpftherapie bei einer Vielzahl von Störungen einsetzten. Meist verwendeten sie die blutige Schröpfung, bei der fast immer irgendeine Art von Skarifikation oder

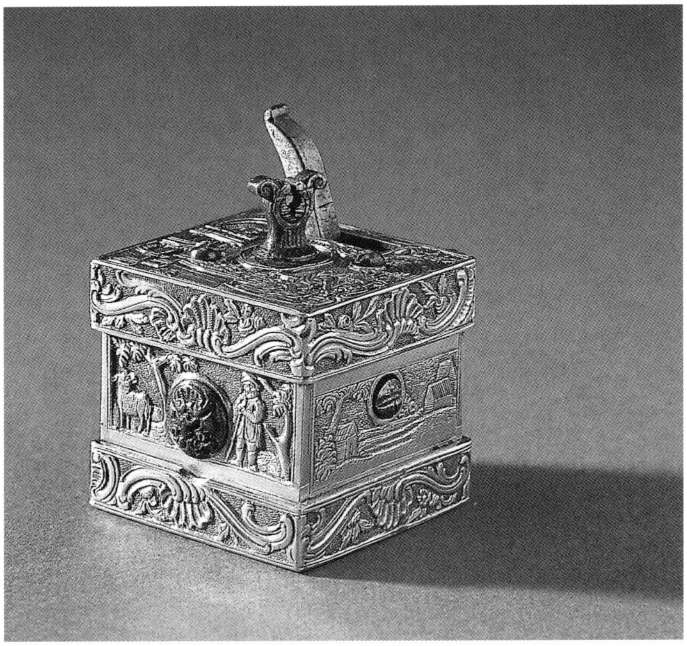

Abb. 1.4: Schröpfschnäpper mit 13 Lanzetten, 17. Jahrhundert, Europa (British Science Museum/Science and Society Picture Library).

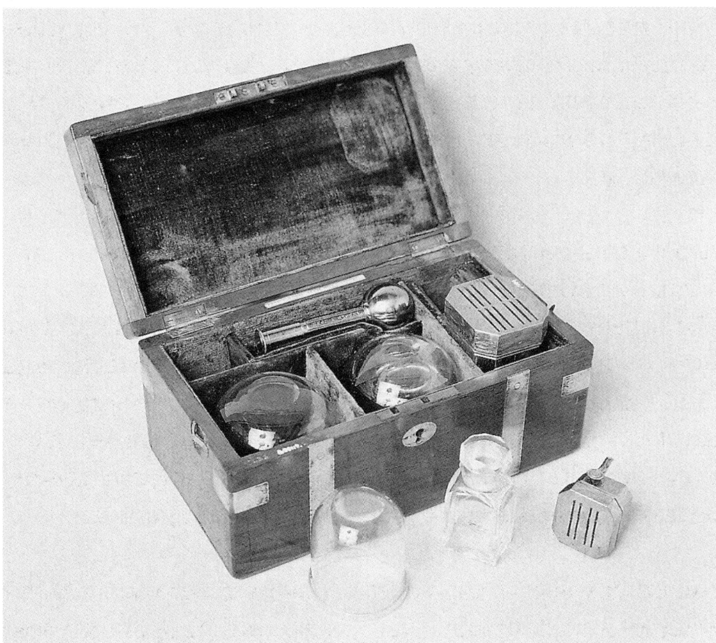

Abb. 1.5: Schröpf-Set, 1878. Schröpfen diente dazu, Giftstoffe aus dem Körper zu entfernen, und war von römischer Zeit bis zum späten 19. Jahrhundert beliebt (British Science Museum/Science and Society Picture Library).

Aderlass eingesetzt wurde. Nach 1860 ließ jedoch das Interesse an der Entwicklung neuer Skarifikationsmethoden nach, da das blutige Schröpfen an Beliebtheit verlor und die Aufmerksamkeit sich auf den therapeutischen Wert der trockenen Schröpfung verlagerte. Diese Technik bot sogar noch mehr Möglichkeiten für Neuentwicklungen, wobei versucht wurde, die Vakuumwirkung an immer mehr Stellen des Körpers für immer längere Zeit einzusetzen. Historische Abbildungen von Schröpfinstrumenten siehe Abb. 1.4 und Abb. 1.5.

Trockenes Schröpfen

Trockenes Schröpfen in seiner einfachsten Form wurde als „Revulsivum" oder „Derivativum" bezeichnet. Im 19. Jahrhundert waren diese im Zusammenhang mit dem Schröpfen einst heiß debattierten Begriffe praktisch austauschbar geworden. Beim Schröpfen zur Revulsion wurde auf einem entfernten Körperteil geschröpft, um Blutfülle an der betroffenen Stelle zu vermindern. Beim Schröpfen zur Derivation wurde näher an der betroffenen Stelle geschröpft. In beiden Fällen ging man davon aus, dass die Quelle des Schmerzes sich irgendwo unter der Haut befindet und der Schmerz gelindert wird, wenn Blut an der betreffenden Stelle zur Oberfläche hin entfernt wird. Daher schloss ein Schröpftherapeut im 19. Jahrhundert: „Revulsion ist nichts anderes als Derivation an einem entfernten Punkt."

Wurde Trockenschröpfen 10 Minuten oder länger eingesetzt, so dass es zum Platzen der Kapillargefäße kam, so sprach man von einer Wirkung als Gegenreizmittel. Nach der alten medizinischen Theorie war es üblich, zur Entlastung eines kranken Körperteils an einer anderen Stelle eine Reizung zu setzen, z.B. in Form einer Blase oder Kauterisation, durch Haarseile, Moxibustion oder trockene Schröpfung.

Trockenschröpfen trug im 19. Jahrhundert stark zur Debatte über das Thema Krankheit bei und war Gegenstand zahlreicher wissenschaftlicher Experimente. Obwohl die Ärzte generell darin übereinstimmten, dass Trockenschröpfen bei richtiger Anwendung heilende Wirkung zeigte, so waren sie doch uneins, wann und wie es richtig anzuwenden sei. Es wurde darüber diskutiert, ob trockenes Schröpfen nur die Oberflächengefäße oder das gesamte Nervensystem und über die Nerven auch die Organe beeinflussen konnte, ob es nur eine kurzfristige Linderung erzielte oder eine dauerhafte Wirkung zeigte.

Eine Reihe von interessanten Forschungsarbeiten in Europa und Amerika versuchte den Nachweis zu erbringen, dass trockenes Schröpfen die Absorption von Giften verhindern kann. Dr. Martin Barry, ein Arzt aus Edinburgh, der 1827 in Paris lebte, führte eine beeindruckende Reihe von physiologischen Experimenten durch, wobei er Strychnin und Arsen unter die Haut von Hunden und

Kaninchen einbrachte und dann die Wunden schröpfte. Er stellte fest, dass das trockene Schröpfen zunächst den Gifttod verhindern konnte, dass jedoch der Tod eintrat, sobald die Schröpfgläser abgenommen wurden, falls das Gift nicht chirurgisch entfernt wurde.

William Marsden[7] (1796–1867), der Gründer der heutigen Londoner Krankenhäuser Royal Free Hospital und Royal Marsden Hospital, beschäftigte um 1830 bezahlte Schröpftherapeuten im Royal Free Hospital in der Gray's Inn Road. Als er sich entschloss, ein Krankenhaus zu eröffnen und die Armen kostenlos zu behandeln, gewann er Ärzte und Chirurgen, die sich für eine ehrenamtliche Mitarbeit zur Verfügung stellten – bezahlt wurden nur der Apotheker und der Schröpftherapeut. In den Aufzeichnungen des Annual General Meeting des Royal Free Hospital vom 23. Februar 1832 heißt es: „Der Chirurg James Davis Lane wird gebeten, seine wertvollen Dienste als Schröpftherapeut der Institution weiter zur Verfügung zu stellen."[8] Wir können also davon ausgehen, dass die Schröpftherapie in westlichen Krankenhäusern bereits in frühester Zeit eingesetzt und von geschulten Ärzten und Chirurgen angewandt wurde.

Ein Originalartikel zum Trockenschröpfen

Der Arzt Dyce Duckworth verfasste im Jahr 1869 folgenden detaillierten Bericht über den Einsatz des Trockenschröpfens:[9]

> „Ich möchte mit diesem Artikel die Aufmerksamkeit auf die alte und wohlbekannte therapeutische Technik des Trockenschröpfens lenken und so zu ihrer häufigeren Verwendung anregen. Vielen mag dies unnötig erscheinen, da die Anwendung verschiedener Derivativa unter den entsprechenden Umständen von den besten systematischen und klinischen Lehrern bereits befürwortet wird. Ich bin jedoch davon überzeugt, dass eine viel häufigere Anwendung dieser Technik angemessen und gerechtfertigt ist, und möchte an dieser Stelle einige ihrer Vorteile aufzeigen. Erstens möchte ich die Ziele beim Einsatz des Trockenschröpfens und die Theorie seiner Wirkung erläutern, zweitens die Fälle benennen, in denen der Einsatz empfehlenswert ist, und schließlich einige praktische Anmerkungen zur Anwendung geben.
>
> 1. Ich habe bereits davon gesprochen, dass diese Maßnahme als Derivativum klassifiziert wird. Darunter versteht man eine Wirkung, die von der eines Kontrairritans im engeren Sinne verschieden ist. Nach Pereira ist Derivation jedoch eine Sonderform der Kontrairritation, wobei er zwischen Revulsion und Derivation unterscheidet. Im ersten Fall wird die künstliche oder sekundäre Störung in einiger Entfernung vom Sitz der primären Erkrankung erzeugt; im zweiten Fall in unmittelbarer Nachbarschaft der primären Erkrankung.

Ich denke, es sollte zwischen einer rein derivativen und einer kontrairritierenden Wirkung unterschieden werden, und ich betone dies, da mir scheint, dass die Trockenschröpfung in beide Richtungen verwendet werden kann, was ich hier in Kürze zu zeigen versuche.

Die Ergebnisse, die sich mit trockener Schröpfung erzielen lassen, unterscheiden sich danach, ob wir eine rein derivative oder zusätzlich eine kontrairritierende Wirkung erzielen wollen. Ziel dieser Methode ist es, aus einem blutreichen Gewebe oder Körperteil überschüssiges Blut zu entfernen. Unter gewöhnlichen Umständen hält der Effekt dieses Entfernens nur eine mehr oder weniger kurze Zeit an. Wenn man den Zustand jedoch lange genug sichert, wird den darunter oder daneben liegenden Körperbereichen Gelegenheit zur Erholung gegeben. Die Organe werden entlastet und beruhigt. Dadurch reguliert sich der Blutfluss in den größeren Arterien und die kleinen Hautgefäße und Kapillaren füllen sich. Es ist hier nicht notwendig, die gut belegten anatomischen Fakten bezüglich der vaskulären Verbindungen von kutanem, subkutanem und viszeralem System ausführlich darzulegen. Diese Fakten, die vor 20 Jahren noch unbekannt waren, haben dazu geführt, dass aus einer empirischen Kunst eine therapeutische Wissenschaft wurde. Schröpfen wirkt sozusagen als zeitweilige Ligatur auf die Blutgefäße in dem Körperbereich, auf dem der Schröpfkopf aufgesetzt ist, einschließlich der Kapillargefäße. Auf diese Weise verhindert es die Absorption lokal applizierter Gifte.

Professor George Johnson ist der Ansicht, dass trockenes Schröpfen ähnlich wie ein heißer Umschlag wirkt. Ziel der Anwendung ist es, das Blut aus den Arterien in die Kapillaren zu ziehen und es dann rasch in die Venen zurückkehren zu lassen, nicht aber, es in den Kapillargefäßen stagnieren zu lassen, was geschehen würde, wenn die Gläser lange belassen werden. Daher kann Graves' Ligaturtheorie nicht gelten, wenn die Methode so ausgeführt wird, dass ein kontinuierlicher Blutstrom von den Kapillaren zu den Venen erfolgen kann. Der von Graves angedeutete Effekt ist jedoch leicht zu erzielen, wenn das praktische Vorgehen entsprechend modifiziert wird. Das ist es, was ich meine, wenn ich behaupte, dass die Trockenschröpfung als reines Derivativum wie auch als striktes Kontrairritans eingesetzt werden kann. Das Ziel beim trockenen Schröpfen ist nicht, die Haut zu reizen, sondern das Blut rasch aus den Arterien abzuziehen. Demnach ist die Wirkung rein derivativ. Um Graves' Ligatureffekt zu erzielen, muss die Anwendung so erfolgen, dass sie als Kontrairritans wirkt, ob dies nun beabsichtigt ist oder nicht. Der Unterschied wird praktisch erzielt, indem man für eine rein derivative Wirkung die Schröpfköpfe entfernt, sobald die Haut darin vollständig angehoben ist. Für eine kontrairritierende Wirkung können die Schröpfköpfe 10 Minuten oder länger belassen werden, bis der Ligatureffekt oder mit anderen Worten eine Stagnation des Blutflusses einsetzt und schließlich eine Ruptur der Kapillargefäße erfolgt, die zu Ekchymose oder sogar noch umfangreicherer Extravasation führt, wenn der Prozess lange genug fortgeführt wird.

Ich möchte jedoch betonen, dass ich nie irgendwelche negativen Effekte dabei beobachtet habe. Dass durch das Schröpfen, wenn es eine Ruptur der Kapillargefäße verursacht, eine kontrairritierende Wirkung erzeugt wird, habe ich bereits seit längerem vermutet, da ich keine andere Erklärung für den Einfluss auf einen so großen Gewebebereich habe, wie wir es bei einem Sezieren der Körperteile *post mortem* feststellen können. Dasselbe gilt für Gewebe, die vor kurzer Zeit mit Blutegeln behandelt wurden. Auch diese haben eine viel weniger lokale Wirkung als allgemein angenommen. Daher bin ich der Ansicht, dass auch durch das Ansetzen von Blutegeln eine kontrairritierende Wirkung erzielt wird.

Wir stellen also fest, dass die Wirkung des Trockenschröpfens in eine derivative und eine kontrairritierende aufgeteilt werden kann. Dies weiter auszuführen würde in dem vorliegenden Artikel zu weit führen, daher möchte ich nun zum zweiten Punkt übergehen, nämlich zu den Fällen, bei denen die Anwendung des Trockenschöpfens angebracht ist.

2. Wenn meine Ansicht richtig ist und eine praktische Unterteilung dieser Heilmethode nach der Wirkung in eine rein derivative wie auch in eine kontrairritierende möglich ist, dann können auch die zu behandelnden Fälle in zwei Kategorien unterteilt werden. Die Trockenschröpfung als Derivativum kann bei akuten Fällen von Blutstauungen angewandt werden. Dabei ist die Wirkung verwandt, aber nicht identisch mit lokaler Ausleitung. Als Kontrairritans kann diese Technik zur Beseitigung chronischer Stauungen und verschiedener Neuralgien eingesetzt werden. Wir haben gerade erst begonnen, für den Einsatz des Aderlasses Richtlinien zu finden, die als wissenschaftlich bezeichnet werden können, und meiner Ansicht nach ist unser Berufsstand den klaren und philosophischen Lehren von Dr. George Johnson zu diesem Thema zu großem Dank verpflichtet.

Mein Wissen darüber stammt von meinem Freund Dr. Andrew vom St. Bartholomew Hospital. Seine bereits erwähnte Vorlesung zu diesem Thema verdient höchste Beachtung.

Zuerst möchte ich mich auf das Trockenschröpfen als kontrairritierende Maßnahme beziehen. Die Wirkung ähnelt dabei der eines „thermischen Hammers“, auch „Corrigan´s Button“ genannt. Es wird ein dauerhafterer Einfluss produziert und das Blut wird länger in dem behandelten Körperteil zurückgehalten. In Fällen hartnäckiger Neuralgien und besonders bei Ischialgien, die nicht auf die üblichen Behandlungsmethoden ansprechen, halte ich die Anwendung von Schröpfgläsern auf dem Verlauf des Ischiasnervs für besonders angemessen. Ich stimme dem zu, was Graves bereits vorgeschlagen hat, nämlich dass Gläser entsprechender Größe auch auf verschiedenen Körperteilen eingesetzt werden können, die bisher normalerweise nicht auf diese Weise behandelt wurden. Graves beschreibt einen Fall von schweren Ischialgien, die auf diese Behandlung reagierten, nachdem die Anwendung von Akupunktur vergeblich gewesen war. Alle, die diese Therapie bereits eingesetzt haben, werden zugeben, dass sie in hartnäckigen Fällen zu den wirksamsten Mitteln zählt. Es gibt zahlreiche Fälle, in denen wir zögern würden, eine Blase zu setzen, und in denen der Patient aus unterschiedlichen Gründen auch eine subkutane Injektion schmerzstillender Mittel ablehnt. Besonders nervöse und zarte Frauen werden durch diese Behandlungsmethode häufig sehr erschreckt. Hier haben wir nun eine zusätzliche Methode, die meiner Meinung nach allzu oft vergessen wird. Ich würde weiterhin Störungen wie Pleurodynie, verschiedene hysterische Neuralgien, hysterisches Erbrechen etc. anführen. Bei schwachen Patienten mit epileptiformer Neuralgie halte ich die Anwendung eines Schröpfglases auf dem Nacken für durchaus eines Versuches wert. Falls eine oberflächliche Ekchymose auftritt, wird die Haut einige Tage lang Spuren der Behandlung zeigen, doch es wird keine Narbe zurückbleiben, wie es nach Senfölpflaster-Behandlung oder Blasenzug oft der Fall ist, und es kommt auch zu keinen Abschürfungen, es sei denn, die Gläser wurden so stark erhitzt, dass das Aufsetzen unmittelbar zur Bildung von Blasen führt.

Ich stimme nicht mit den Ansichten überein, die Dr. Dickinson kürzlich zum Thema Kontrairritation verbreitet hat, doch ich möchte seinen sehr guten Aufsatz allen Interessierten wärmstens empfehlen (Vol. III, St. George's Hospital Reports, 1869). Trotz seiner ausführlichen Diskussion aller möglichen Wirkungsweisen dieses Prinzips und seiner insgesamt negativen Schlussfolgerungen bezüglich der Anwendung von Kontrairritanzien wage ich dennoch zu behaupten, dass uns der kluge Einsatz solcher Maßnahmen nicht zu unterschätzende therapeutische Werkzeuge hoher Wirksamkeit an die Hand gibt.

Als Nächstes möchte ich die Anwendung des Trockenschröpfens zur eigentlichen Derivation diskutieren. Hier findet sich ein besonders weites Anwendungsfeld. Diese Technik können wir in allen Fällen einsetzen, bei denen es wichtig ist, keinen Blutverlust zu verursachen und dennoch gestaute Partien zu befreien. Beispiele dafür lassen sich leicht finden. Die extremste Variante dieser Methode wird in Form des so genannten „Junot´s Boot" an den Extremitäten angewandt, wodurch der Patient fast einen Ohnmachtsanfall erleiden kann. Lunge, Leber und Nieren sind die Organe, zu deren Erleichterung die Trockenschröpfung am häufigsten eingesetzt wird. Zahlreiche Patienten, die unter Stauungen im Bereich des Thorax leiden, können von dieser Methode enorm profitieren. Ich hatte häufig Gelegenheit, die enorme Linderung zu erleben, die in Fällen von Bronchopneumonie möglich ist, ebenso bei akuten Exazerbationen einer chronischen Bronchitis. Sehr wirkungsvoll ist die Schröpfung auch bei einer pulmonalen Stauung aufgrund von Herzerkrankungen, sei es durch Störungen der Herzklappen oder aufgrund erweiterter oder schwacher Herzwände, durch Nierenerkrankungen kompliziert oder auch nicht. Bei Aneurysmen der Aorta, die die obere Vena cava komprimieren, bei thorakalen Tumoren aller Art, die die Blutzirkulation in den Venen oder den Blutrückfluss vom Kopf und den oberen Extremitäten beeinträchtigen, können regelmäßige Schröpfbehandlungen mit guter Aussicht auf vorübergehende, und in nicht wenigen Fällen sogar auf mehr oder weniger permanente, Linderung eingesetzt werden. Bei fortgeschrittenen Fällen von Lungenemphysem kann der Einsatz einiger Schröpfgläser die langwierigere und schmerzhaftere Methode der Vesikation am Sternum ersetzen. Und dies ist sicher beachtenswert, selbst wenn wir nur eine palliative und kurzfristig wirksame Methode suchen oder sogar nur eine Erleichterung des Sterbens erreichen wollen. Ich bin der Meinung, dass in zu vielen Fällen auf den schmerzhaften Prozess der Vesikation zurückgegriffen wird, manchmal vielleicht sogar routinemäßig, selbst in Fällen, in denen dadurch keine permanente Besserung zu erwarten ist. Geschwächte Patienten leiden teilweise sehr stark unter der Blasenbildung und es braucht lange, bis die behandelten Körperteile ihren natürlichen Tonus zurückgewinnen. Es sei nochmals darauf hingewiesen, dass in den erwähnten Fällen ein rein derivativer Effekt erzielt werden sollte, kein irritierender. Ich wiederhole dies, da meiner Ansicht nach heute zu allgemein auf Senfölpflaster und ähnliche Verfahren zurückgegriffen wird, als dass es sich noch um ein rein derivatives Prinzip handeln könnte.

Ich habe die Anwendung des Trockenschröpfens in der Behandlung von Pneumonie und Perikarditis nicht erwähnt, da ich damit keine Erfahrungen vorweisen kann. Doch ich vermute, dass es in den Frühstadien dieser Erkrankungen dem Einsatz von Vesikation bei weitem vorzuziehen wäre. Dass die Vesikation bei einigen Therapeuten keine unübliche Praxis ist, lässt sich aus der Tatsache schließen, dass – wie die meisten Krankenhausärzte bezeugen können – die Mehrzahl der Fälle mit akuten Entzündungen bereits vor der Einweisung mit Vesikation behandelt wird und darauf durchaus nicht mit Besserung, sondern eher mit einer Verschlechterung reagiert. Meiner Meinung nach kann die Schröpftherapie auch bei einer fulminanten Bronchitis bei Kindern eingesetzt werden. Graves spricht vom Wert dieser Behandlung bei starkem Katarrh bei Kindern. Und da diese Fälle besonders in größeren Städten anzutreffen sind, wo sich direkte Ausleitung verbietet, empfiehlt sich diese Praxis zur Erprobung. Sie könnte wohl die Rolle der schmerzhafteren Senfpflaster übernehmen und sollte in diesen Fällen häufig wiederholt angewandt werden.

In unseren Gefilden gibt es nicht häufig eine akute Stauung der Leber zu behandeln, doch in tropischen Gegenden kann Trockenschröpfen in den frühen Stadien eines Blutstaus in der Leber immer eingesetzt werden, auch wenn zweifelhaft ist, ob der Einsatz des Skarifikators dabei immer angemessen ist.

Bei Störungen der Nieren dagegen ist mehr Raum für derivative Therapien. Die Meinungen gehen an diesem Punkt auseinander, doch vorwiegend, so denke ich, bezüglich der tatsächlichen Blutentnahme. So diskutiert Todd einen Fall akuter Nephritis, bei dem blutiges Schröpfen praktiziert wurde, und bezweifelt dessen Nutzen. Er gesteht, dass er in der Behandlung ähnlicher Fälle von der Wirkung eines lokalen Aderlasses bei akuter Kongestion der Nieren häufiger enttäuscht als zufriedengestellt war. Er schreibt dies der Tatsache zu, dass die Nieren weiterarbeiten und Abfallsubstanzen eliminieren müssen, solange nicht andere Ausscheidungsorgane stimuliert werden. Die Lehre daraus ist, so scheint mir, dass wir nicht vergessen dürfen, die Haut anzuregen, dem Patienten Flüssigkeiten zuzuführen, die das Durchwaschen der Nierengänge unterstützen, und falls notwendig auch auf die Darmtätigkeit einzuwirken. Sicher wird es zur Erholung der gestauten Organe beitragen, wenn sie zusätzlich zu den übrigen Maßnahmen trocken oder blutig geschröpft werden. Die Natur zeigt uns jedenfalls solch eine Behandlung an, da sie selbst eine Ruptur der Blutgefäße und Hämaturie verursacht. Todd weist darauf hin, dass seiner Erfahrung nach das Schröpfen in jenen Fällen wirksamer war, in denen es gegen die nachfolgende oder verbleibende Kongestion eingesetzt wurde, die in solchen Fällen häufig auftritt. Dr. Grainger Stewart dagegen ist anderer Ansicht. „Trockenschröpfen auf den Lenden", so merkt er an, „bewirkt häufig eine deutliche Besserung, vor allem in den ersten Stadien der Erkrankung, wenn die Organe stark gestaut sind." Weiter stellt er fest: „Blutiges Schröpfen hat sich als sehr wirksam erwiesen: Ein Patient erhob sich sogar aus dem urämischen Koma und entging damit dem unmittelbaren Tod."

Bei einer entzündlichen Nephritis kann Trockenschröpfen täglich eingesetzt werden, solange der Urin spärlich, blutig oder von deutlich trüber Färbung ist. Die meisten Patienten mit Nierenerkrankungen, zumindest in den Londoner Krankenhäusern, könnten keinen Blutverlust verkraften, weshalb hier die Trockenschröpfung besonders angezeigt ist.

Zum Abschluss möchte ich noch einige Bemerkungen zur Behandlungsprozedur selbst machen. Ich habe festgestellt, dass es in einigen Krankenhäusern immer noch üblich ist, einen Schröpftherapeuten zu beschäftigen. Ich halte dies für einen Fehler, was die klinische Ausbildung betrifft. Meiner Erfahrung nach macht der Schröpftherapeut nämlich seine Arbeit, wann es ihm am besten passt, so dass die Studenten und das sonstige Klinikpersonal die Prozedur kaum jemals ausgeführt sehen. Es ist definitiv eine Kunst und eine Leistung, mit Geschick und Schnelligkeit zu schröpfen, doch eine, die jeder Student vor Beendigung seiner klinischen Ausbildung leicht erlernen kann. Der zuständige Arzt sollte die Schröpfungen vornehmen und die Studenten darin unterweisen. Der wichtigste Faktor beim Schröpfen ist die Verwendung einer möglichst großen Flamme zum Evakuieren der Luft. Wenn die Behandlung nicht funktioniert, liegt es meist daran, dass eine zu kleine Flamme verwendet wurde. Die zu behandelnden Körperteile sollten zuerst einen heißen Umschlag erhalten. Die Gläser werden durch heißes Wasser gezogen und von einem Assistenten schnell abgetrocknet. Es sollte darauf geachtet werden, dass der Rand der Gläser nicht erhitzt wird. Kurzzeitiges Einführen einer großen Flamme ist ausreichend, wenn das Glas nahe am Körper des Patienten gehalten wird. Bei Erkrankungen des Thorax sind die Bereiche unterhalb der Schulterblätter am besten zum Schröpfen geeignet. Zwischen zwei und sechs Gläser können gleichzeitig angesetzt werden, und die Schröpfdauer hängt davon ab, welche Stärke der derivativen oder kontrairritierenden Wirkung gewünscht ist. Wenn der Patient schwach und das Blut arm ist, bildet sich rascher eine Ekchymose als bei robusteren Patienten. In allen Fällen sollte die Behandlung wenigstens täglich wiederholt werden, in manchen Fällen auch zweimal täglich. Meiner Meinung nach wird nicht immer die volle Wirkung erzielt, weil diese Anweisung vernachlässigt wird."

Dieser Artikel zeigt deutlich den Enthusiasmus vieler britischer Ärzte in Bezug auf den therapeutischen Nutzen der Trockenschröpfung, wie sie in den 60er Jahren des 19. Jahrhunderts praktiziert wurde.

Die Entwicklung von Brustpumpen

Mütter mit unterentwickelten oder entzündeten Brüsten waren für die Ärzte des 19. Jahrhunderts ein häufig auftauchendes Problem. Sie behandelten sie entweder mit hohen Dosen von Brechweinstein – einem starken Abführmittel – oder mit Schröpfen. Die damals verwendeten Brustpumpen waren kleine runde Gläser mit gewellten Rändern für die Brustwarze. Während einige Ärzte, wie der Amerikaner Samuel Gross, eine Flasche mit langem Hals empfahlen, in der die Luft durch heißes Wasser evakuiert worden war, wurden die meisten Brustpumpen mechanisch abgesaugt. In den 20er Jahren gab es sogar Modelle mit Elektromotor. Brustpumpen werden bis heute eingesetzt. Von 1834 bis 1975 wurden mehr als 60 Modelle patentiert, die meisten zwischen 1860 und 1920.

Der Niedergang des Schröpfens

Das Schröpfen verschwand in Amerika und Europa im frühen 20. Jahrhundert, doch dieser Niedergang verlief allmählich und wurde kaum bemerkt. Einige der komplexesten Schröpfgeräte wurden in einer Zeit entwickelt, als die meisten Ärzte das Schröpfen bereits als wirkungslos betrachteten. Einer der letzten Befürworter des Aderlasses in Amerika, Heinrich Stern, empfahl im Jahre 1915 die Anwendung einer elektrischen Saugpumpe zur Blutentnahme. Er erklärte, dass die Hautblutung mit Hilfe eines Elektromotors um 15, 30 oder mehr Minuten verlängert werden könne. Neben einigen komplizierten Apparaturen war das einfache Schröpfen, vor allem das Trockenschröpfen, bis Anfang der 40er Jahre noch stark verbreitet. Auch wenn es von den Ärzten nicht mehr allgemein empfohlen wurde, so stellten doch die meisten medizinischen Firmen in den 20er und 30er Jahren noch Schröpfgläser, Schröpfschnäpper und komplette Schröpfsets her.

Die letzten Bastionen des Schröpfens in den USA waren die Einwandererviertel der großen Städte. Vor allem in New Yorks Lower East Side florierte das Schröpfen bis in die 30er Jahre hinein. Zu dieser Zeit wurde es nicht mehr von Ärzten praktiziert, sondern war von den Barbieren übernommen worden. Oft waren in ihren Schaufenstern Werbeschilder mit der Anpreisung „Schröpfen gegen Erkältungen" zu sehen.

In Europa wird die Schröpftherapie noch immer teilweise praktiziert, vor allem auf dem Land. Viele mediterrane Völker, besonders Türken und Griechen, praktizieren das Schröpfen zu Hause. Bei ihnen zählen Schröpfgläser zur Erste-Hilfe-Ausstattung, manchmal werden sogar einfache Marmeladengläser verwendet.

Die Entdeckung und Entwicklung der unterschiedlichen Antibiotika und fiebersenkenden Medikamente hat natürlich stark zum Rückgang der Schröpftherapie beigetragen.

Neues Interesse am Schröpfen

Heute gibt es zahlreiche Menschen, die nach alternativen Behandlungsmöglichkeiten für ihre gesundheitlichen Probleme suchen, und Methoden wie Aromatherapie, Reflexzonentherapie, Chiropraktik, Osteopathie, Tuina, Massage und Akupunktur erfreuen sich zunehmender Beliebtheit. Das öffentliche Bewusstsein hat sich ebenfalls gewandelt und solche Techniken werden nicht mehr als Quacksalberei betrachtet, sondern als ernsthafte Alternativen.

In Amerika wie in Europa hat die Ausbildung alternativer Therapeuten eine neue Bedeutung erlangt. Im Westen werden von den meisten Akupunktur-

Schulen drei- bis vierjährige Kurse mit Studienaufenthalten in China angeboten. Es gibt heute außerhalb Chinas schätzungsweise mehr als 10 000 Akupunkteure, die chinesische Medizin praktizieren. Zahlreiche Organisationen der Alternativmedizin haben Selbstverwaltungsgremien entwickelt, die für hohe Ausbildungsstandards sorgen und die allgemeine Anerkennung durch das öffentliche Gesundheitssystem anstreben.

Schröpftherapie, angemessen gelehrt und angewandt, entweder ausschließlich oder in Kombination mit anderen Methoden, kann die natürlichen Heilungsprozesse im Körper positiv beeinflussen und beschleunigen. Leider enthalten die Lehrpläne der meisten Akupunktur-Schulen im Westen bisher nicht ausreichend Zeit für die Schröpftherapie.

Moderne Schröpftechniken

Die meisten modernen Schröpfinstrumente und -techniken sind identisch mit denen aus ältester Zeit. Es gibt einige Ausnahmen, zum Beispiel elektronische, elektrische oder mechanische Saugpumpen. Doch die Mehrzahl der Menschen, die heute Schröpftherapie praktizieren, verwenden immer noch Schröpfköpfe aus Horn, Bambus oder Glas. Das ist darauf zurückzuführen, dass das Schröpfen bis auf wenige Ausnahmen in ländlichen Gebieten eingesetzt wird, wo keine oder wenig „moderne" Medizin zur Verfügung steht.

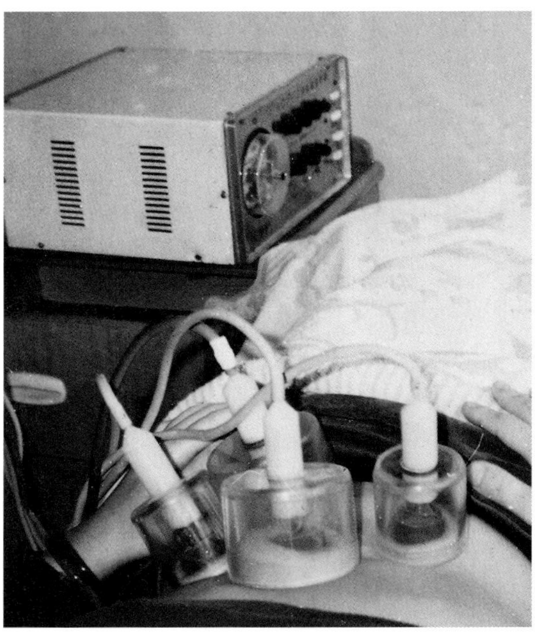

Abb. 1.6: Elektromagnetischer Schröpfapparat.

Elektromagnetische Schröpfapparate

In China wird die Verwendung eines elektrischen Schröpfapparats den Patienten extra in Rechnung gestellt. Die Apparate selbst sind teuer, unhandlich und wegen ihres Gewichts nicht besonders mobil. Sie werden auf einem fahrbaren Tisch montiert, so dass sie jeweils ans nächste Bett geschoben und neben dem Patienten aufgestellt werden können. In chinesischen Krankenhäusern, die mit TCM arbeiten, besitzt fast jede Akupunktur-Abteilung einen elektrischen

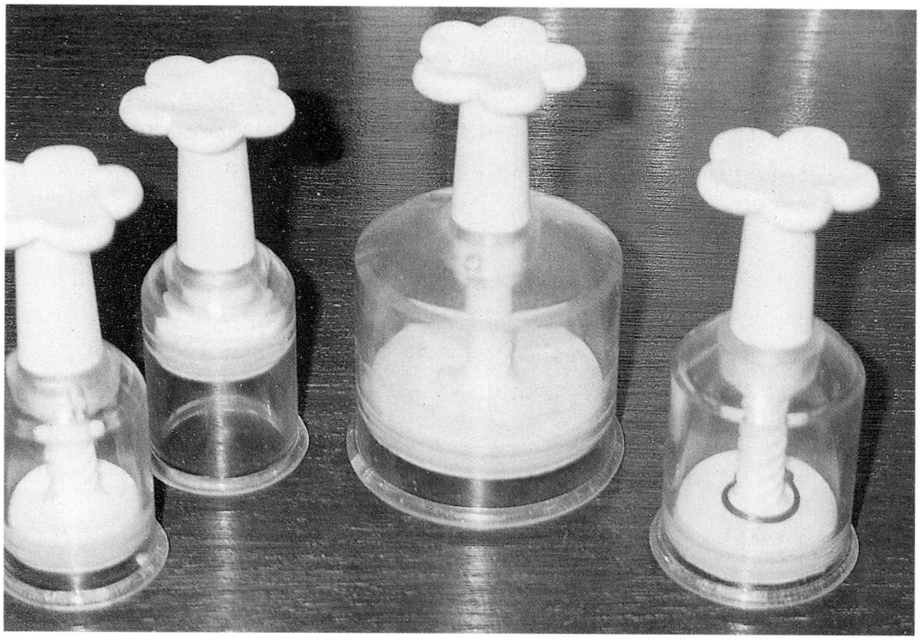

Abb. 1.7: Schröpfköpfe mit Schraubverschluss (mit freundlicher Genehmigung von Acu-Medic Co. Ltd., London).

Schröpfapparat (Abb. 1.6). Die Schröpfköpfe sind durch Absaugkabel mit dem Apparat verbunden. Gleichzeitig kann, falls nötig, ein getrenntes Kabel angebracht werden, um eine elektromagnetische Sonde in der Saugglocke zu aktivieren. Saugstärke und Dauer können elektronisch eingestellt und kontrolliert werden. Der Einsatz elektromagnetischer Stimulation während der Schröpfbehandlung ist für mich relativ neu, so dass ich die therapeutische Wirksamkeit dieser Technik nicht beurteilen kann. Nach den Aussagen von Ärzten, die solche Apparate regelmäßig verwenden, verstärkt die elektromagnetische Stimulation die therapeutische Wirksamkeit des Schröpfens, besonders an den Gelenken, einschließlich Knie und Ellbogen. Ein Nachteil des recht komplizierten Geräts ist, dass die Schröpfköpfe nicht so häufig und effektiv sterilisiert werden können wie einfache Schröpfgläser.

Tragbare Schröpfpumpen

Dabei handelt es sich um kleine, tragbare Versionen mechanischer Schröpfapparate, die von kleinen Motoren oder Batterien betrieben werden. Sie sind leichter transportierbar und daher auch für Patientenbesuche geeignet. Sie sind jedoch sehr geräuschvoll in der Anwendung und ebenfalls schwierig zu reinigen.

Schröpfköpfe mit Schraubverschluss

Bei diesem einfachen und preisgünstigen Schröpfset besitzen die Schröpfgläser verstellbare Schraubverschlüsse, die mit einer kolbenähnlichen Pumpe im Glas verbunden sind (Abb. 1.7). Die gewünschte Saugstärke wird erzielt, indem man mit Hilfe des Schraubverschlusses den Kolben im Glas so einstellt, dass er die Haut des Patienten berührt. Dann wird der Verschluss gedreht, so dass sich der Kolben nach oben bewegt und dabei einen Unterdruck im Glas bewirkt. Damit

a

b

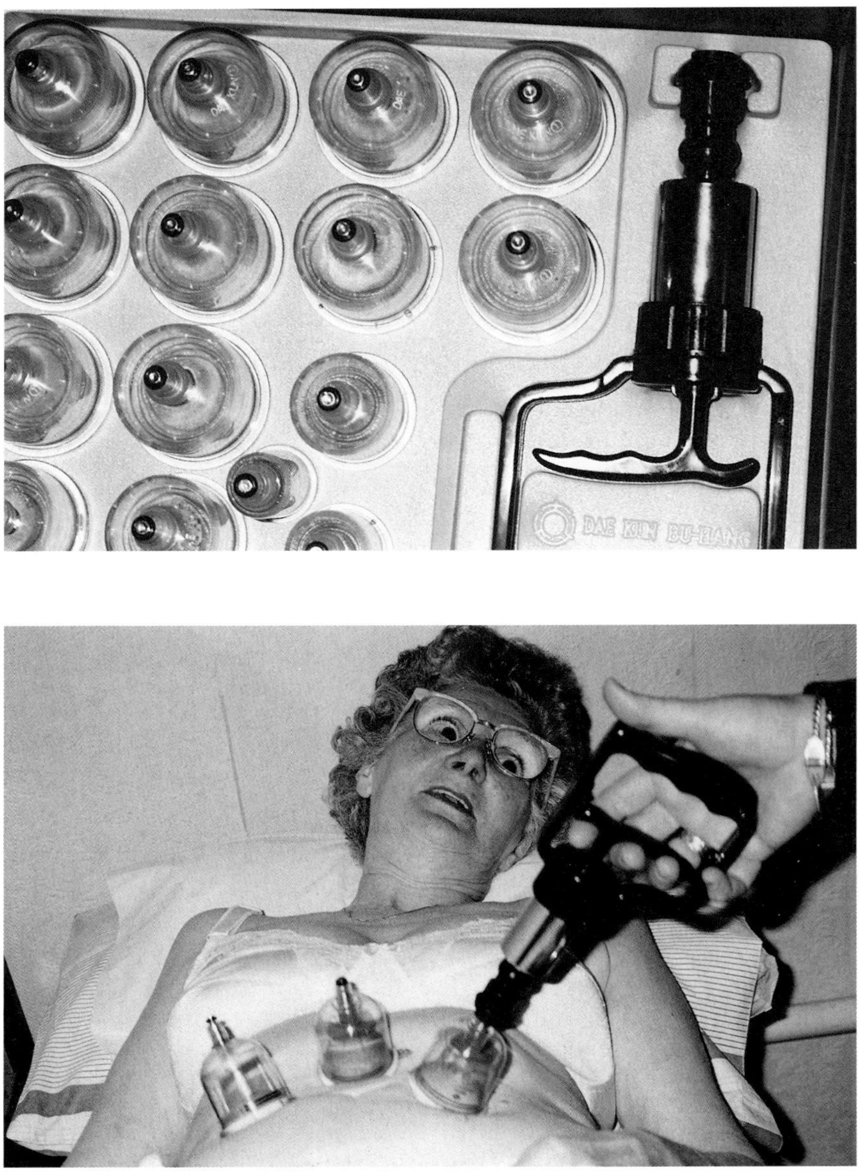

Abb. 1.8 (a) und (b): Schröpfköpfe mit Ventil (mit freundlicher Genehmigung von Harmony Acupuncture Supplies Ltd., London).

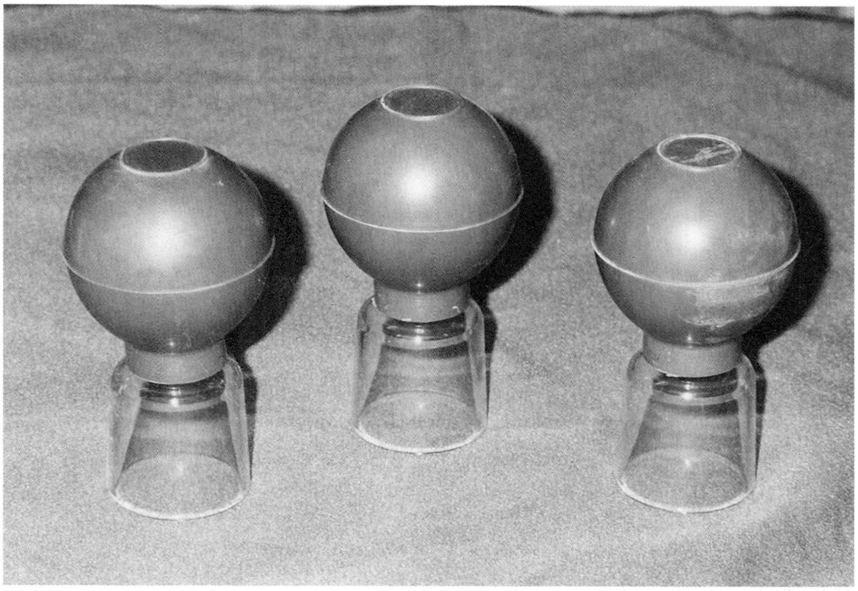

Abb. 1.9: Schröpfköpfe mit Gummiball.

kann praktisch überall geschröpft werden, da weder Elektrizität noch Feuer nötig sind. Allerdings ist auch hier keine ausreichende Sterilisation gewährleistet, da die Schröpfgläser mit einem feinen Ölfilm überzogen sind, um die Bewegung des Kolbens zu erleichtern.

Schröpfköpfe mit Ventil

Dieser Schröpfkopftyp wird gewöhnlich aus gehärtetem Glas oder klarem Hartplastik hergestellt (Abb. 1.8) und besitzt ein Ventil am oberen Ende. Das Schröpfset enthält eine Pumpe, ähnlich einer Fahrradpumpe. Der Schröpfkopf wird an der gewünschten Stelle positioniert und die Pumpe ans Ventil angesetzt. Dann wird Luft aus dem Schröpfglas gesaugt und damit Unterdruck erzeugt. Mit dieser Technik hat der Behandelnde absolute Kontrolle über die Saugstärke. Angemessene Sterilisation ist problemlos möglich und die Schröpfköpfe sind relativ preiswert.

Schröpfköpfe mit Gummiball

Bei diesen Schröpfköpfen ist am oberen Ende ein hohler Gummiball angebracht (Abb. 1.9). Der Gummiball wird vor dem Aufsetzen gedrückt und der Schröpfkopf dann an der gewünschten Stelle aufgesetzt. Wenn der Gummiball losgelassen wird, wird ein Vakuum erzeugt. Der größte Nachteil dieses

Modells ist, dass nur ein begrenztes Luftvolumen abgesaugt werden kann, so dass nur leichte bis mittlere Schröpfstärken erzeugt werden. Diese Technik ist besonders günstig für Kinder unter 7 Jahren, da weder Feuer noch komplizierte Geräte involviert sind. Außerdem können Eltern sie leicht erlernen und gefahrlos selbst zu Hause bei ihren Kindern anwenden.

Schröpfköpfe aus Bambus

Zweifellos werden in China auch heute noch am häufigsten Schröpfköpfe aus Bambus (Abb. 1.10) verwendet. Bambus ist leicht verfügbar, billig und sehr leicht zu transportieren. Die Köpfe sind sehr haltbar und jahrelang verwendbar. Sie haben allerdings auch einige Nachteile. Zum einen sind die Kanten von Schröpfköpfen aus Bambus schärfer als die von Schröpfgläsern und schneiden stärker ins Fleisch. Aus diesem Grund verzichte ich persönlich auf den Einsatz von Bambus bei meinen westlichen Patienten, da die Wahrnehmung von Schmerzen im Westen anders ist als in China. Chinesische Patienten empfinden den Druck durch die Schröpfköpfe aus Bambus als gut erträglich. Ein weiterer Nachteil besteht in der Undurchsichtigkeit der Schröpfköpfe, so dass sich die Saugstärke nicht überwachen und eine Blasenbildung nicht immer vermeiden lässt. Drittens ist keine ausreichende Sterilisation möglich, da der Bambus sehr porös ist und zur Absorption von Flüssigkeiten neigt. Starke Saugwirkung kann Blut oder sonstige Exsudate in die Fasern des Schröpfkopfs ziehen. Bei häufiger Anwendung in einer Klinik oder Praxis besteht daher ein größeres Infektionsrisiko. Für die persönliche Anwendung zu Hause sind Schröpfköpfe aus Bambus dagegen gut geeignet.

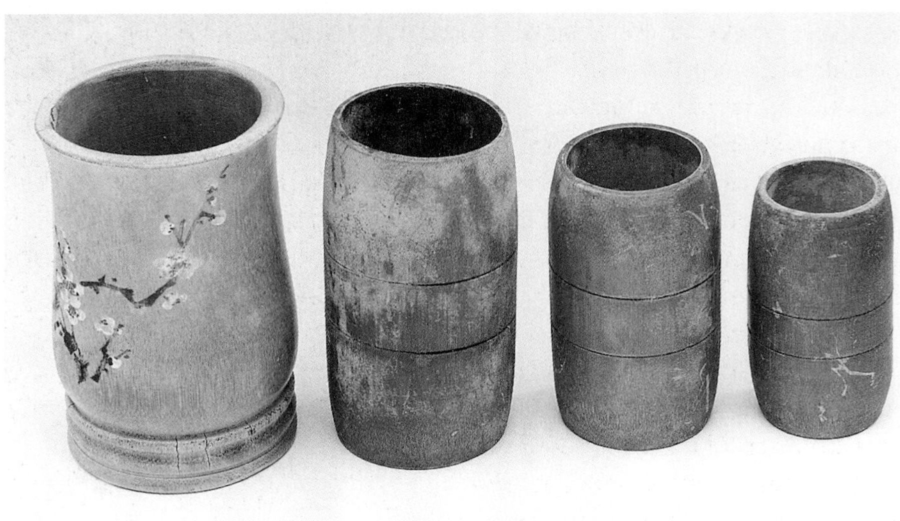

Abb. 1.10: Schröpfköpfe aus Bambus. Früher wie heute verwendet.

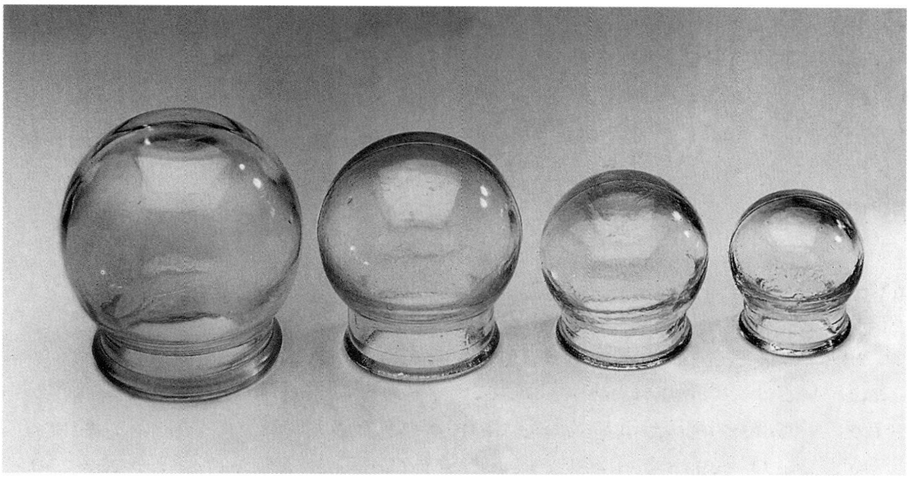

Abb. 1.11: Schröpfköpfe aus Glas. Früher wie heute verwendet.

Während meines TCM-Studiums am Nanjing College und dem angegliederten Krankenhaus konnte ich verschiedene Techniken und Abteilungen kennen lernen, u. a. die Arbeit in der Kinderklinik, Tuina (eine chinesische Massagetherapie), Arzneimitteltherapie und Akupunktur. Die meisten Abteilungen setzen neben ihren üblichen Behandlungsschwerpunkten auch ausgiebig die Schröpftherapie ein. Aus den oben genannten Gründen wurden hier überall Schröpfköpfe aus Bambus bevorzugt.

Schröpfköpfe aus Glas

Vor der Einführung von Schröpfköpfen aus Glas wurden viele tausend Jahre lang solche aus Keramik und Porzellan verwendet. Tatsächlich verwendete meine Großmutter häufig große Keramikgefäße, die Wasserkrügen ähnelten. Wegen der offensichtlichen Nachteile von Schröpfköpfen aus Keramik, die teuer, leicht zerbrechlich und sehr schwer waren, ging man schon recht bald nach der Erfindung von Glas (um 2500 v. Chr. in Ägypten) zu Schröpfköpfen aus Glas über (Abb. 1.11). Zeichnungen am Eingang zu einem der Gräber in Luxor zeigen neben anderen medizinischen Instrumenten ganz deutlich ein

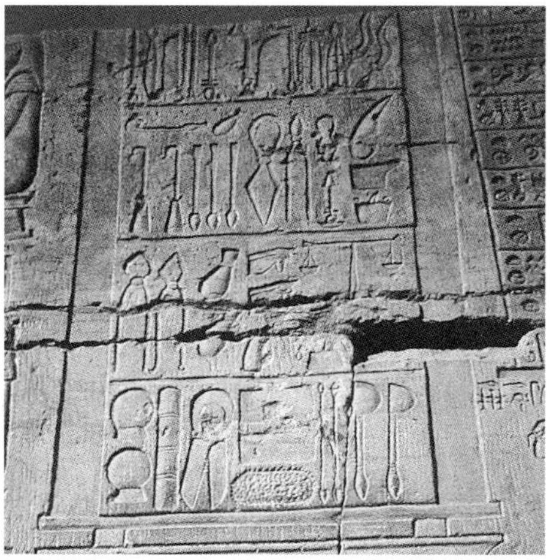

Abb. 1.12: Zeichnungen am Eingang eines ägyptischen Grabes in Luxor (mit freundlicher Genehmigung von Mrs. J. Shilton, London).

Schröpfset, vermutlich aus Glas (Abb. 1.12). Die Ränder von Schröpfköpfen aus Glas sind dicker und glatter als bei Bambus. Schröpfgläser sind in verschiedenen Größen erhältlich. Oft ist es schwierig, ein Set gleicher Gläser zu finden. Meist werden sie als Dreierset mit unterschiedlichen Größen angeboten, weil Großhändler so vermeiden, auf den weniger gefragten Größen sitzen zu bleiben.

Schröpfköpfe aus Glas sind bei westlichen Therapeuten am beliebtesten. Vom praktischen Standpunkt aus sind sie leichter zu verwenden und einfacher zu sterilisieren. Außerdem lässt sich das Fortschreiten des Saugvorgangs leicht beobachten. Allein schon aus diesem Grund bevorzuge ich selbst die Verwendung von Glasköpfen. Sie haben nur einen Nachteil: Sie sind leicht zerbrechlich und teuer.

Schröpfköpfe aus Gummi

Neuerdings gibt es auch Schröpfköpfe, die komplett aus Gummi hergestellt sind (Abb. 1.13). Die Köpfe sind seitlich ziehharmonikaartig gefaltet und bewirken einen ziemlich starken Saugeffekt, wenn die Luft herausgedrückt wird. Sie sind sehr vielseitig in der Anwendung.

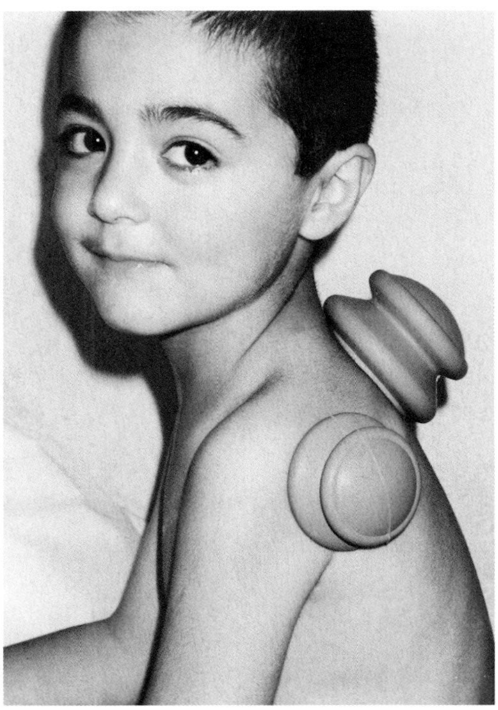

Abb. 1.13: Schröpfköpfe aus Gummi werden auch von Kindern gut vertragen.

Wegen des Materials ist es nicht möglich, diese Schröpfköpfe auszukochen oder chemisch zu sterilisieren. Daher sind sie eher für den persönlichen Gebrauch als für die klinische Anwendung zu empfehlen.

Aufgrund der glatten Oberfläche der Ansatzflächen sind diese Schröpfköpfe ideal für den Einsatz im Bereich von Gesicht, Bauch und Beinen sowie an anderen empfindlichen Körperstellen. Sie sind in der Regel als Viererset erhältlich.

Literatur

1. Chen Bin, Dr. He Chong, persönliche Mitteilungen 1995
2. Cui Jin, Zhang Guangqi: *A handbook of prescriptions for emergencies.* Journal of Traditional Chinese Medicine 1989, 9:151
3. Brain, P.: *Galen on bloodletting.* Cambridge University Press, Cambridge 1986
4. Bayfield, S.: *A treatise on practical cupping.* E. Cox and Son, London 1823, S. 60 – 62
5. Kennedy, C.: *An essay on cuppings.* Jackson, London 1826
6. Mapleson, T.: *Treatise on the art of cupping.* John Wilson, London 1830
7. Sandwith, F.: *Surgeon compassionate: The story of Dr. William Marsden MD, MRCS.* Peter Davis, Great Britain 1960
8. Royal Free Hospital Archives, London
9. Duckworth, D.: *On the employment of dry cupping.* The Practitioner 1869, 11:158 – 161

2 Die Wirkungen der Schröpftherapie

Bevor wir auf die Wirkungen der Schröpftherapie eingehen, wollen wir einen genaueren Blick auf die Haut und ihre Beziehung zu den inneren Organen werfen. Außerdem sollen die Terminologie der Traditionellen Chinesischen Medizin sowie einige wichtige Begriffe und Techniken erläutert werden, wie zum Beispiel Blut-*Xue*, *Qi* und *Wei-Qi*, Stagnation, Aderlass, *Gua Sha* und Schröpfen.

Haut

Jeder lokale Reiz, der innere oder äußere Organe beeinflussen soll, muss auf der Ebene der Haut beginnen. Die Haut ist unser größtes Organ und enthält Flüssigkeit, Blut, Blutgefäße, Bindegewebe, Muskeln und Nerven. Der erste unmittelbare Kontakt unseres Körpers mit der Umwelt erfolgt über die Haut. Die Haut ist außerdem ein Spiegel unserer Gesundheit: Ein guter Gesundheitszustand zeigt sich an einer glänzenden, straffen und glatten Haut, die auf Temperaturveränderungen reagiert und sich in der Regel warm anfühlt. Bei einer Erkrankung ist die Haut dagegen meist stumpf und leblos, zeigt wenig natürliche Farbe und fühlt sich oft kalt an.

Die Haut schützt den Körper nicht nur vor äußeren pathogenen Faktoren, sondern spielt auch bei einer Vielzahl von Körperfunktionen eine bedeutsame Rolle. Sie ist das wichtigste Organ unseres Tastsinns, da sie viele Millionen Nervenenden enthält. Ein reiches Netzwerk aus Blutgefäßen und Drüsen sorgt für ein wirksames System der Temperaturkontrolle. Die eigentliche Haut besteht aus zwei Schichten, der äußeren Epidermis und der inneren Dermis. Unter diesen beiden liegt die fetthaltige Subkutis. Die Epidermis variiert in ihrer Stärke von 0,1 mm am Augenlid bis zu über 1 mm an den Handflächen und Fußsohlen. Sie enthält weder Nerven oder Bindegewebe noch Blutgefäße (Abb. 2.1).

Die 14 Hauptmeridiane mit einer direkten Verbindung zu den inneren Organen *(Zang-Fu)* liegen ebenfalls in der Haut. Beim Stimulieren eines Punktes, sei es

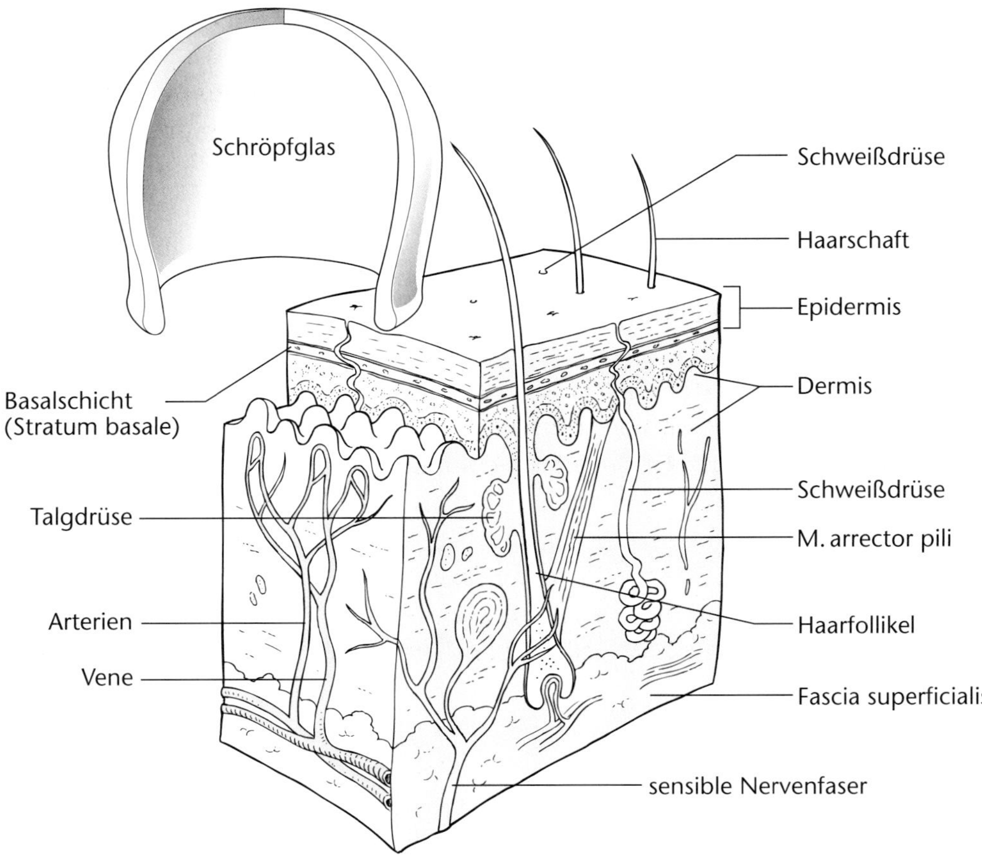

Abb. 2.1: Hautausschnitt mit Schröpfkopf.

durch Akupunktur, Massage, *Gua Sha* oder Schröpfen, ist das Ziel immer dasselbe: Durch Manipulation der Haut Blut-*Xue* und *Qi* eines bestimmten Organs zu beeinflussen. Betrachten wir den Vorgang aus der Perspektive der westlichen Medizin, so geschieht dies über die Blutgefäße, Venen und Arterien, das Nervensystem sowie das Bindegewebe – und über dieses Netzwerk durch jede Zelle in einem bestimmten Körperareal. Aus der Sicht der Traditionellen Chinesischen Medizin geschieht es über die Meridiane und Netzgefäße, Blut-*Xue* und *Qi*. Nach der chinesischen Medizin wird die Haut von den Lungen beeinflusst und kontrolliert. Ist der Energiezustand der Lunge gut, dann ist auch die Haut gut genährt und wirkt strahlend, ebenso Haare und Nägel. Es ist die Aufgabe der Lunge, *Qi* und die Körperflüssigkeiten über die Haut im ganzen Körper zu verteilen. Auch der Feuchtigkeitszustand der Haut hängt also von der gesunden Funktion der Lunge ab. Jedes *Zang-Fu*-Organ wird durch einen Meridian in der Haut repräsentiert. Daher existiert über die Haut eine Verbindung, eine offene Tür, zu äußeren pathogenen Faktoren (Abb. 2.2 bis 2.15).

Blut

„Eine Art Substanz, die durch die funktionale Tätigkeit des *Qi* aus der Essenz der Nahrungsmittel gebildet wird, durch die Blutgefäße zirkuliert und das Körpergewebe nährt.“[1]

Immer wenn in diesem Buch von Blut die Rede ist, handelt es sich um die Definition der chinesischen Medizin, nach der Blut aus Nahrung und *Qi* entsteht und durch die Tätigkeit der Milz gebildet wird. Wie die Haut, so spielt auch das Blut in der Traditionellen Chinesischen Medizin eine andere Rolle als in der westlichen Medizin. In der TCM ist eine der wichtigsten Eigenschaften des Blutes, dass es *Qi* (Energie) enthält. *Qi* ist die Lokomotive des Blutes. „Blut ist nicht vom *Qi* selbst zu trennen, *Qi* versorgt das Blut mit Leben; ohne *Qi* wäre Blut eine träge Flüssigkeit.“[2]

Wo das *Qi* sich bewegt, bewegt sich auch das Blut und umgekehrt: Wo das Blut sich bewegt, bewegt sich auch das *Qi*. Vergleicht man beide, so ist Blut *Yin* und *Qi Yang*. Blut zirkuliert in Blutgefäßen ebenso wie in den Meridianen und Netzgefäßen.

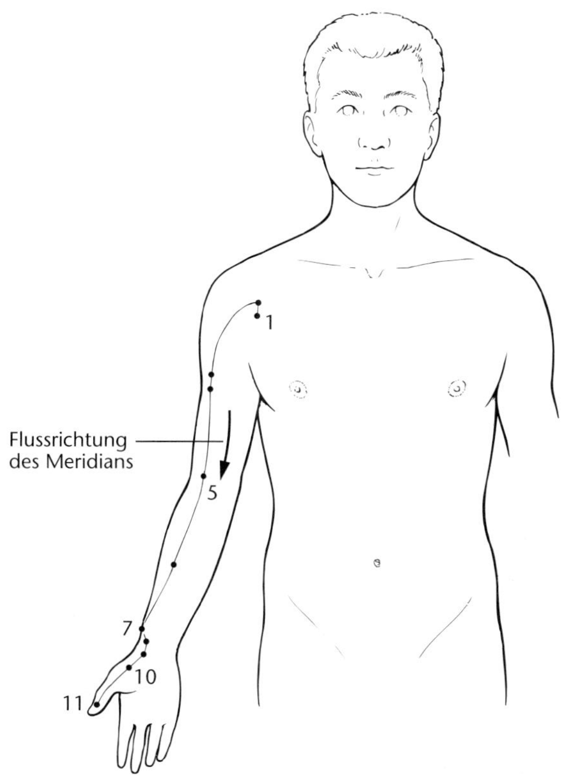

Abb. 2.2: Verlauf des Lungen-Meridians (Lu). Syndrome der Brust, der Atmungsorgane und Flüssigkeiten. Geeignete Behandlung: Schröpfkopfmassage oder Gua Sha.

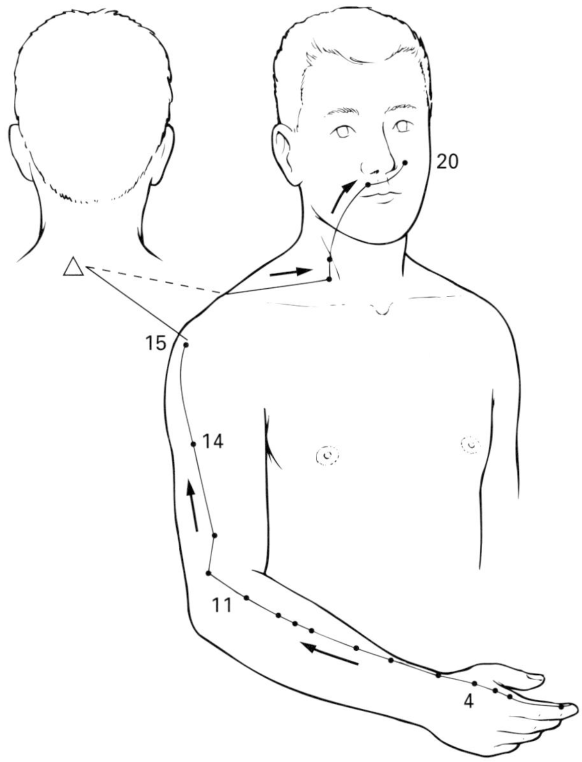

Abb. 2.3: Verlauf des Dickdarm-Meridians (Di). Syndrome von Kopf, Nase, Kehlkopf, Darm, fiebrige Erkrankungen und Fazialisparese. Geeignete Behandlung: Schröpftherapie auf den Gesichtspunkten und Schröpfkopfmassage oder Gua Sha auf dem restlichen Meridian.

Qi

Was bedeutet nun eigentlich *Qi*? Diese Frage wird von vielen Menschen häufig gestellt. Mein Verständnis von *Qi* ist, dass es das Leben selbst ist. Es ist die unsichtbare Kraft hinter allen Dingen – vergleichbar mit Luft und Wind, immateriell und doch substanziell. Wenn ich mit dem Auto fahre, strecke ich häufig einen Arm aus dem Fenster, um die Kraft des Windes zu spüren, ihn sozusagen in meiner Hand zu halten. Er ist real und doch so immateriell und schwer zu fassen.

„Lebensenergie“, „Vitalkraft“, „Lebenskraft“, „Energie“ sind Versuche, die Bedeutung von *Qi* zu übersetzen, doch es gibt keine wirkliche westliche Entsprechung. Oft hören wir Beschreibungen wie die folgende: „Letzte Woche war ich sehr krank und hatte so wenig Energie, dass ich einfach nur im Bett blieb. Heute geht es mir besser und ich fühle mich wieder stärker und energiegeladener.“ Mit anderen Worten, wir alle können die Wirkung des *Qi* laufend an uns erfahren.

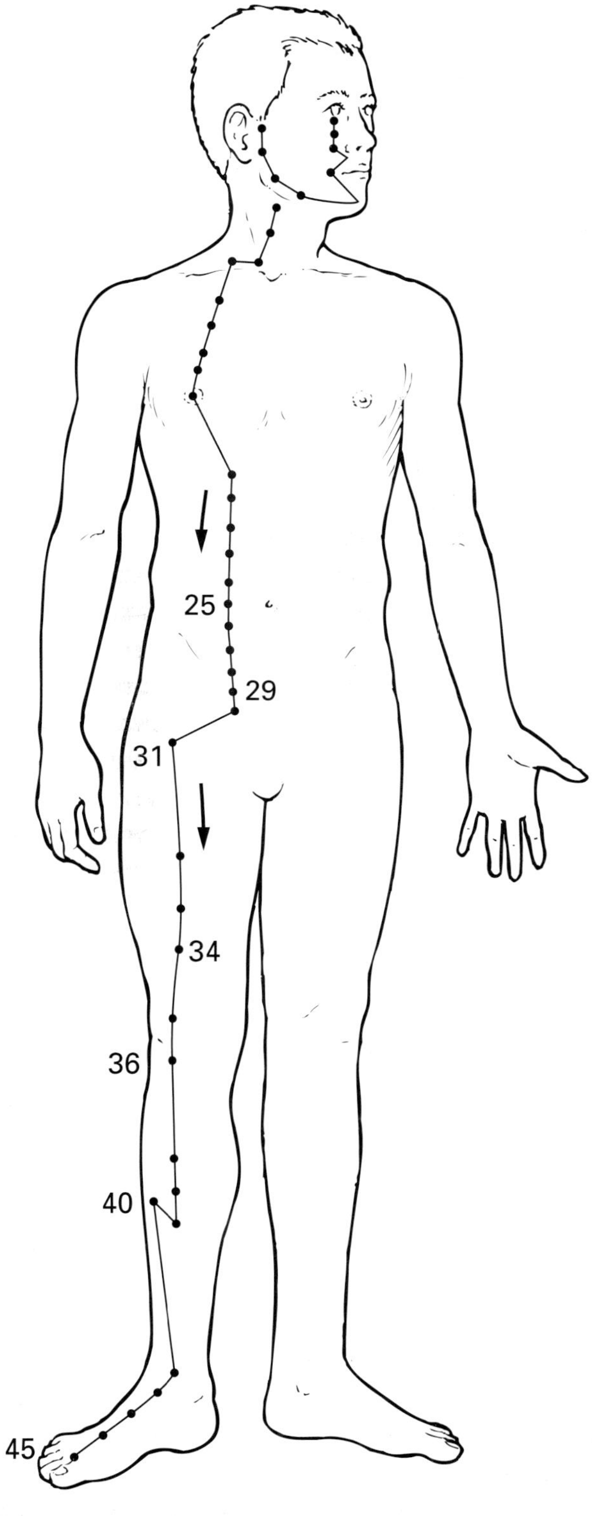

Abb. 2.4: Verlauf des Magen-Meridians (Ma). Syndrome von Kopf, Gesicht, Kehlkopf, Verdauung und Energiehaushalt. Geeignete Behandlung: Schröpftherapie auf den fazialen und abdominalen Punkten.

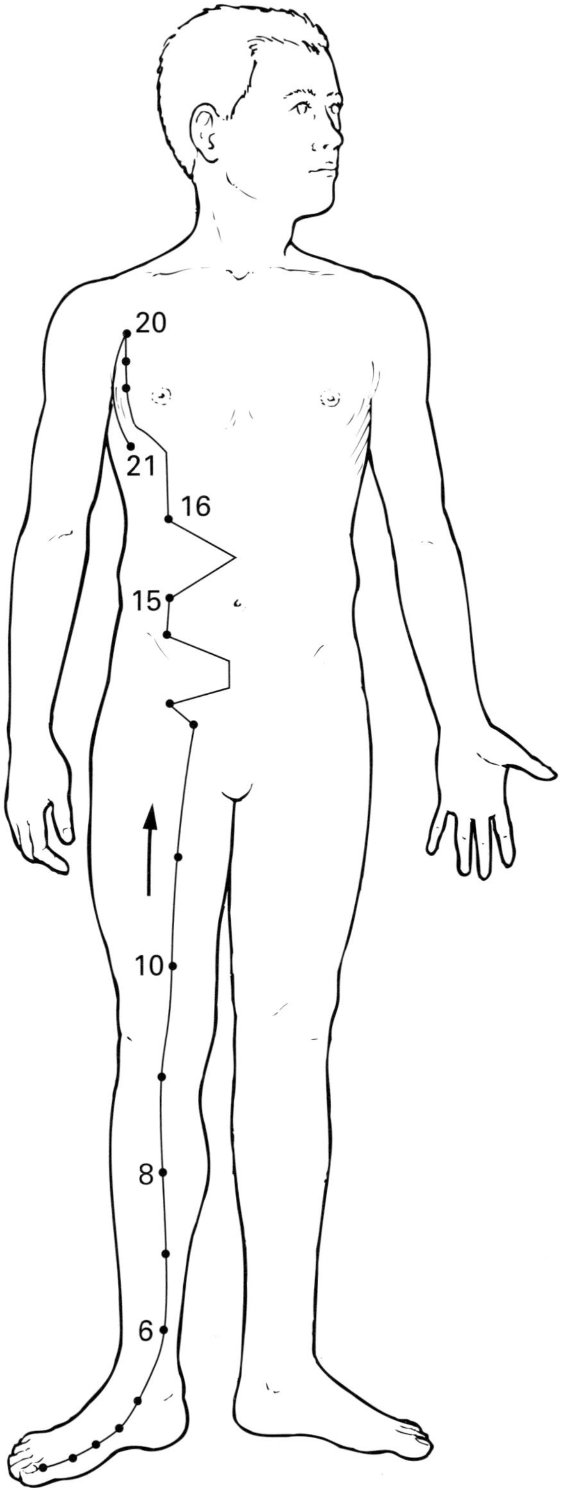

Abb. 2.5: Verlauf des Milz-Meridians (Mi). Syndrome von Magen, Milz, Darm, Energiehaushalt und Urogenitaltrakt. Geeignete Behandlung: Schröpftherapie auf den abdominalen Punkten.

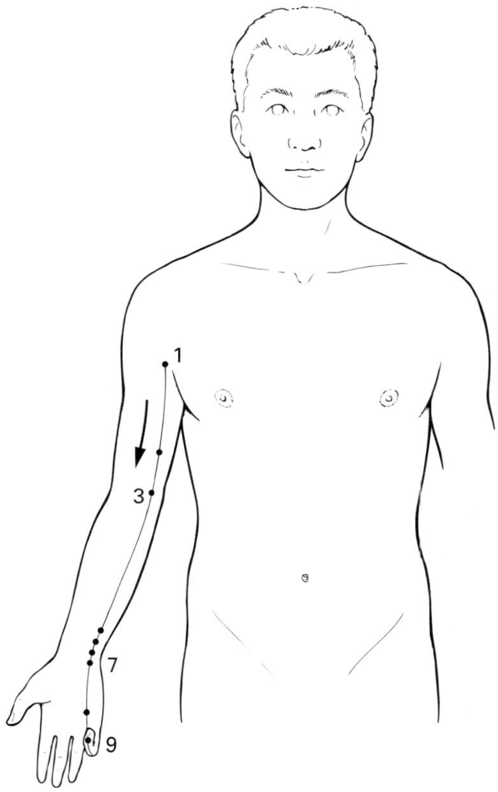

Abb. 2.6: Verlauf des Herz-Meridians (He). Syndrome von Brust, Herz, Gefühlen und Schlaf. Geeignete Behandlung: auf diesem Meridian keine Schröpftherapie, sondern nur Massage oder Gua Sha.

Qi ist durch Bewegung und Wärme gekennzeichnet. Bewegung jeder Art erfordert *Qi* und oft manifestiert sie sich in Form von Wärme. Mangel an Energie dagegen zeigt sich durch Kälte. Auch in der klinischen Situation liegt in der Regel ein Mangel an Energie vor, wenn ein Patient über Kälte klagt.

In der Türkei ist es üblich, einen Stuhl nach dem Aufstehen eines Menschen abkühlen zu lassen, bevor ein anderer sich darauf niedersetzt. Der Grund dafür liegt in der Besorgnis, dass man die verborgenen Krankheiten eines anderen Menschen über die Körperwärme, die auf dem Stuhl zurückbleibt, aufnehmen könnte.

Ist eine Krankheit gemäß der Differenzierung nach der 4-Stadien-Theorie im *Qi*-Stadium, so befindet sich der äußere pathogene Faktor noch auf der Ebene der Haut und die Abwehrkräfte des Körpers sind noch gut. Klinische Anzeichen dafür sind hohes Fieber, Husten mit dünnem gelbem Schleim, Keuchatmung und Durst. In diesem Stadium ist eine Schröpfung sehr wirksam.

Wei Qi

Wei Qi ist das Abwehr-*Qi*, das unmittelbar unter der Haut zirkuliert. Es bildet die äußerste Schutzschicht gegen alle äußeren pathogenen Faktoren wie Wind, Kälte, Feuchtigkeit und Hitze. Das *Wei Qi* reguliert das Öffnen und Schließen der Hautporen und kontrolliert damit die Schweißbildung. Es wärmt und nährt die Haut, seine Quelle ist Blut und *Qi* und es wird von den Lungen beherrscht. „*Wei Qi* ist eine Art des *Yang-Qi*, ist das Ergebnis der Verdauung und Absorption der Nahrung durch Milz und Magen, hat die Funktion des Schutzes von Haut und Muskulatur gegen äußere pathogene Faktoren, reguliert die Schweißbildung und nährt die Haut." „Versagen des *Wei Qi* beim Schutz des Körpers gegen Krankheiten: Ein Krankheitszustand, der durch Spontanschweiß und Windaversion gekennzeichnet ist, zurückzuführen auf einen Mangel an Oberflächen-*Qi*; vermindert die Abwehrkräfte des Körpers und führt zur Invasion äußerer pathogener Faktoren."[1]

Klinische Symptome in diesem Stadium sind Fieber mit wenig oder keinem Schweiß, Hinterhauptskopfschmerzen, Nackensteife, Durst, Halsschmerzen, Husten und Frösteln. Eine Schröpfbehandlung in diesem Stadium ist sehr wirksam.

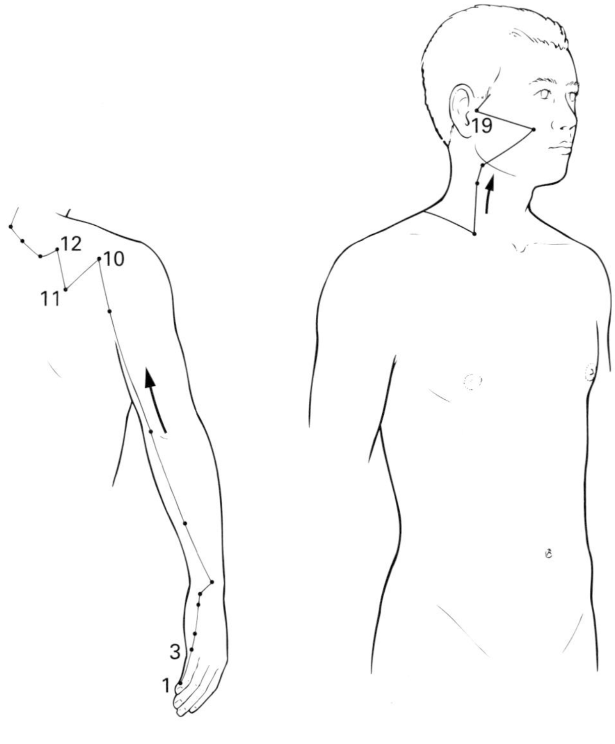

Abb. 2.7: Verlauf des Dünndarm-Meridians (Dü). Syndrome im Bereich von Kopf, Hals, Schultern, Augen und Emotionen. Geeignete Behandlung: Schröpftherapie auf den Gesichts- und Schulterpunkten.

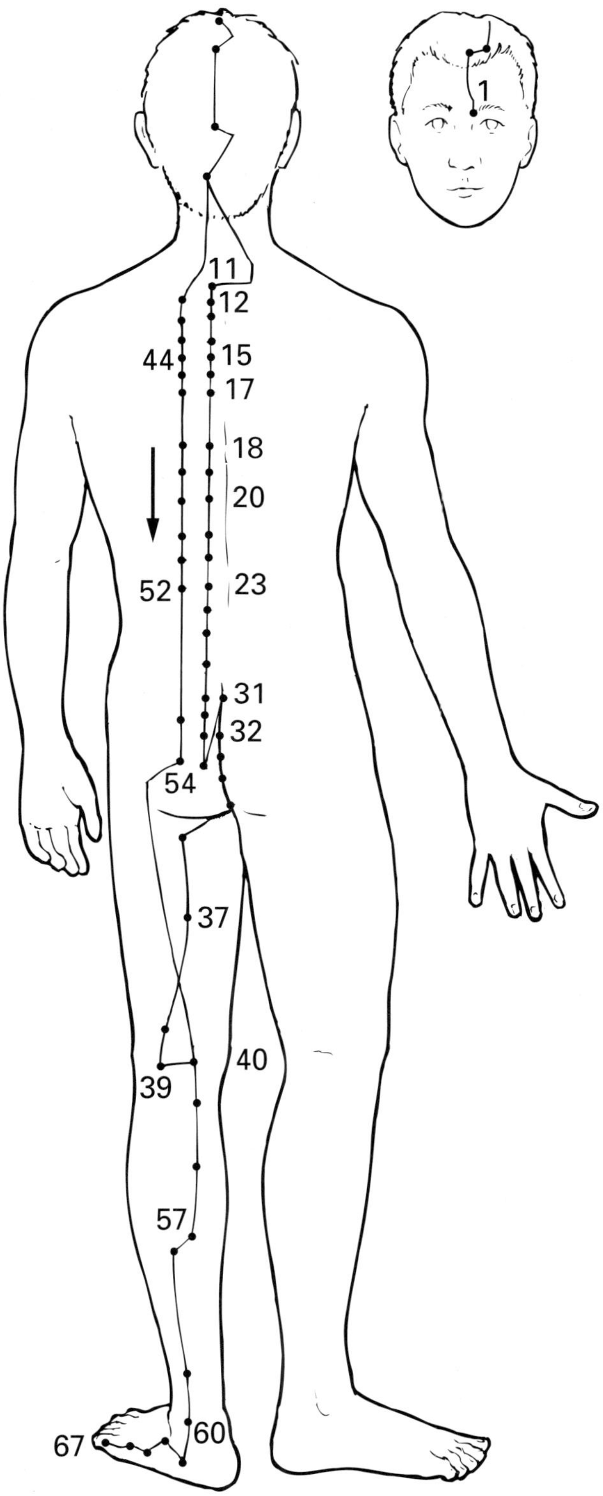

Abb. 2.8: Verlauf des Blasen-Meridians (Bl). Alle Rücken-*Shu*-Punkte liegen auf diesem Meridian, daher wird er in der Schröpftherapie am häufigsten eingesetzt. Geeignete Behandlung: alle zehn Schröpfmethoden können hier angewandt werden.

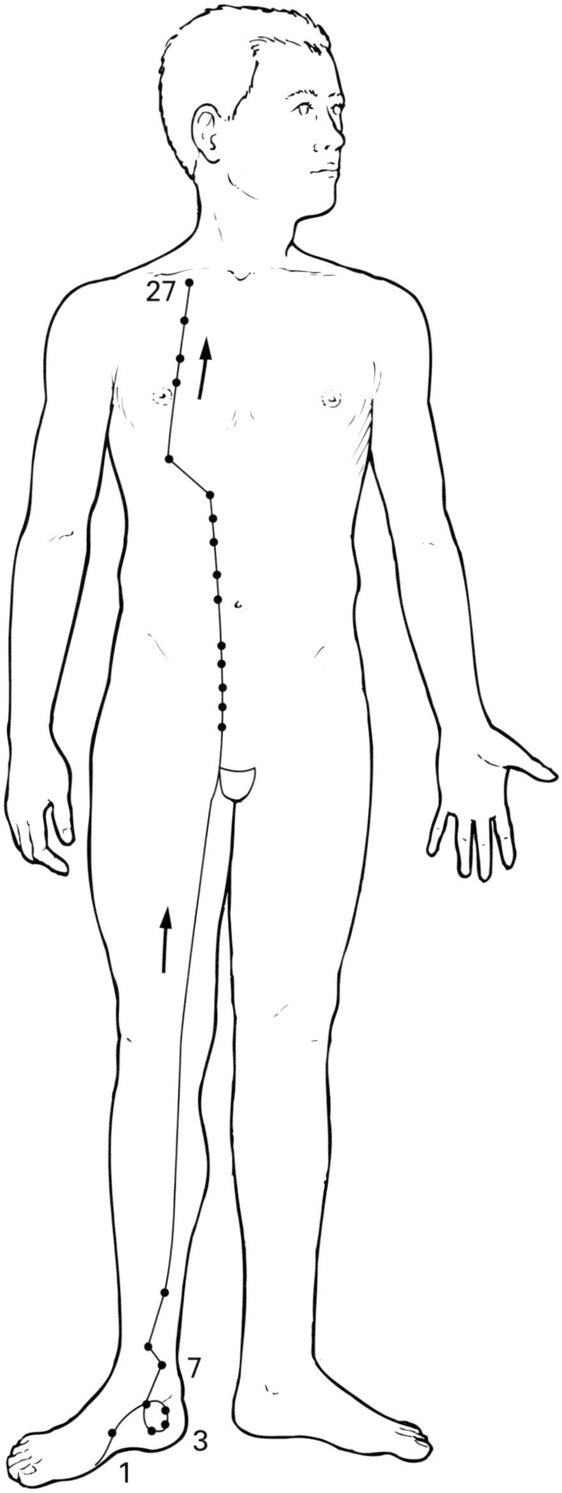

Abb. 2.9: Verlauf des Nieren-Meridians (Ni). Syndrome von Abdomen, Urogenitaltrakt, Energie und Gefühlen. Geeignete Behandlung: Schröpftherapie auf den Körperpunkten (ohne Extremitäten).

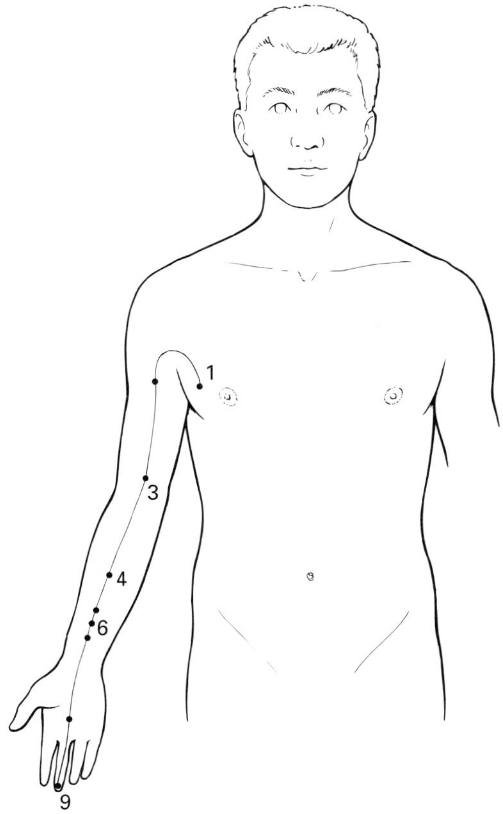

Abb. 2.10: Verlauf des Perikard-Meridians (Pe). Syndrome von Brust und Herz, Übelkeit und emotionale Beschwerden. Geeignete Behandlung: auf diesem Meridian keine Schröpftherapie, sondern nur Massage oder Gua Sha.

Stagnation

In der TCM verweist der Begriff Stagnation in der Regel auf eine Stauung oder Ansammlung durch Mangel an Bewegung und kann sich zum Beispiel auf Nahrung, Körperflüssigkeiten, *Qi* oder Blut beziehen.

Nahrungsstagnation

Dieses Syndrom taucht häufig bei Kindern auf, wenn die Eltern versuchen, dem Kind besonders reichhaltige Nahrung zuzuführen, eventuell sogar gewaltsam. Auch kalte Nahrungsmittel und Getränke oder unregelmäßiges Essen können zu Nahrungsstagnation führen. Dabei werden die Transformations- und Transportfunktionen der Milz behindert und gestört. Klinische Symptome sind Unruhe, Erbrechen, Schleimbildung, Diarrhö, Obstipation, ein verhärteter Bauchbereich und abdominale Schmerzen.

Flüssigkeitsstagnation

Der Magen ist der Ursprung der Körperflüssigkeiten. Flüssigkeiten bilden die notwendige *Yin*-Substanz im Magen, die für den Verdauungsprozess notwendig ist. Wenn dieser Prozess durch Kälte, Hitze oder zu viel rohe Nahrungsmittel gestört ist, wirkt sich dies wiederum negativ auf die Funktionen der Milz aus. Die klinischen Symptome der Flüssigkeitsstagnation gleichen denen der Nahrungsstagnation, daneben zeigen sich Flüssigkeitsansammlungen in den Extremitäten, d.h. in Händen und Füßen. Dieses Syndrom ist meist bei älteren Menschen anzutreffen und ist auf Herz- oder Nieren-*Qi*-Mangel zurückzuführen.

Qi-Stagnation

Das *Qi* fließt nicht ungehindert und störungsfrei durch den Körper. Die klinischen Symptome sind vor allem „Druck- und Spannungsgefühl, wandernde Schmerzen, abdominale Verhärtungen, die auftauchen und wieder verschwinden, Depression, Reizbarkeit, Betrübtheit, häufige Stimmungsschwankungen, Seufzen, drahtiger oder straffer Puls, leicht violette Zunge." [2]

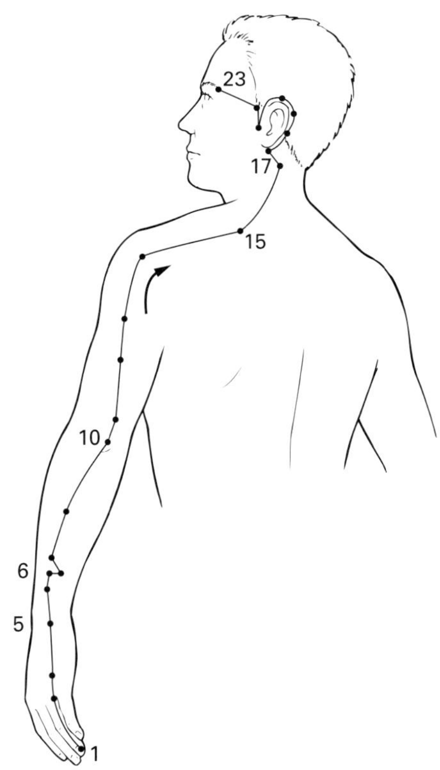

Abb. 2.11: Verlauf des *San Jiao*- oder Dreifacher-Erwärmer-Meridians (SJ oder DE). Syndrome von Brust, Ohr, Auge, Kehlkopf und Schultern. Geeignete Behandlung: Schröpftherapie auf den Oberarm- und Schulterpunkten.

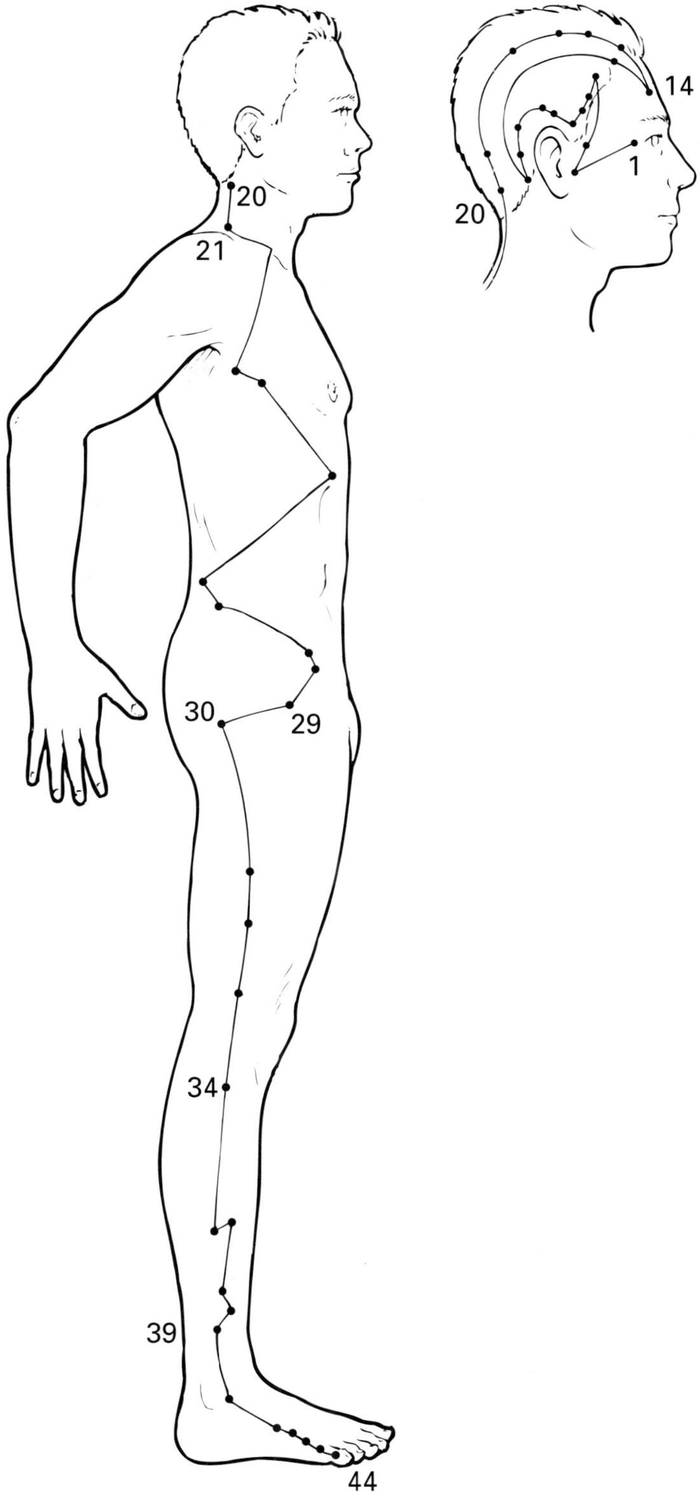

Abb. 2.12: Verlauf des Gallenblasen-Meridians (Gb). Syndrome von Kopf (z.B. Migräne), Augen, Brust, Muskeln und fiebrige Erkrankungen. Geeignete Behandlung: Schröpftherapie auf den Punkten im Körperbereich und Schröpfkopfmassage auf den Beinpunkten.

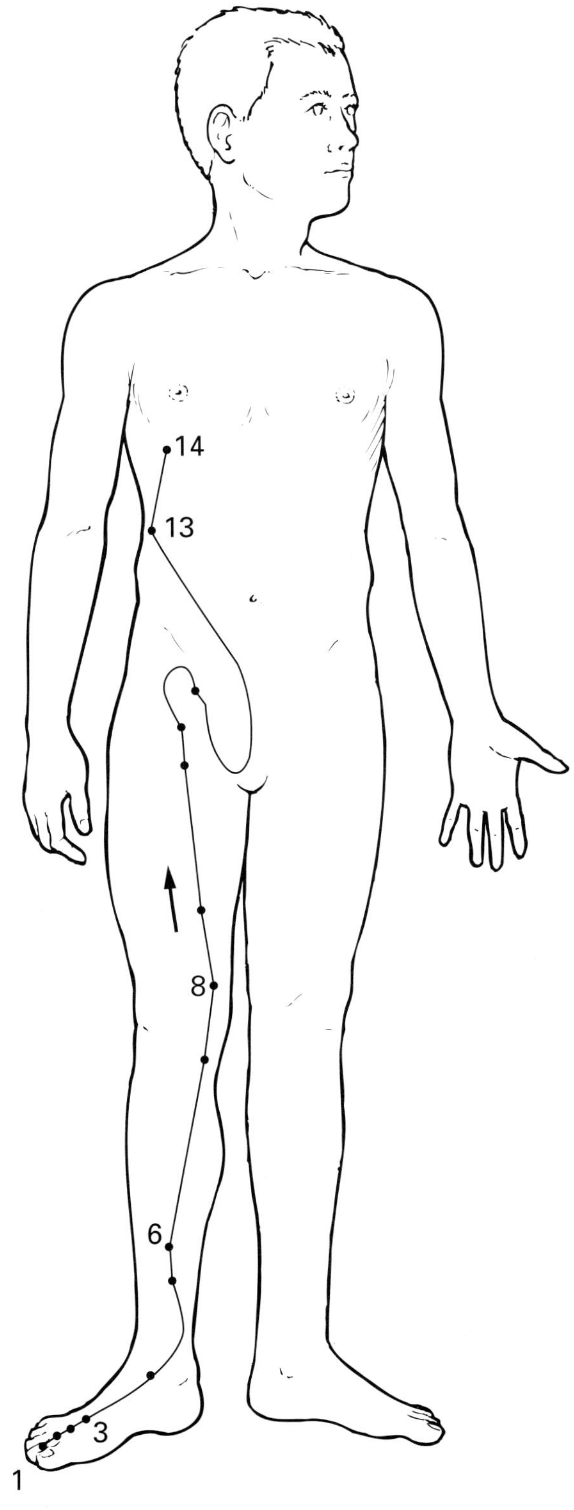

Abb. 2.13: Verlauf des Leber-Meridians (Le). Syndrome von Geist, Emotionen, Verdauungstrakt und Urogenitalsystem. Geeignete Behandlung: Schröpftherapie auf den abdominalen Punkten.

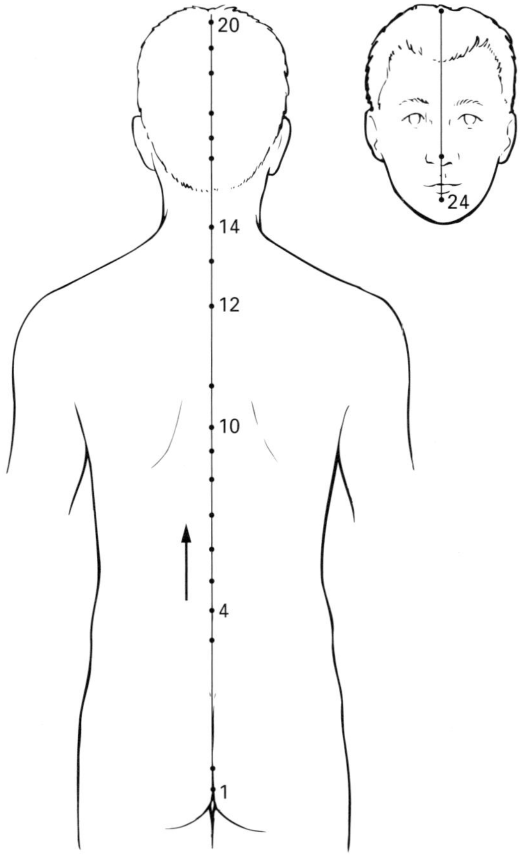

Abb. 2.14: Verlauf des Lenkergefäßes/*Du Mai* (Du). Syndrome von Kopf, Hals, Energiehaushalt und fiebrige Erkrankungen. Geeignete Behandlung: alle zehn Schröpfmethoden können auf den Körperpunkten dieses Meridians angewandt werden.

Blutstagnation/Blut-Stase

Siehe Abschnitt über Blut.

Aderlass

Siehe Kapitel 1 über die Geschichte des Schröpfens.

Gua Sha

Mein erster Lehrer für chinesische Medizin, Professor Wong Lun von der Schule für Traditionelle Chinesische Medizin in Melbourne, war ein starker Verfechter des Schröpfens und des *Gua Sha* und erfahren in der Anwendung beider

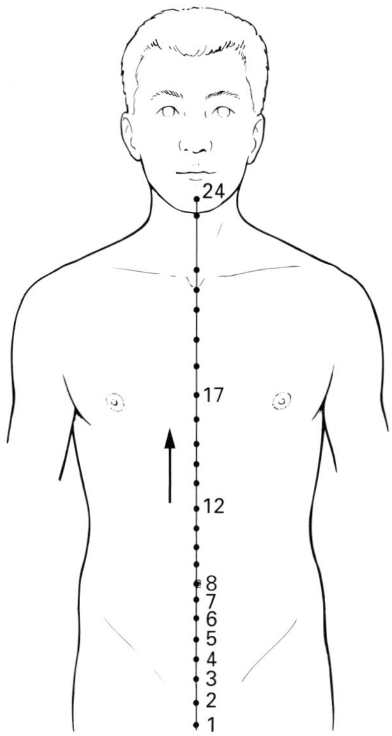

Abb. 2.15: Verlauf des Konzeptionsgefäßes/*Ren Mai* (Ren). Syndrome von Abdomen, Verdauungstrakt, Urogenitalsystem und Energiehaushalt. Geeignete Behandlung: begrenzte Anwendung der Schröpfmethoden auf diesem Meridian.

Methoden. Wie die Schröpftherapie wird auch *Gua Sha* nur von wenigen Ärzten angewandt, und das schließt in diesem Falle auch die chinesischen Ärzte ein. Die bisher einzige umfassende Studie stammt von Arya Nielsen.[3]

Gua Sha ist eine Technik, die dem Schröpfen sehr ähnlich ist insofern, als dabei bewusst Hyperthermie erzeugt wird, um die äußeren pathogenen Faktoren Hitze und Wind an die Oberfläche zu bringen. Nielsen erklärt, dass *Gua* „reiben“ oder „kratzen“ bedeutet und *Sha* für „Cholera, Hitze, Hautausschlag“ steht. „Die Technik des *Gua Sha* erzeugt bewusst einen *Sha*-Ausschlag auf der Oberfläche. Dadurch, dass der Ausschlag, der die Krise des *Sha*-Syndroms repräsentiert, an die Oberfläche tritt, wird das *Sha* eliminiert und das *Sha*-Syndrom aufgelöst.“

Gua Sha wird eingesetzt, wenn Schmerz, Hitze und Stagnation vorliegen. Die Behandlung selbst ist sehr einfach und schmerzlos, wenn der Therapeut geübt ist. Bei einem unerfahrenen Behandler kann sie jedoch auch sehr unangenehm und schmerzhaft sein, besonders wenn sie auf Knochenbereichen angewandt wird.

Traditionell wird ein chinesischer Suppenlöffel aus Porzellan zum Reiben der Haut verwendet (Abb. 2.16 a). Vor der Behandlung sollte Öl oder Talkumpuder auf den entsprechenden Hautbereich aufgetragen werden, um das Schaben zu erleichtern. Lange, sanfte Striche werden appliziert, bis eine Verfärbung der Haut sichtbar wird (Abb. 2.16 b). Die Farbe sowie die Zeit bis zum Auftreten sind wichtige Anhaltspunkte für den Therapeuten.

Die wichtigsten Syndrome, bei denen ich bevorzugt *Gua Sha* einsetze, sind Muskel-*Bi*-Syndrom und Pflaumenkern-Syndrom des Kehlkopfs. Bei lang anhaltenden Muskelschmerzen, die zur Stagnation von *Qi* und Blut führen, ist *Gua Sha* besonders wirksam zur Auflösung der Stagnation und Wiederherstellung des Blut- und *Qi*-Flusses in diesem Bereich. Zur Behandlung des Pflaumenkern-Syndroms des Kehlkopfs, das bei extremen emotionalen Zuständen auftritt, wird *Gua Sha* auf dem Sternum vom oberen Ende bis zum unteren

a

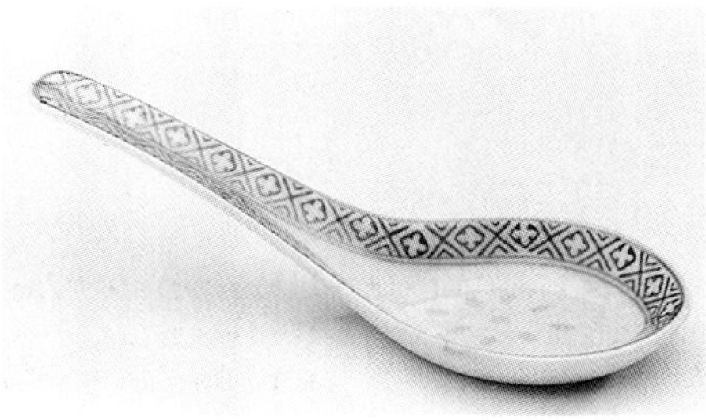

Abb. 2.16: (a) Verwendung des traditionellen Suppenlöffels für Gua Sha. (b) Nach der Gua-Sha-Behandlung wird ein blauer Fleck (Sha) sichtbar.

b

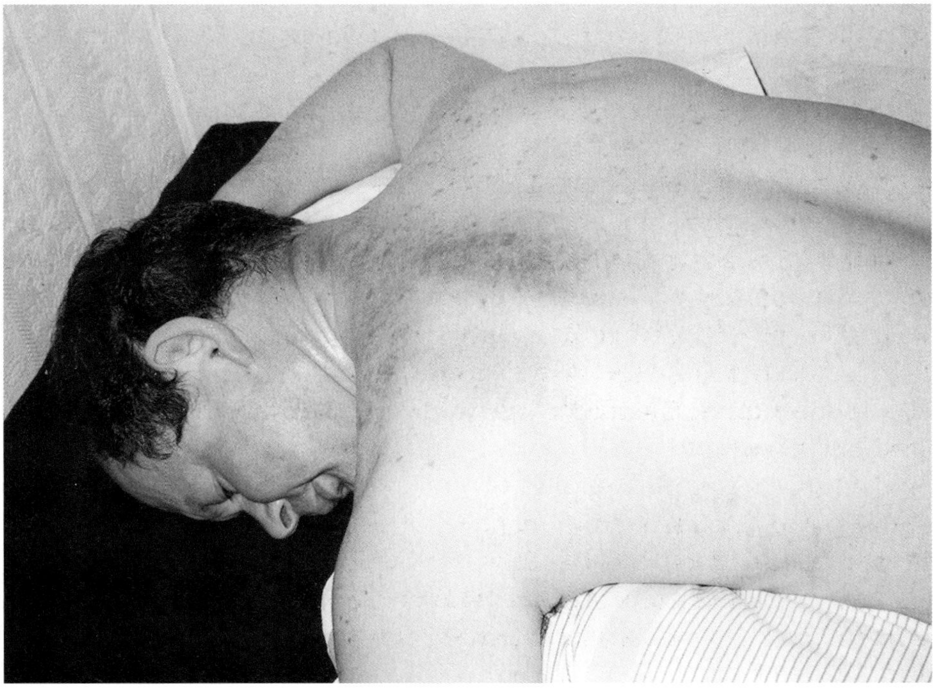

Schwertfortsatz angewandt. Man sollte sanfte, gleichmäßige Striche einsetzen, da dieser Bereich sehr knöchrig ist und das Reiben sonst schmerzhaft sein kann. Ist bereits die Palpation der Sternalregion schmerzhaft, so kann dies auf langfristige emotionalen Probleme und eine Leber-*Qi*-Stagnation hinweisen. Die Behandlung mit *Gua Sha* löst die Stagnation im Brustbereich und öffnet das Herz. Bei Muskelschmerzen im Bereich von Armen, Beinen und Nacken, wo Schröpfen schwierig sein kann, ist *Gua Sha* sehr wirksam einzusetzen, vor allem im oberen Halsbereich, wo Schröpfen fast unmöglich ist.

Schröpfen

Schröpfen reguliert den Fluss von *Qi* und Blut. Es unterstützt die Ausleitung und Beseitigung äußerer pathogener Faktoren wie Wind, Kälte, Feuchtigkeit und Hitze. Außerdem bewegt es *Qi* und Blut und öffnet die Poren der Haut, so dass pathogene Faktoren leicht entfernt werden können. Aus meiner Sicht gibt es nichts, was *Qi* und Blut schneller in Bewegung bringt, als Schröpfen. Bereits unmittelbar nach Beginn des Schröpfvorgangs lässt sich beobachten, wie das Blut in Richtung des Schröpfkopfs fließt. Wenn ein Patient unter Energiemangel leidet, wird diese Bewegung eher langsam sein; bei gutem Energiezustand ist sie schneller. Werden Schröpfköpfe aus Glas verwendet, lässt sich dieser Vorgang leicht beobachten.

Wie bereits erwähnt, ist Schröpfen dann besonders wirkungsvoll, wenn der äußere pathogene Faktor sich noch in der Oberflächenschicht des Körpers, der Schicht des Abwehr-*Wei-Qi*, befindet. Auf welchem Meridian es auch eingesetzt wird, das Ziel der Behandlung ist immer dasselbe, nämlich die äußeren pathogenen Faktoren aus dem Körper zu entfernen und die Zirkulation von *Qi*, Blut und Körperflüssigkeiten anzuregen.

In einem japanischen Text, entnommen aus der Anwendungsanleitung eines Schröpfsets, beschreibt der unbekannte Verfasser die Wirkung des Schröpfens folgendermaßen:

„Die Wirkungen dieser Therapieform können in zwei Kategorien eingeteilt werden: allgemeine (Blutreinigung, Verbesserung der Zirkulation, Regulation und Anregung des autonomen Nervensystems etc.) und lokale (Schmerzbeseitigung, Entspannung steifer Muskeln etc.).

Die allgemeinen Wirkungen auf Körpergewebe und Organe sind folgende:

1. Wirkungen auf die Haut: Bei einem Experiment an einem 35-jährigen Mann wuchs nach 140 Behandlungen auf seinem Rücken statt feinem Haar nun dickes Haar von 1 – 1,5 cm Länge. Das ist auf die direkte physikalische Sti-

mulation der Haarwurzeln und die Ausdehnung der Blutgefäße der Haut aufgrund des Unterdrucks zurückzuführen, wodurch die Blutzirkulation gesteigert, die Hauttemperatur erhöht sowie der Metabolismus des Hautgewebes, die Funktion der Schweiß- und Talgdrüsen und die Nährstoffzufuhr verbessert werden. Bei der Schröpftherapie geht es nicht nur darum, stagnierendes altes Blut aus der Haut abzuziehen, sondern auch giftige Substanzen von der Hautoberfläche zu entfernen. Sie beschleunigt die Sekretion von Salzen, Wasser und Talg. Außerdem stärkt sie die Erneuerungsfähigkeit der Haut sowie ihre Widerstandskraft gegen schädliche äußere Bedingungen.

2. Wirkungen auf die Muskeln: Durch die Saugwirkung des Unterdrucks beim Schröpfen werden die subkutanen Kapillargefäße stimuliert und damit auch die Blutgefäße in den Muskeln aktiviert. Die Erweiterung der Blutgefäße in den Muskeln erleichtert den Blutfluss und hat bemerkenswerte Auswirkungen zum Beispiel auf eine steife Schulter, da gestautes Blut entfernt wird. Außerdem erleichtert dies auch den Lymphabfluss. Nach dem Schröpfen wirkt die Haut durch den gesteigerten Blutfluss und die erhöhte Hauttemperatur besonders strahlend.
3. Wirkungen auf die Gelenke: Chronisches Gelenkrheuma gehört zu den Beschwerden, bei denen Schröpfen besonders wirksam ist. In diesem Fall wird die Behandlung auf den Bereich der betroffenen Gelenke konzentriert. Wenn die Beschwerden nur leicht sind, ist eine fast vollständige Heilung möglich, was auf die bessere Durchblutung des Gelenks und die stärkere Sekretion von Gelenkflüssigkeit zurückzuführen ist. Muskelspasmen rund um die Gelenke lassen sich auflösen.
4. Wirkungen auf die Verdauungsorgane: Nach einer Schröpftherapie im Bauchbereich fühlen sich die meisten Patienten hungrig. Die Verdauungsorgane, besonders Milz und Magen, werden als „Motor" des menschlichen Körpers betrachtet und sind daher besonders wichtig; die Behandlung des mittleren der *San Jiao* wird als ebenso wichtig erachtet. Da also die natürlichen Selbstheilungskräfte des Körpers ihre Energie vornehmlich aus den Verdauungsorganen beziehen, wird auf die Behandlung von Magen, Milz und Darm besonderer Wert gelegt. Die Saugkraft eines leichten Unterdrucks auf die Bauchregion stimuliert die inneren Organe, die Peristaltik und die Sekretion von Verdauungssäften, wodurch die Verdauung und die Absorption von Nährstoffen angeregt werden. Daher hat diese Therapie bemerkenswerte Wirkungen bei chronischer Gastroenteritis, Obstipation und ähnlichen Beschwerden. Die Verdauungsorgane werden sogar bei einer Behandlung des Rückens über die Stimulation der Rückenmarksnerven und des autonomen Nervensystems noch günstig beeinflusst. Außerdem wird die Atemmuskulatur gestärkt.
5. Wirkungen auf die Blutzirkulation: Unter den allgemeinen Wirkungen ist die auf den Kreislauf am wichtigsten. Professor Kentaro Takagi von der Nagoya-Universität spricht davon, dass die größte Bedeutung aller Haut-stimulieren-

den Therapien darin liegt, dass sie eine lokale Kreislaufreaktion hervorrufen. Seine Bemerkung bezog sich nicht speziell auf das Schröpfen, doch hat diese Therapieform vieles mit den von ihm erwähnten Therapien gemeinsam. Durch die Saugkraft des leichten Unterdrucks wird der Blutfluss in Arterien und Venen verbessert, wobei sich lokale Hämatome bilden und wieder auflösen. Es ist damit möglich, Unterbrechungen des Blutflusses und Stauungen aufzulösen sowie die entzündliche Extravasation aus den Gefäßen zu verhindern. Die Verbesserung der Blutzirkulation ist also der charakteristische Haupteffekt dieser Therapieform. Sie ist besonders günstig bei verhärteten Arterien, steifen Schultern und ähnlichen Symptomen. Dr. Katase von der Osaka-Universität ist sogar der Ansicht, dass sich die Blutzusammensetzung dabei verändert: Die Zahl roter und weißer Blutkörperchen wird erhöht und saures Blut wird dadurch alkalisch oder zumindest neutral. Das entspricht einer Reinigung des Blutes.

6. Wirkungen auf das Nervensystem: Schröpfen stimuliert die sensorischen Nerven der Haut. In einem klinischen Experiment an der Kobe-Universität wurde nachgewiesen, dass die Wirkung gegen Schmerzen nicht auf die eigentlich behandelte Region begrenzt ist, sondern auch für entfernte Bereiche gilt, die von den entsprechenden Nerven kontrolliert werden. Die Behandlung des Rückens ist meist auf die Zentralachse ausgerichtet (Rückenmarksnerven und parasympathische Nerven) sowie auf die sympathischen Nerven unmittelbar daneben. Deren Stimulation hat nicht nur Auswirkungen auf das autonome Nervensystem selbst, sondern auch auf verschiedene Organe, die seiner Kontrolle unterstehen. Schröpfen ist daher, wie übrigens auch Massage, wirksam bei allgemeinen Beschwerden wie chronischen Kopfschmerzen, Schwindel, Müdigkeit und Mattigkeit, steifem Nacken etc., die von Ängsten, Sorgen und körperlichen Schmerzen herrühren. Es ist auch wirksam bei chronischen Erkrankungen wie Hypertonie, Neuralgien und Rheuma. Bei der Behandlung im Rücken- oder Lendenbereich kann es vorkommen, dass ältere Patienten einschlafen. Das zeigt deutlich die Wirkung dieser Therapieform auf das Nervensystem. Der genaue Wirkmechanismus wird sicher eines Tages komplett aufgeklärt. Insgesamt bewirken die allgemeinen und lokalen Wirkungen eine Stärkung der Abwehr- und Selbstheilungskräfte. Zusammen mit gesunder Ernährung und Psychotherapie können Krankheiten vollständig geheilt oder vermieden werden.“

Im Oktober 1995 veranstaltete die World Federation of Acupuncture Societies ein viertägiges Symposium in Istanbul. Das Thema des Kongresses war *Akupunktur und Qi* und ich hielt einen Vortrag über Schröpfen und *Qi*. Mehr als 200 Akupunkteure aus der ganzen Welt waren anwesend, doch nur wenige unter ihnen wenden die Schröpftherapie an. Den meisten fehlen die nötigen Grundkenntnisse und Fertigkeiten sowie das Wissen um die Vorteile dieser Technik für ihre Patienten.

Die Schröpftherapie ist wirksam in der Behandlung von Schmerzen, *Bi*-Syndromen, Störungen des Verdauungssystems, des Kreislaufs und der Atemorgane, bei einigen Hauterkrankungen wie Furunkeln und Ekzemen, Schlaganfall, Fazialisparese, Muskelschwäche, Hypertonie und Erkältungen. Die einzelnen Erkrankungen und ihre Behandlung werden in Teil 2 dieses Buches detailliert vorgestellt.

Literatur

1. Wang Bao Xiang; Dong Xue Mei: *Chinese-English bilingual glossary of Traditional Chinese Medicine.* Jian, Shandong Province 1992
2. Maciocia, G.: *The foundations of Chinese medicine.* Churchill Livingstone, Edinburgh 1989
3. Nielsen, A.: *Gua Sha, a traditional technique for modern practice.* Churchill Livingstone, Edinburgh 1995

3 Therapie-Kombination mit Schröpfen

Allgemein gilt, dass die meisten manuellen Behandlungstechniken mit Schröpfen kombiniert werden können. Das letztendliche Ziel all dieser Techniken ist es, die natürlichen Selbstheilungskräfte des Körpers zu stimulieren, die körperlichen, mentalen und emotionalen Energien ins Gleichgewicht zu bringen und dadurch die Gesundheit wieder herzustellen. Zu den Therapieformen, die gut mit Schröpfen zu kombinieren sind, zählen unter anderem Chiropraktik, Aromatherapie, Massage, Osteopathie, Kinesiologie, die Alexander-Technik, Shiatsu, Reflexzonentherapie, Polaritätstherapie und Physiotherapie.

Aromatherapie

Aromatherapie ist eine Massagetechnik, bei der ätherische Öle eingesetzt werden. Schon vor Jahrtausenden haben Therapeuten die Heilkraft von Blüten und Pflanzen erkannt und setzen sie seitdem bis heute regelmäßig zu Behandlungszwecken ein. Die Methode ist besonders wirksam bei Muskel- und Gelenkschmerzen sowie bei Stresserkrankungen. Mit Hilfe der „Drei-Zonen-Karte" (Abb. 3.1) kann die Schröpftherapie mit der Aromatherapie verbunden werden. Dabei können leichte, mittlere, starke und leere Techniken zum Einsatz kommen.

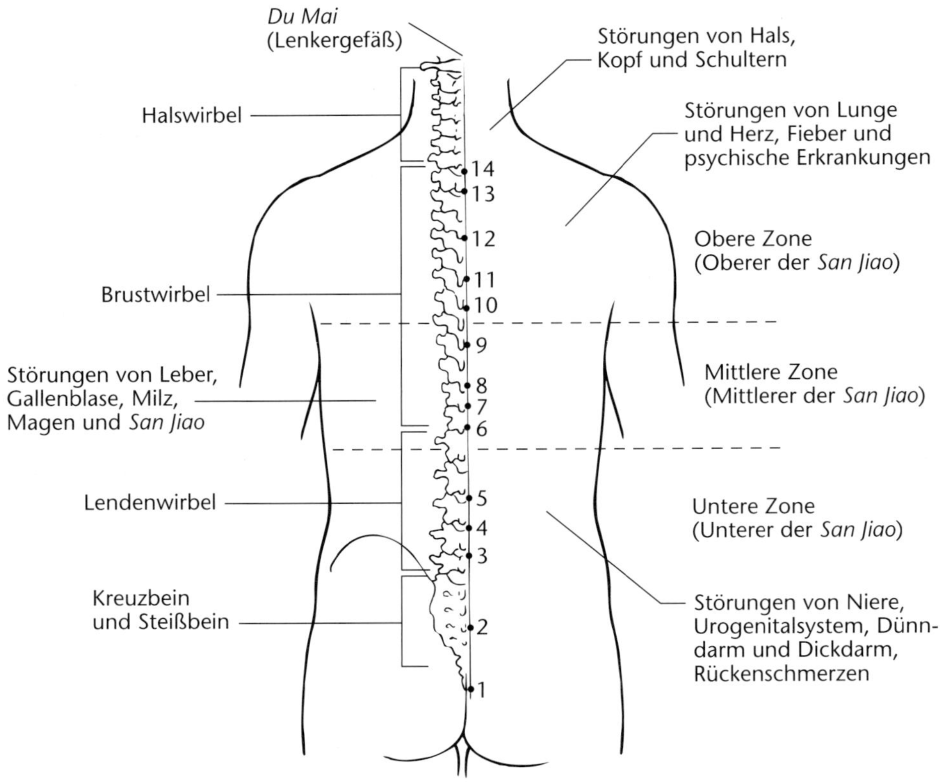

Abb. 3.1: „Drei-Zonen-Karte" der Schröpftherapie.

Massage

Wann immer wir Schmerzen in irgendeinem Teil des Körpers spüren, bewegt sich unsere Hand automatisch dorthin und beginnt den schmerzenden Punkt zu reiben, zu pressen oder zu massieren. Meist führt dies zu einer augenblicklichen Erleichterung. Massage ist wohl die älteste und wirksamste Heilmethode, die sowohl therapeutisch wie auch präventiv eingesetzt wird. Das Reiben der Haut verbessert Blutzirkulation und Stoffwechsel in der betroffenen Körperpartie. Das unterstützt nicht nur Haut und Muskeln im unmittelbaren Umkreis, sondern auch die Nerven, Blutgefäße, Zellen und Organe unter der Haut. Ein erfahrener Körpertherapeut ist in der Lage, die Spannung der Haut zu spüren und die Stresszonen zu identifizieren. Dann können verschiedene Massagetechniken zur Auflösung dieser Stresszonen eingesetzt werden. Schröpfen unmittelbar auf oder neben Stresszonen kann zusätzlich Erleichterung bringen. In der Regel sollte die Behandlung mit der Massage beginnen. Sind die Stresszonen identifiziert, wird die Schröpftherapie im gewünschten Umfang eingesetzt. Darauf folgt wieder Massage sowie eine Ruhezeit. Berücksichtigt man die Energie des Patienten, so können im Rahmen einer Massagetherapie leichte, mittlere, starke und leere Schröpftechniken sowie Schröpfkopfmassage eingesetzt werden.

Chiropraktik

Diese Behandlungstechnik wurde 1895 von Daniel David Palmer in den USA entwickelt. Sie sieht die Wurzel der Erkrankungen in einer Verschiebung der Wirbel, was zu Blockaden in der Energieversorgung bestimmter Organe führt (Abb. 3.2). Durch manuelle Manipulation und Behandlung der Wirbelsäule können die Blockaden und Druckstellen aufgelöst werden; diese werden als „Subluxationen“ bezeichnet. Chiropraktiker leiten den Patienten außerdem zu gesunder Ernährung und ausgewogener körperlicher Betätigung an. Schröpfen bei der chiropraktischen Manipulation verringert den lokalen Druck auf die Wirbel und verbessert den Energie- und Blutfluss zu den Muskeln und Sehnen der Wirbelsäule. Der Schröpfkopf wird dabei neben, nicht direkt auf die Subluxation gesetzt; Schröpfen unmittelbar auf einer gestörten Bandscheibe sollte man unbedingt vermeiden.

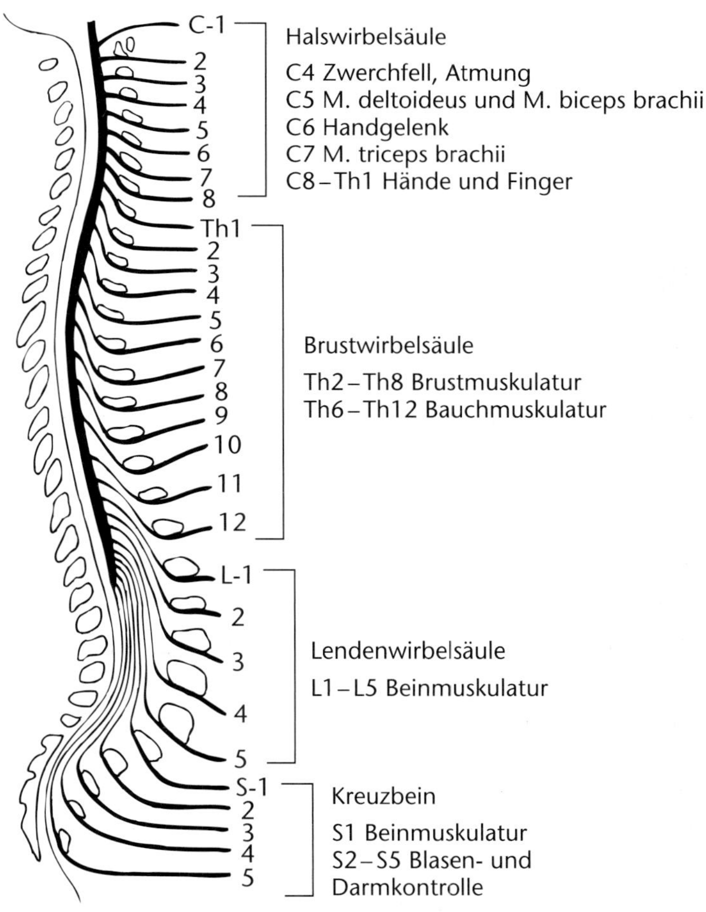

Abb. 3.2: Wirbelsäule und Nervenwurzeln.

Osteopathie

Aus Sicht der Osteopathie werden Krankheiten in erster Linie durch Verschiebungen innerhalb der Wirbelsäule verursacht, die aus 24 beweglichen Wirbeln besteht. Diese umhüllen und schützen das Rückenmark. Wenn Wirbel verschoben sind, drücken sie auf Nervenstrukturen und führen dadurch zu Muskel- oder Organdysfunktionen. Stellt man sich das Nervensystem als ein elektrisches Netz vor, durch das Strom (Energie) ungehindert von A nach B fließt, dann laufen alle Körperfunktionen ununterbrochen und ungestört ab. Ist jedoch irgendwo im System ein Kurzschluss (eine Blockade) vorhanden, so kann der Strom (die Energie) die gewünschten Stellen nicht erreichen; es tritt eine Störung auf. Osteopathen lernen, solche Blockaden zu lokalisieren und mit manipulativen Techniken aufzulösen. Traditionelle Osteopathen verwenden ausschließlich manipulative Methoden, es gibt jedoch auch Möglichkeiten medikamentöser oder operativer Unterstützung. Ziel ist es, den ungehinderten Energiefluss zu den Organen wieder herzustellen. Schröpftherapie kann direkt im Bereich der Störung oder auch auf weiter entfernten Punkten während oder nach der Manipulation eingesetzt werden. Dabei können leichte, mittlere, starke und leere Methoden zum Einsatz kommen. Schröpfen unmittelbar auf einer gestörten Bandscheibe ist zu vermeiden.

Kinesiologie

Dieses System wurde in den frühen 60er Jahren von dem Chiropraktiker Dr. George Goodheart entwickelt und macht sich Muskelreflexe und ihre Wirkungen auf die korrespondierenden Organe zunutze. Durch eine Reihe von Muskeltests werden starke und schwache Muskeln identifiziert. Bei Bedarf werden auch Naturheilmittel oder Ernährungstherapie eingesetzt. Shiatsu, Akupressur und Massage werden angewandt, um die schwachen Muskeln und ihre assoziierten Organe zu stärken. Auch wenn es sich dabei nicht um eine Entspannungstechnik handelt, fühlen sich die Patienten nach der Behandlung meist leicht, frisch und voller Energie. Die Schröpftherapie kann dabei ebenfalls eingesetzt werden, um schwache Muskeln und die entsprechenden Organe durch den verbesserten Fluss von Qi und Blut zu stärken. Leichte, mittlere, starke und leere Methoden sowie Schröpfkopfmassage können an den lokalen Muskeln angewandt werden. Das Schröpfen sollte am Ende der Kinesiologie-Sitzung stattfinden, gefolgt von einer Massage.

Alexander-Technik

Dabei handelt es sich um ein System von Techniken zur Verbesserung von Haltung und Körperbewusstsein sowie Bewegungsübungen, die uns zeigen, wie wir unsere Körperhaltung bei alltäglichen Handlungen wie Gehen, Sitzen, Lesen,

Singen und sogar in Entspannungsphasen optimieren können. Der Australier F. Matthias Alexander entwickelte dieses System aus der Erkenntnis heraus, dass eine falsche Körperhaltung für zahlreiche Krankheitssymptome verantwortlich ist. Wenn Menschen gewohnheitsmäßig eine schlechte Körperhaltung einnehmen, hat dies negative Auswirkungen auf das Muskel- und Nervensystem. Die Schröpftherapie kann hier unterstützend zur Stärkung der Wirbelsäule eingesetzt werden. Dabei werden bis zu sieben Schröpfköpfe auf beiden Seiten des Blasen-Meridians aufgesetzt (beidseits 1,5 *Cun* lateral der Wirbelsäule). Man beginnt bei Bl 11 (*Dashu;* 1,5 *Cun* neben dem unteren Ende des Dornfortsatzes des ersten Brustwirbels) und endet bei Bl 25 (*Dachangshu;* 1,5 *Cun* neben dem unteren Ende des Dornfortsatzes des vierten Lendenwirbels). Durch die Saugwirkung des Schröpfens wird die gesamte Wirbelsäule stimuliert, der Blutfluss zur Wirbelsäule wird gesteigert, Energiefluss und Wohlbefinden werden verbessert. Dabei können leichte, mittlere, starke und leere Methoden sowie Schröpfkopfmassage zum Einsatz kommen.

Shiatsu

Das Prinzip von Shiatsu (manchmal auch Akupressur genannt) ist identisch mit dem der Akupunktur. Die 14 Hauptmeridiane werden als Energieflusspfade betrachtet und die klassischen Akupunkturpunkte werden als Behandlungspunkte verwendet. Die Diagnose erfolgt in gleicher Weise wie bei der Akupunktur: Pulstastung, Zungendiagnostik, Palpation, Anamnese und Inspektion. Doch anstelle von Nadeln wird bei der Shiatsubehandlung Fingerdruck eingesetzt (jap.: *shi* = Finger, *atsu* = Druck). Diese Behandlungsmethode stammt aus Japan, auch wenn Theorie und Anwendung denselben Prinzipien gehorchen wie die Akupunktur. Schröpfen kommt bei Shiatsubehandlungen häufig zum Einsatz. Dieselben Meridiane und Akupunkturpunkte werden verwendet. Schröpfen wird während der Shiatsu-Sitzung eingesetzt und mit einer leichten Massage abgeschlossen. Leichtes, mittleres, starkes und leeres Schröpfen sowie Schröpfkopfmassage und Schröpfen mit Moxanadel, Kräutern oder Wasser können dabei zum Einsatz kommen.

Reflexzonentherapie

Die Reflexzonentherapie ist eine weitere Form der Energieausgleichstherapie, die sich auf die Beziehung zwischen Verhärtungspunkten auf den Fußsohlen und Körperorganen konzentriert. Der Therapeut sucht mit sanftem Berühren oder Reiben nach Punkten, die schmerzhaft und verhärtet sind. Solche Verhärtungen werden als Harnsäureablagerungen betrachtet und zur Diagnose und Behandlung eingesetzt. Durch das Reiben oder Massieren der Verhärtungen können therapeutische Einflüsse auf die korrespondierenden Körperorgane ausgeübt werden. Die Reflexzonentherapie basiert auf dem Prinzip, dass es zwischen den Nervenenden in den Füßen und den Körperorganen eine Verbindung gibt. Die Schröpftherapie wird auf dem Rücken eingesetzt, wobei die „Drei-Zonen-Karte" (Abb. 3.1) gilt. Leichte, mittlere, starke und leere Methoden sowie Schröpfkopfmassage können während einer Reflexzonenbehandlung angewandt werden.

Polaritätstherapie

Dieses von Dr. Randolph Stone entwickelte Energieheilungssystem analysiert das magnetische Feld des Körpers und seine Bewegungsmuster. Massage, manipulative Techniken, geistige Übungen und Ernährungshinweise werden eingesetzt, um Energieblockaden aufzulösen und das Wohlbefinden wieder herzustellen. Bei den manipulativen Techniken wird mit beiden Händen gleichzeitig systematisch Druck auf zwei Körperpunkte ausgeübt. Für den Polaritätstherapeuten besitzt das Universum und alles darin zwei gegensätzliche Pole, vergleichbar mit *Yin* und *Yang*: Tag und Nacht, männlich und weiblich, einatmen und ausatmen, negative und positive elektrische Kräfte. Die Schröpftherapie wird dabei entsprechend der „Drei-Zonen-Karte" (Abb. 3.1) bilateral mit einer jeweils gleichen Anzahl von Schröpfköpfen eingesetzt. Leichte, mittlere und starke Schröpfmethoden können zum Einsatz kommen.

Physiotherapie

Die Physiotherapie ist die in der Medizin weltweit am meisten akzeptierte und angewandte manipulative Therapie, besonders in der westlichen Welt. Das Ziel dabei ist, Körperfunktionen, die durch Operation, Trauma, Schlaganfall, Krankheit usw. verloren gegangen sind, neu zu trainieren und wieder herzustellen. Dabei werden leichter Druck, Wärme, Wasser und/oder manuelle Behandlungsformen eingesetzt. Der Einsatz von Geräten in der Physiotherapie ist verbreitet, doch kann nichts die Berührung des Therapeuten ersetzen. Schröpfen kann stark unterstützend wirken, wenn es darum geht, den Blutfluss in die immobilisierten, geschädigten oder geschwächten Körperteile wieder herzustellen, besonders bei der Behandlung eines Schlaganfalls oder anderer Störungen mit Muskelschwäche. Dabei gilt die „Drei-Zonen-Karte" der Schröpftherapie (Abb. 3.1). Leichte, mittlere, starke und leere Methoden können ebenso wie die Schröpfkopfmassage angewandt werden. Die Schröpftherapie sollte jedoch nicht im Bereich von Knochenbrüchen jeglicher Art eingesetzt werden.

4 Vorbereitung zum Schröpfen

Wenn Sie sich als Therapeut entschieden haben, Schröpftherapie einzusetzen, sollten Sie den Patienten entsprechend vorbereiten. Damit meine ich, dass Sie ihm die Behandlung genau erklären, bevor Sie mit Schröpfgläsern in der einen Hand und einem brennenden Wattebausch in der anderen vor ihm auftauchen. Erläutern Sie Ihre Entscheidung sowie die Vorteile des Schröpfens und suchen Sie die Zustimmung des Patienten, ohne ihn zu bedrängen. Alle Menschen sind verschieden: alt, jung, männlich, weiblich, und alle haben unterschiedliche Schmerzschwellen. Was für den einen gut auszuhalten ist, kann für den anderen bereits sehr schmerzhaft und unerträglich sein. Versuchen Sie die jeweilige Schmerzschwelle durch Befragen des Patienten und Abtasten der betreffenden Körperpartien zu ergründen. Falls notwendig, können Sie auch die entsprechenden Körperstellen des Patienten sanft massieren, um zur Entspannung beizutragen.

Da die Schröpfbehandlung auf der nackten, exponierten Haut durchgeführt wird, sollte der Behandlungsraum angenehm warm sein. Versichern Sie sich, dass der Patient entspannt ist und nicht unter irgendwelchen Ängsten leidet. Wählen Sie die Position, die für den Patienten am günstigsten ist. Für viele Menschen mag die Vorstellung von Feuer so nahe am Körper erschreckend sein. Zeigen Sie dem Patienten die Schröpfgläser, geben Sie sie ihm in die Hand und legen Sie ein Schröpfglas an Ihrem eigenen Unterarm an. Das sorgt dafür, dass die Patienten sich sicher und entspannt fühlen. Die meisten werden Ihnen mitteilen, dass sie schon vom Schröpfen gehört oder gelesen, es aber noch nie selbst erfahren haben. Erklären Sie ihnen, dass die Flamme im Glas ein Vakuum erzeugt, durch das die Haut nach dem Aufsetzen angesaugt wird, und dass dies die gewünschte Wirkung ist.

Die meisten Schröpftechniken haben eine leichte und gut verträgliche Saugwirkung auf die Haut. Einige arbeiten jedoch auch mit stärkerem Unterdruck und können leicht schmerzhaft sein, wie zum Beispiel das starke Schröpfen oder die Schröpfkopfmassage. Auf trockener oder stark behaarter Haut ist es deutlich schwieriger, eine gute Saugwirkung über einen längeren Zeitraum zu halten, als auf fettiger und glatter Haut. Manche Haut ist so trocken, dass sie sich wie Baumrinde anfühlt, sehr porös und rau. Feine Behaarung ist beim Schröpfen kein Problem, doch längerer, buschiger Haarwuchs, vor allem bei Männern auf dem Rücken, kann zu Problemen bei der Saugwirkung führen. In solchen Fällen braucht man etwas Geduld, denn die Ränder der Schröpfgläser schließen nicht vollkommen dicht ab, so dass mit der Zeit Luft ins Glas gesogen wird. Dadurch nimmt die Saugwirkung relativ rasch ab und die Gläser halten nicht länger als etwa 5 Minuten. Um den Kontakt zwischen Glas und Haut zu verbessern, genügt es meist, den entsprechenden Körperbereich gut einzuölen. Außerdem sollten Sie den Patienten bitten, während der Behandlung möglichst ruhig zu sitzen oder zu liegen, da plötzliche Bewegungen ungünstig sind.

Bei der Behandlung von Kindern unter zehn Jahren sollten Sie immer die Eltern mit ins Behandlungszimmer einladen. Zeigen Sie den Kindern die Schröpfgläser, aber vielleicht nicht unbedingt die Flamme, da die Prozedur sonst eventuell Ängste bei ihnen auslösen könnte. Meist sind Kinder während der Behandlung recht entspannt und kooperativ, wenn die Eltern anwesend sind.

a

b

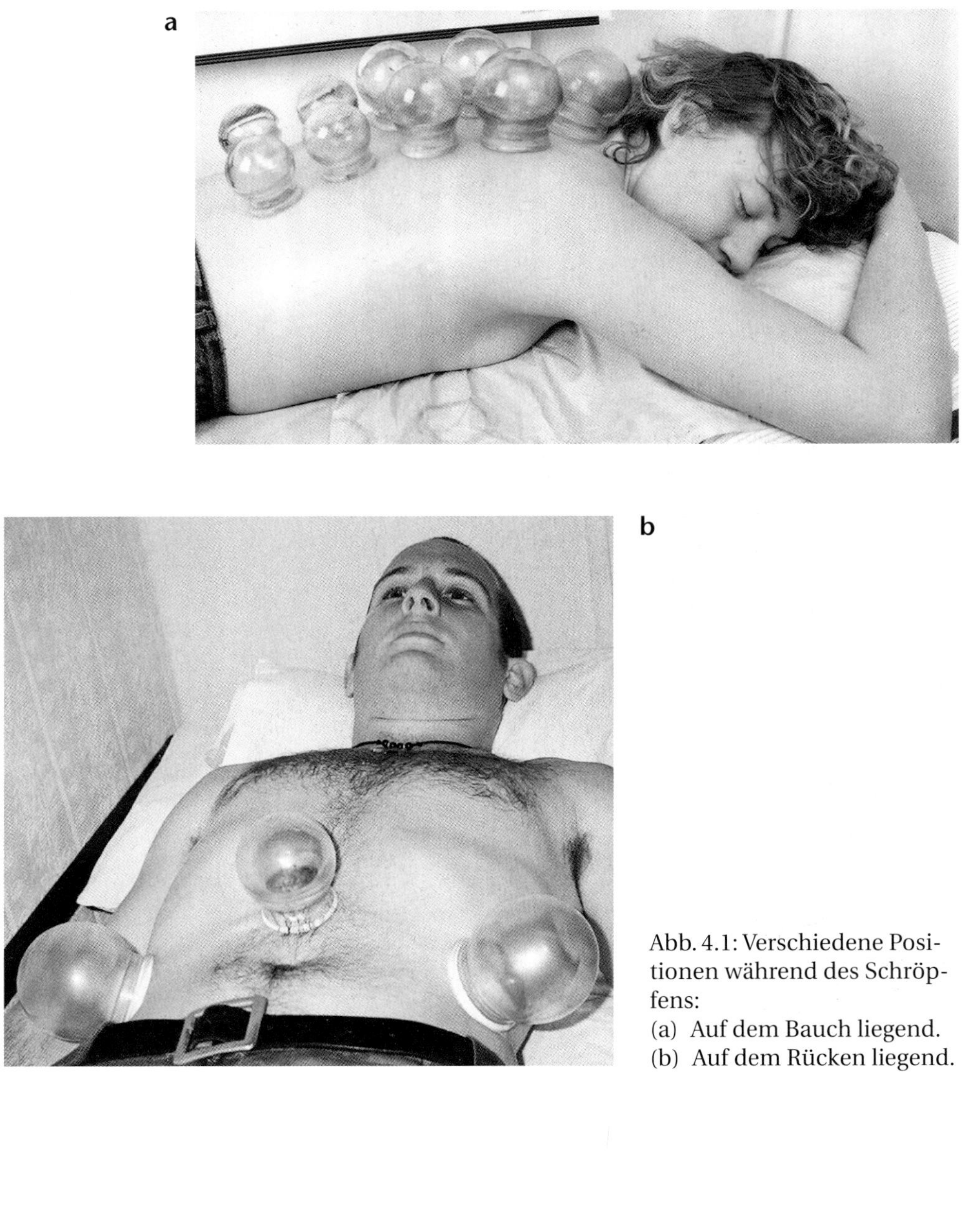

Abb. 4.1: Verschiedene Positionen während des Schröpfens:
(a) Auf dem Bauch liegend.
(b) Auf dem Rücken liegend.

Die zu behandelnde Körperstelle ist entscheidend bei der Auswahl der Position des Patienten (Abb. 4.1). Wird die Schröpfbehandlung auf dem Rücken durchgeführt, ist die günstigste Position auf dem Bauch liegend, auf einer Liege oder auf dem Boden. Beim Schröpfen in der Bauchregion liegt der Patient am besten auf dem Rücken. Beim Schröpfen im Bereich von Gesicht, Knien, Hals und Schultern kann eine sitzende Position gewählt werden. Bei älteren Menschen sowie Patienten mit schwerem Asthma oder Herzbeschwerden sollte immer möglichst eine aufrecht sitzende Position gewählt werden.

c

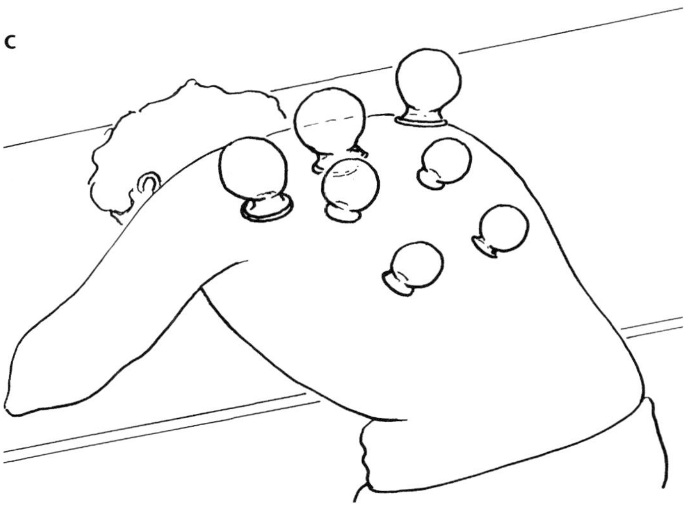

(c) Auf einem Stuhl sitzend, wobei der Kopf auf einer Liege ruht.

d

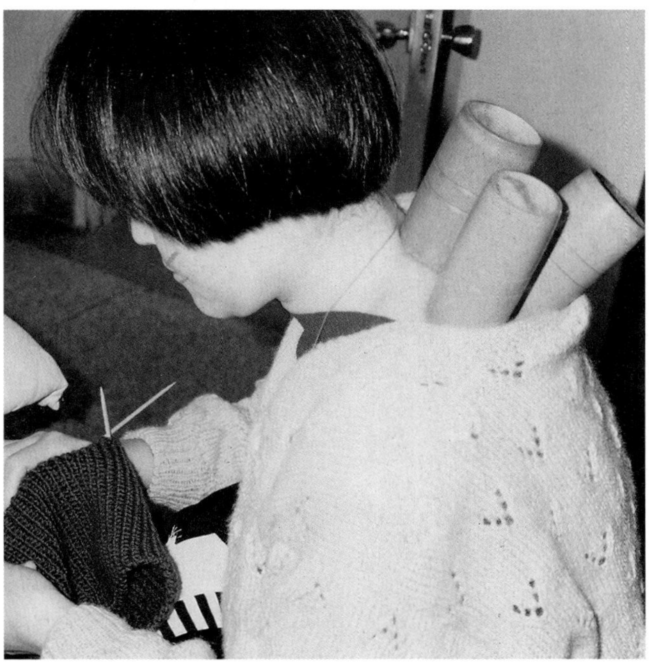

(d) Aufrecht auf einem Stuhl sitzend.

e

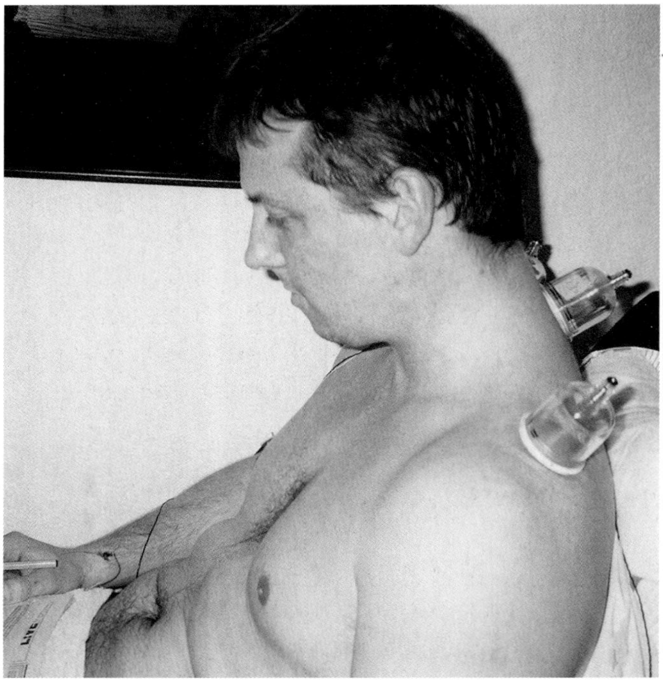

(e) Aufrecht auf einer Liege sitzend.

f

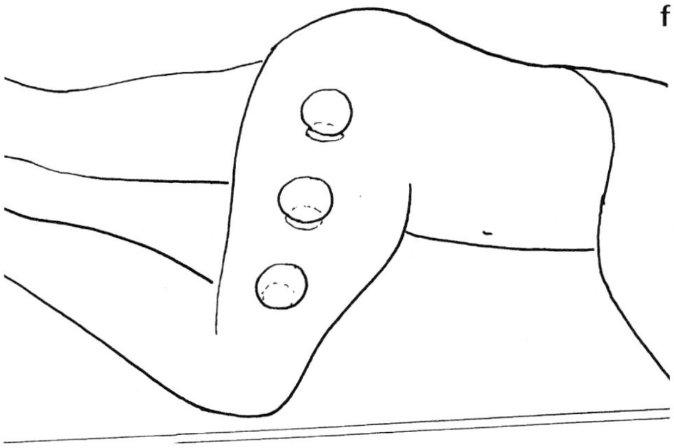

(f) Seitlich auf einer Liege oder auf dem Boden liegend, besonders geeignet für die Behandlung des Gesäßmuskels.

5 Der Schröpfvorgang

Es gibt verschiedene Möglichkeiten, Unterdruck im Schröpfkopf zu erzeugen. Die Luft kann beispielsweise mit Hilfe von Feuer oder kochendem Wasser sowie durch mechanische Pumpen evakuiert werden.

Standardtechnik

Unterdruck kann dadurch erzeugt werden, dass eine brennende Flamme kurzzeitig in den Schröpfkopf gehalten wird. Das geschieht am besten mit einem Wattebausch (Abb. 5.1), den man mit einer Pinzette in 95%-igen Alkohol taucht, dann leicht ausdrückt, um überschüssigen Alkohol zu entfernen, und anzündet. Der Therapeut stellt vor der Behandlung die Schröpfgläser unmittelbar neben dem Patienten auf. Dann hält er so nahe bei der zu schröpfenden Körperstelle wie möglich mit der einen Hand das Schröpfglas, mit der anderen das Feuer. Mit der Öffnung des Glases in Richtung des Patienten wird die Flamme schnell

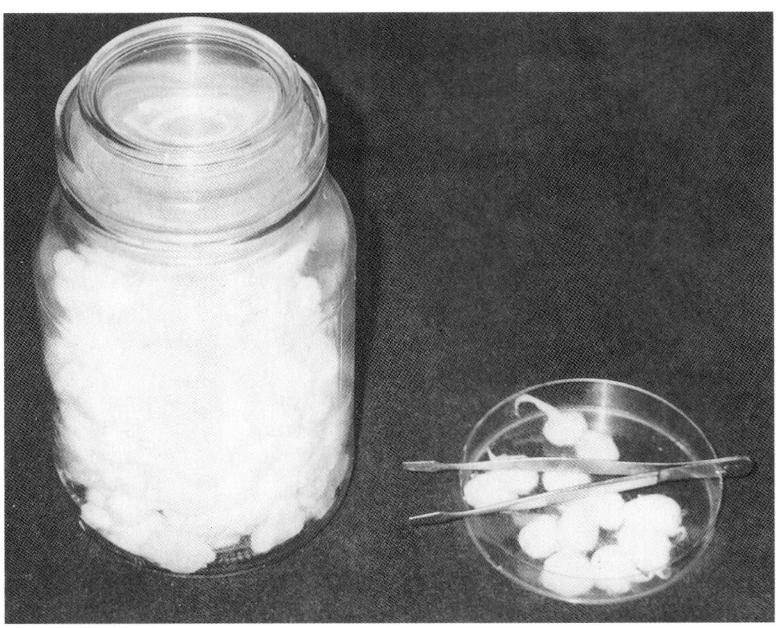

Abb. 5.1: Utensilien zum Schröpfen: Pinzette und vorbereitete Wattebällchen.

a

b

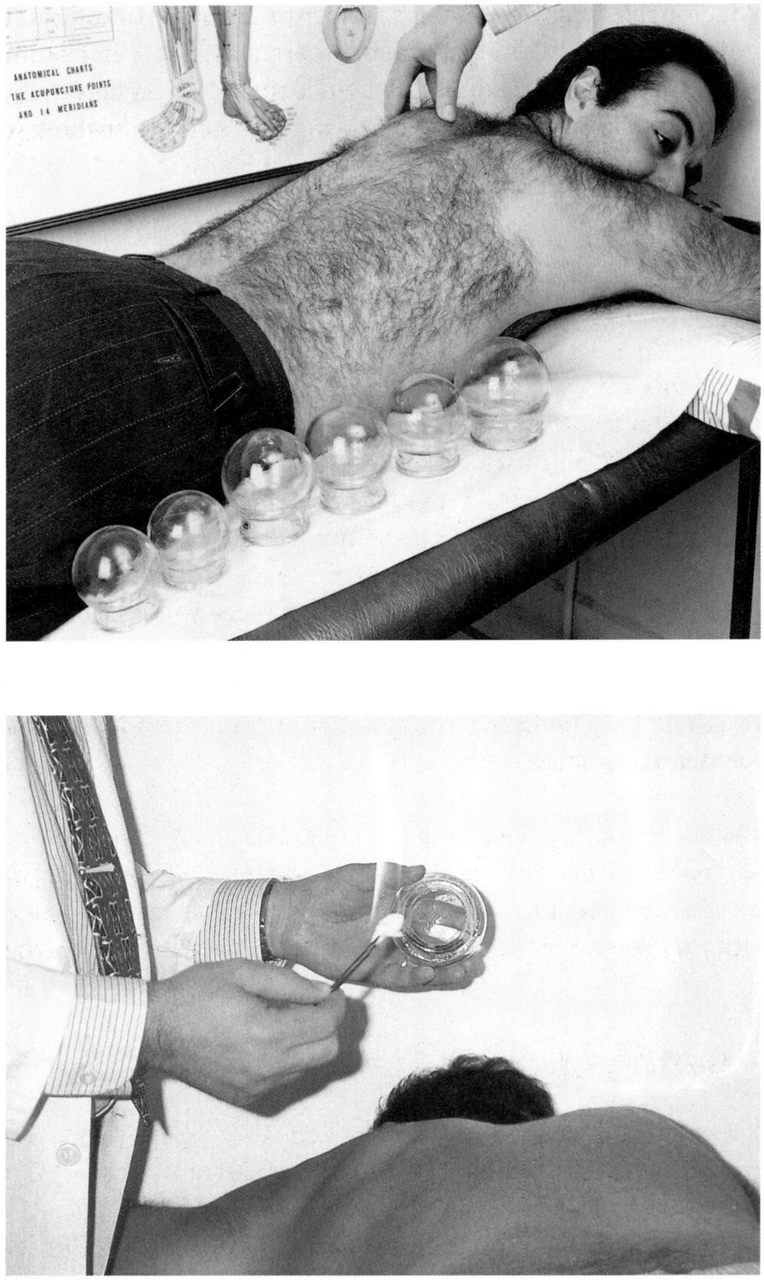

Abb. 5.2 (a) und (b): Vorbereitungen und Ansetzen der Schröpfgläser.

und kurz in das Glas eingeführt, das Glas dann sofort gedreht und auf der gewünschten Körperstelle platziert (Abb. 5.2). Man muss das Glas dabei nicht aufdrücken, da der Unterdruck mehr als ausreichend ist, um das Glas auf der Haut zu halten. Für eine gute Saugwirkung sollte der Wattebausch gut brennen. Je größer die Flamme, desto stärker die Saugwirkung. Selbst für kleine Gläser braucht man eine relativ große Flamme, um eine gute Saugwirkung zu erzielen. Die Saugstärke kann leicht variiert werden, indem man mit dem Daumen auf den Rand des Glases drückt. Dadurch können kleine Mengen Luft in das Glas eindringen, so dass die Saugkraft reduziert wird. Die Standardtechnik wird häufig angewandt, vor allem wenn die Schröpfwirkung nur leicht oder mittel sein soll.

Wichtig: Sicherheit

Ich erinnere mich an eine tragische Geschichte, die meine Mutter uns Kindern erzählte, um uns davon abzuhalten, mit Feuer und Gläsern zu spielen. Eine Frau in unserem Dorf wollte ihren Mann schröpfen, da er sich erkältet hatte. Auf Zypern gibt es ein traditionelles, selbst gebrautes alkoholisches Heilmittel namens Zivania, mit dem man den Körper nach dem Schröpfen einreibt, um ihn zu wärmen und das Schwitzen zu fördern. Unglücklicherweise verwendete diese Frau den Alkohol *vor* der Schröpfbehandlung. Sie rieb ihren Mann damit ein und zündete dann einen Wattebausch an, um die Gläser aufzusetzen. Zu ihrem Entsetzen sprang das Feuer sofort auf den Körper des Ehemannes über, so dass es keine Rettung mehr für ihn gab. Er rannte aus dem Haus, brach jedoch im Garten zusammen und starb.

Diese Geschichte zeigt, dass selbst eine so einfache Methode wie das Schröpfen bei unsachgemäßer Anwendung gefährlich sein kann. Da gleichzeitig mit Öl, Alkohol und offenem Feuer hantiert wird – einer potenziell gefährlichen Mischung –, sind gewisse Risiken damit verbunden, die es zu beachten gilt.

Das Vorgehen im Detail

Wie bereits erwähnt, muss dafür gesorgt sein, dass der Behandlungsraum ausreichend warm ist, dass der Patient gut informiert und entspannt ist und dass sich keine leicht entzündlichen Materialien im Umfeld befinden. Körperteile, die geschröpft werden sollen, sollten vollständig freigemacht werden. Wird in der Nähe des Kopfes geschröpft, müssen lange Haare aufgebunden, hochgesteckt oder notfalls mit der Hand festgehalten werden. Dadurch wird vermieden, dass Kleidung oder Haare Feuer fangen.

Wählen Sie die Schröpfposition, die für die Erkrankung des Patienten und ihn selbst am günstigsten ist. Bitten Sie ihn nicht, sich hinzulegen oder aufrecht zu sitzen, wenn ihm dies Beschwerden verursachen würde. Besonders bei der Behandlung älterer Menschen sollten Sie gemeinsam mit dem Patienten die günstigste Position aussuchen.

Sobald der Patient bereit ist, wird der zu schröpfende Bereich mit Massageöl angefeuchtet (jedes im Handel erhältliche Massageöl oder auch Olivenöl ist dafür geeignet). Platzieren Sie die Schröpfköpfe in der Nähe des Patienten, möglichst unmittelbar an der zu behandelnden Stelle. Das spart Zeit und Aufwand beim Ansetzen der Gläser und vermindert das Risiko beim Umgang mit der

a

b

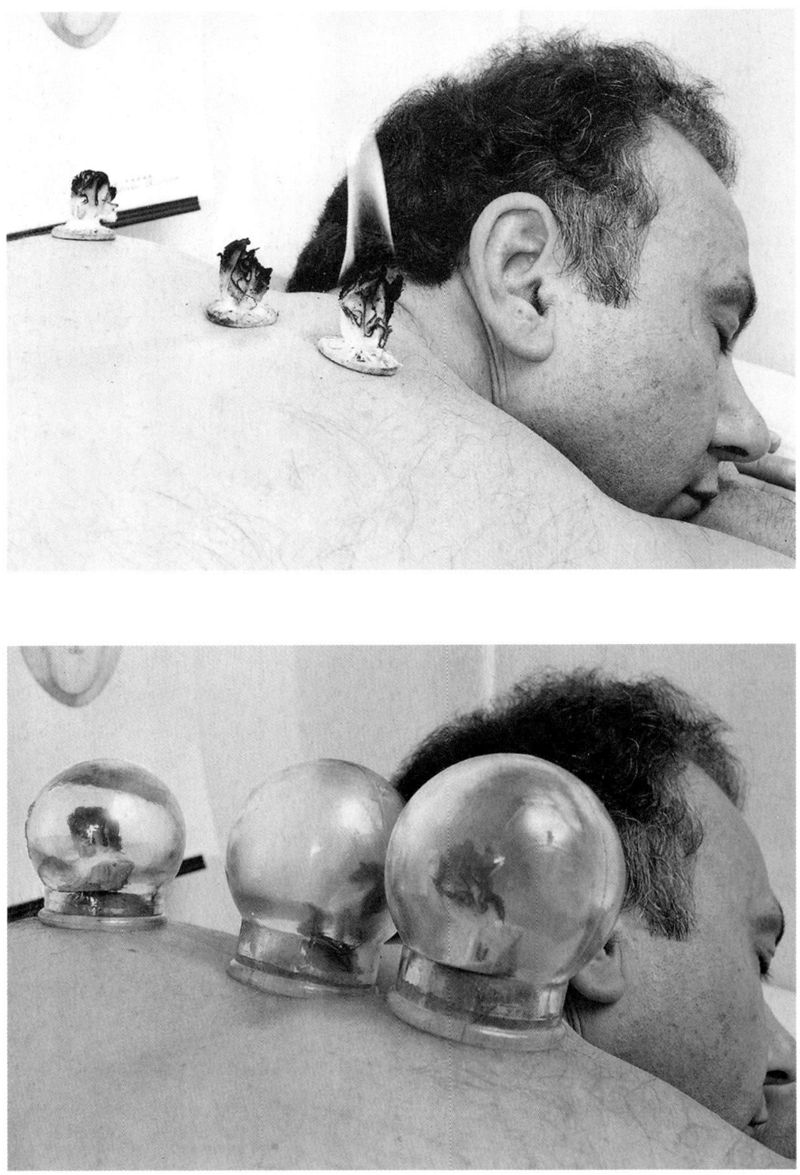

Abb. 5.3 (a), (b) und (c): Schröpfen mit Docht: Der Docht wird vorbereitet, indem man eine Münze mit reinem Baumwollstoff umwickelt und die Spitze in Öl taucht. Der Docht wird angezündet und ein Schröpfglas über der Flamme aufgesetzt. Diese Technik wird angewandt, wenn eine besonders starke Saugwirkung erwünscht ist. Es handelt sich dabei außerdem um eine besonders langsame Schröpfmethode.

c

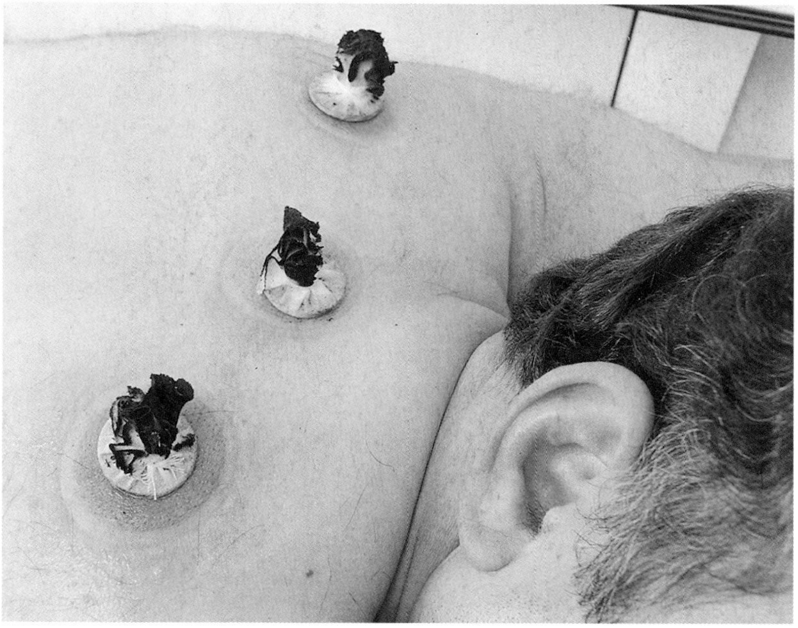

brennenden Flamme. Kleine Wattebäusche, die zuvor in Alkohol getaucht wurden, sollten zum Anzünden bereitliegen. Als Alternative zu der hier beschriebenen Methode kann auch das Schröpfen mit Docht eingesetzt werden (Abb. 5.3).

Wenn Therapeut und Patient bereit sind, sollten die Schröpfköpfe rasch aufgesetzt und der Patient mit einer Decke zum Wärmen abgedeckt werden. Nach der gewünschten Anwendungsdauer werden die Schröpfköpfe entfernt, indem man mit Daumen oder Zeigefinger sanft von unten gegen den Rand des Glases drückt, so dass Luft eindringen kann (Abb. 5.4). Dadurch lässt sich das Glas ohne Anstrengung oder Schmerz für den Patienten lösen. Beim Entfernen der Gläser ist es wichtig, darauf zu achten, dass die Öffnung vom Gesicht des Therapeuten weg weist, um zu verhindern, dass Gase aus dem Schröpfkopf eingeatmet werden. Die Dämpfe und Gerüche innerhalb des Gefäßes entsprechen dem inneren pathogenen Faktor des jeweiligen Patienten. Daher sollten Sie ein Einatmen dieser ausgeschiedenen Energien auf jeden Fall vermeiden. Gebrauchte Gläser werden sofort nach dem Entfernen in 2%-ige wässrige Natriumhypochloritlösung getaucht und vor dem Lagern mit Seifenlauge gewaschen. Dadurch kann eine Infektionsübertragung verhindert werden.

Manchmal gelangen bei der Behandlung kleine Mengen Blut in die Saugköpfe, vor allem, wenn unmittelbar nach dem Entfernen von Akupunkturnadeln oder über Stellen mit Pusteln oder Akne geschröpft wird. Dann sollte der Therapeut beim Entfernen der Gläser Einweghandschuhe tragen. Ein sauberes Papiertuch, das über den Rand gehalten wird, verhindert Verschütten oder Auslaufen beim

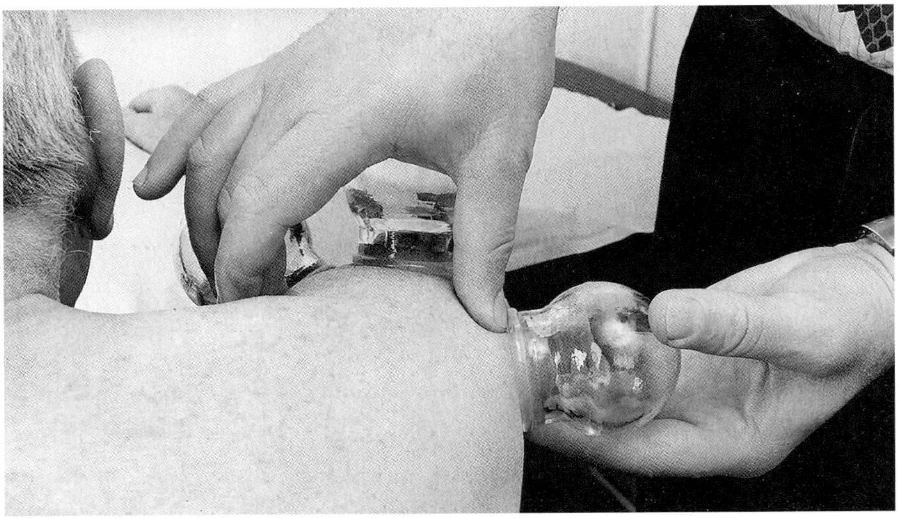

Abb. 5.4: Entfernen des Saugkopfes durch leichten Fingerdruck, so dass Luft eindringen kann. Man sollte das Glas so abnehmen, dass die Öffnung vom Gesicht des Behandelnden weg weist.

Entfernen des Schröpfkopfes. In der Regel gerinnt abgesaugtes Blut innerhalb kurzer Zeit und läuft kaum aus. Für die Reinigung und Sterilisation der Hände nach jeder Behandlung empfehle ich ein im Handel erhältliches antibakterielles Hautreinigungsmittel mit 20 % Chlorhexidingluconat.

6 Nach dem Schröpfen

Das wichtigste Ziel beim Schröpfen ist es, Blut und *Qi* in Bewegung zu bringen und Stagnationen jeder Art im Körper aufzulösen. Um dies zu bewirken, können unterschiedliche Schröpfmethoden eingesetzt werden (siehe Kapitel 7). Praktisch ausnahmslos wird bei der ersten Anwendung der Schröpftherapie eine leichte Hämatombildung auftreten oder zumindest eine ringförmige Markierung vom Rand der Gläser zurückbleiben (Abb. 6.1). Die Stärke der Hämatombildung hängt stark von der Behandlungsdauer und der Saugstärke ab. Um das Risiko einer starken Hämatombildung zu verringern, sollte man mit leichter bis mittlerer Saugstärke beginnen, wobei Stärke und Dauer wöchentlich erhöht werden. Der Patient sollte ein warmes, leicht ziehendes und dehnendes Gefühl verspüren, aber keine Schmerzen empfinden. Falls der Patient an irgendeinem Punkt der Behandlung über Schmerzen klagt, sollten die Schröpfköpfe sofort entfernt werden. Bei manchen Patienten ist die Haut sehr sensibel und die Schmerzschwelle extrem niedrig, vor allem in Nordamerika, Skandinavien, Nordeuropa und Großbritannien. Normalerweise sollten ringförmige Markierungen und Hämatome innerhalb einer Woche verschwinden.

Manchmal kann sich innerhalb des Schröpfglases eine Blase auf der Haut bilden. Das ist ein Indiz für eine zu lange Behandlungsdauer oder eine zu starke Saugwirkung. In diesem Fall sollten Sie den Schröpfkopf sofort entfernen und

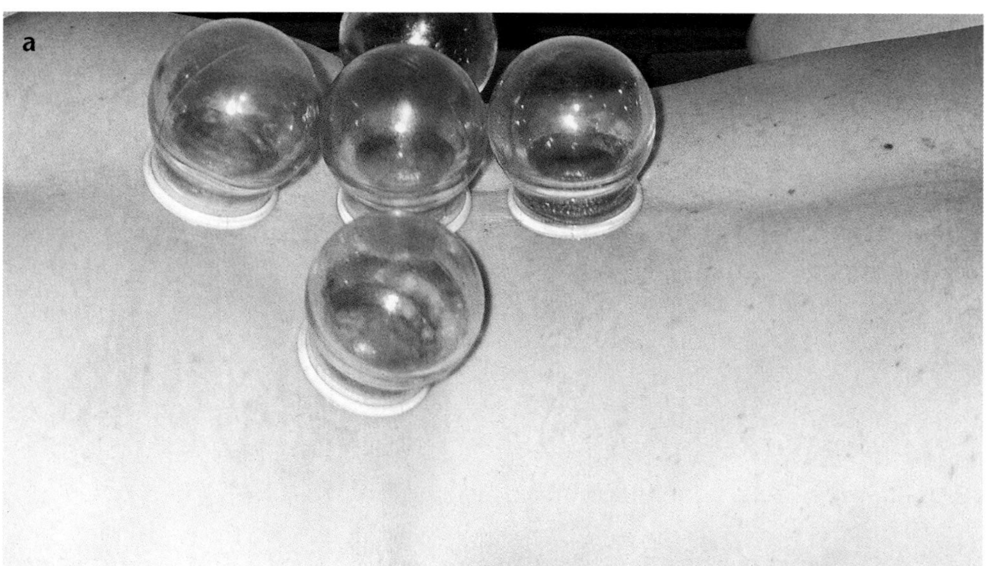

Abb. 6.1 (a), (b) und (c): Hämatome nach der Schröpfbehandlung. Sie sollten nicht nach einer leeren oder leichten Behandlung sowie nach Wasser-Schröpfen auftreten.

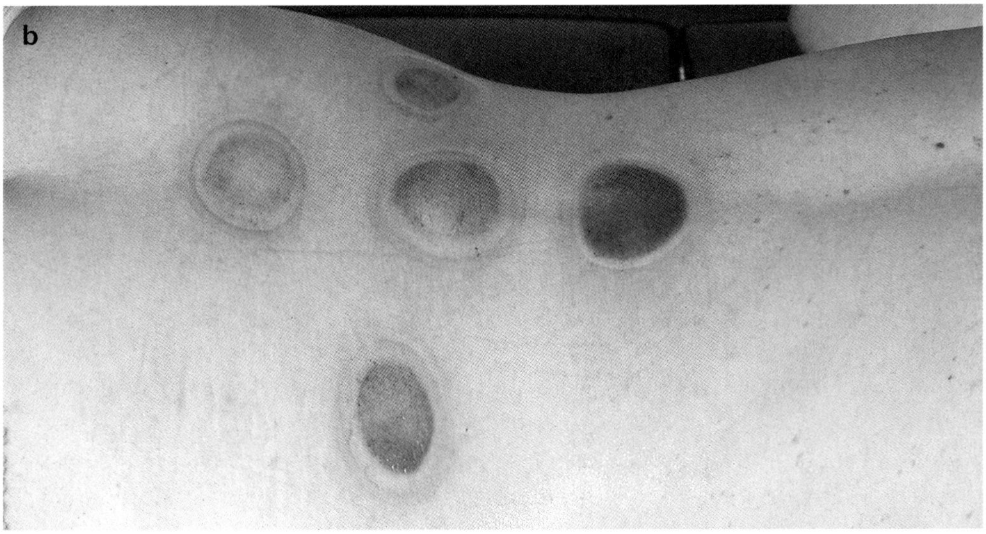

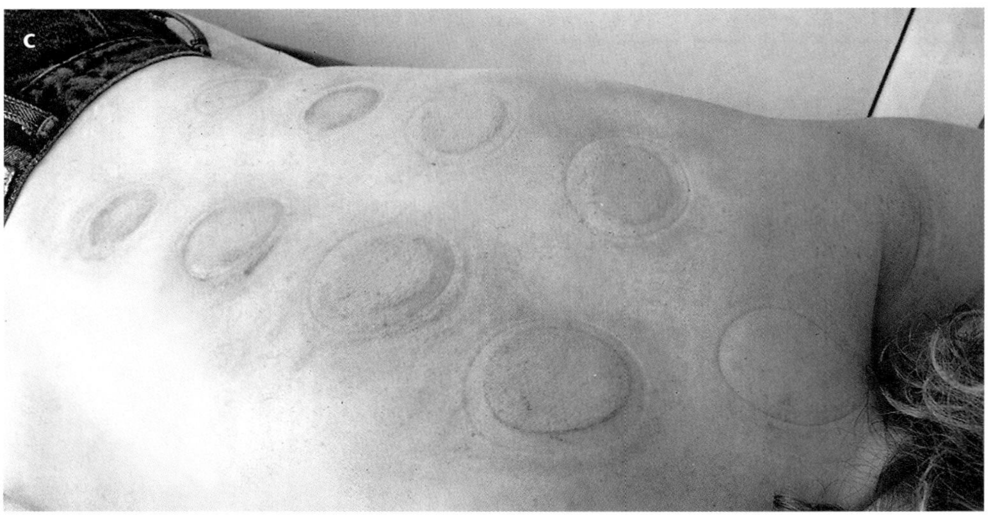

die Blase mit einem sterilisierten Instrument, zum Beispiel einer Akupunkturnadel, anstechen, so dass die Flüssigkeit austreten kann. Schröpfen Sie diese Stelle erst dann wieder, wenn sie vollständig abgeheilt ist.

Ältere und auch sehr junge Patienten neigen besonders zur Bildung von Hämatomen und Blasen. Auch deshalb sollten die Patienten während der Behandlung laufend überwacht werden. Wird eine Blase nicht rechtzeitig bemerkt, kann daraus unnötigerweise eine große offene Wunde entstehen.

Vor einem Urlaub sollte die Behandlung spätestens eine Woche vor dem Abreisetermin abgeschlossen werden, sonst könnte es sein, dass der Behandelte am

Strand oder am Pool unerwünschte Aufmerksamkeit auf sich zieht. Die Hämatome sind in der Regel aufgrund der Blut- und *Qi*-Stagnation nach der ersten Anwendung am stärksten. Später entstehen an derselben Stelle nur noch viel schwächere Markierungen, da die Zirkulation verbessert ist und die Stagnation sich auflöst. Die dünnen Kapillargefäße unter der Haut können sich problemlos füllen und entleeren und als Resultat des verbesserten Stoffwechsels erlebt der Patient ein Gefühl von Wärme und körperlichem Wohlbehagen, eventuell begleitet von leichtem Schwindelgefühl und Durst.

Im Anschluss an die Behandlung sind die Stellen, an denen die Schröpfköpfe saßen, manchmal eine gewisse Zeit lang empfindlich. Mit etwas Öl kann der Bereich sanft massiert werden. Es ist gut, etwas Zeit einzuplanen, so dass der Patient sich zugedeckt noch einige Minuten ausruhen kann, bevor er die Praxis verlässt. Aufgrund der ungewohnten Saugwirkung und ihrer Auswirkungen auf den Kreislauf kann der Blutdruck etwas absinken. Patienten mit niedrigem Blutdruck reagieren dabei besonders sensibel. Daher sollte man darauf achten, dass die Patienten nicht allzu rasch nach der Behandlung nach Hause geschickt werden.

7 Zehn Schröpfmethoden

Wie bereits erwähnt, wird Schröpfen in traditionellen türkischen Gemeinden seit langem ausgiebig praktiziert. Ich wuchs in solch einer Umgebung auf, schaute beim Schröpfen zu und erlebte seine wohltuenden Wirkungen häufig auch an mir selbst. Ich bin überzeugt, dass das Schröpfen, wie es heute in den meisten europäischen Ländern praktiziert wird, ein Erbe der ottomanischen Türken ist, die die Schröpfgläser in den Hammams regelmäßig einsetzten. Die Methode meiner Mutter war einfach und simpel. Sie ölte zunächst unsere Haut ein, setzte dann bis zu sechs Schröpfgläser (oder leere Marmeladengläser) für 2–3 Minuten auf und wiederholte den Vorgang mehrere Male. Die Schröpfköpfe wurden fast immer auf dem Rücken aufgesetzt, d.h. auf dem oberen Teil der Schulterblätter oder auf dem unteren Rücken.

Dies war die Methode, mit der ich aufgewachsen bin und die ich anwendete, bis ich 1983 begann, TCM zu studieren. Der erste Tag in Professor Wongs Klinik in Northcote, Melbourne, wird mir immer in Erinnerung bleiben. Es war mein erster Praxistag nach Abschluss der theoretischen Studien. Ein älterer Therapeut zeigte mir, was während der ersten Wochen von mir erwartet wurde. Es gehörte unter anderem zu meinen Pflichten, Wattebäusche vorzubereiten und in Alkohol zu tauchen, Nadeln sowie andere Geräte zu sterilisieren, Telefonanrufe entgegenzunehmen – und die Schröpfgläser vom vorangegangenen Tag zu waschen! Für meine Kollegen waren die seltsam aussehenden Glasgefäße neben den Akupunkturnadeln die faszinierendsten Werkzeuge unseres neuen Handwerks.

Der Leiter der Akademie, Professor Wong, war ein sehr guter Akupunkteur und Arzneimitteltherapeut, doch ganz besonders betonte er die manuelle Therapie und die Heilwirkung von Massage und Schröpfen. Bei fast jedem Patienten schloss die Behandlung mit Massage oder Schröpfen ab. Ich arbeitete häufig ehrenamtlich in seiner Klinik in Northcote mit und lernte dort den sinnvollen Einsatz verschiedener Schröpfmethoden. Während der letzten 12 Jahre in meiner eigenen Praxis sowie bei meinen Studien in China habe ich außerdem einige eigene Techniken entwickelt, so dass ich nun insgesamt 10 verschiedene Methoden nennen kann:

- schwaches (leichtes) Schröpfen
- mittleres Schröpfen
- starkes Schröpfen
- Schröpfkopfmassage
- Schröpfen mit Nadel
- Schröpfen mit Moxanadel (Wärmenadel)
- leeres Schröpfen
- blutiges Schröpfen
- Schröpfen mit Kräutern
- Schröpfen mit Wasser

Schwaches (leichtes) Schröpfen (tonisierend)

Schwaches Schröpfen wird eingesetzt, wenn Blut und *Qi* träge, stagnierend oder im Mangel *(Xu)* sind. Es beseitigt die Stagnation und wirkt gleichzeitig tonisierend auf das schwache *Qi* und Blut, weshalb es auch als tonisierende Methode bezeichnet wird. Bei der Entscheidung zur Anwendung von schwachem Schröpfen spielt der aktuelle energetische Zustand des Patienten die größte Rolle. Die Diagnose aufgrund von Puls, Zunge und Inspektion sollte auf einen *Mangel* hinweisen.

Patient und Schröpfköpfe werden wie bereits beschrieben vorbereitet und die Haut mit Öl eingerieben. Zünden Sie die Watte an und warten Sie einige Sekunden ab, damit die Flamme nicht mehr so groß ist, wenn Sie sie ins Glas einführen (je kleiner die Flamme, desto geringer die Saugwirkung). Setzen Sie die Gläser an den gewünschten Stellen auf, bis alle angebracht sind. Überprüfen Sie anschließend sofort die Saugstärke. Die Haut sollte nur leicht angehoben und minimal in das Glas gezogen werden. Ist die Saugwirkung stärker als beabsichtigt, drücken Sie mit dem Zeigefinger leicht an den Glasrand, so dass Luft eindringen kann und die Saugwirkung auf das gewünschte Maß zurückgeht. Zu keiner Zeit sollte der Patient ein unangenehmes Ziehen oder Schmerzen im Behandlungsbereich verspüren; falls der Patient dennoch Schmerzen äußert, sollten Sie den Unterdruck wie beschrieben reduzieren, bis der Patient sich wohl fühlt.

Schwaches Schröpfen ist die sanfteste Methode und besonders geeignet bei geschwächten Erwachsenen, älteren Patienten und Kindern (vor allem unter

7 Jahren). Leichtes Schröpfen kann fast überall auf dem Körper eingesetzt werden. Es verursacht höchstens eine leichte Hautrötung und kann daher auf bis zu 30 Minuten ausgedehnt werden. Wird es auf stark behaarter oder sehr trockener Haut angewandt, lässt die Saugwirkung vermutlich früher als geplant nach. Ölen Sie die Behandlungsfläche in diesem Fall großzügig ein und wiederholen Sie die Prozedur.

Die sanft ziehende Wirkung dieser Methode stimuliert die Bewegung des *Qi* innerhalb des Meridiansystems und tonisiert Blut und *Qi*, ohne die Energie bei geschwächten Menschen weiter zu erschöpfen.

Mittleres Schröpfen (tonisierend)

Dies ist die am häufigsten angewandte Methode bei Patienten mit relativ starker Energie. Mittleres Schröpfen kann auch bei Kindern über 7 Jahren problemlos eingesetzt werden. Die Saugwirkung ist zwar stärker, doch da auch der Energiezustand des Patienten besser ist, wirkt es dennoch tonisierend. Es besteht jedoch die Gefahr, das *Qi* des Patienten zu erschöpfen, wenn die Gläser länger als 30 Minuten belassen werden. Der Patient fühlt sich dann lethargisch.

Um eine mittlere Saugstärke zu erzielen, benutzt man eine größere Flamme als beim leichten Schröpfen. Das Schröpfglas sollte außerdem näher beim Patienten gehalten werden, damit man es rasch aufsetzen kann. Durch die größere Flamme wird mehr Sauerstoff verbraucht, so dass ein stärkeres Vakuum entsteht. Die Haut wird dadurch deutlich ins Glas gezogen und eine leichte Rötung bildet sich aus. Wenn die Gläser länger belassen werden, wird die Rötung violett, was ein zu starkes Schröpfen anzeigt. Wenn Sie Schröpfköpfe aus Glas verwenden, können Sie den Vorgang leicht verfolgen und, falls gewünscht, frühzeitig eingreifen.

Mittleres Schröpfen kann überall am Körper angewandt werden, einschließlich Gesicht und Abdomen. Hitze- oder Kälte-*Bi*, Stress-Syndrome, Tonisierung von Blut und *Qi* sowie Kinderkrankheiten bieten sich für mittleres Schröpfen an.

Starkes Schröpfen (ableitend)

Das starke Schröpfen ist neben der Schröpfkopfmassage die am stärksten ableitende Technik, daher muss der Therapeut vor der Anwendung den Zustand des Patienten genau prüfen. Signifikante Mengen von Blut und *Qi* werden dabei bewegt, so dass der Patient sich im Anschluss manchmal müde fühlt. Pulstastung, Zungendiagnose und Inspektion sollten jeweils einen

Fülle-*(Shi-)*-Zustand anzeigen. Das Abwehr-*Wei-Qi* wird durch diese Methode am stärksten beeinflusst. Zweck des starken Schröpfens ist es, bei Patienten mit relativ starkem *Wei-Qi* Blut und *Qi* zu bewegen, innere/äußere pathogene Faktoren zu eliminieren und Stagnationen aufzulösen.

Bereiten Sie den Patienten vor und legen Sie die Schröpfgläser bereit. Für starkes Schröpfen braucht man eine große Flamme, verwenden Sie daher einen relativ großen Wattebausch oder zwei, die mit der Pinzette zusammengehalten werden. Führen Sie nach dem Anzünden die Flamme schnell in das Glas ein und setzen Sie es sofort auf die Haut auf. Dabei entsteht ein starkes Vakuum, das eine starke Saugwirkung auf die Haut innerhalb des Schröpfkopfes ausübt. Dadurch wird sich die Haut rasch rot und anschließend violett verfärben.

Es ist empfehlenswert, bei der ersten Schröpfbehandlung mit schwächerem Schröpfen zu beginnen und die Saugstärke allmählich zu steigern. Bei der ersten Anwendung von starkem Schröpfen ist eine Hämatombildung unvermeidlich und der Fleck wird unter Umständen erst nach bis zu 15 Tagen vollkommen verschwinden. Die Anwendungsdauer sollte beim ersten Mal nicht mehr als 10 Minuten betragen und kann allmählich bis auf 20 Minuten gesteigert werden. Die Hämatome werden mit der Zeit schwächer und verschwinden schneller, manchmal bereits innerhalb von ein bis zwei Tagen. Erfolgt das starke Schröpfen nach einer Akupunktursitzung, so kann dabei eine kleine Menge Blut in den Schröpfkopf gesaugt werden. Das ist angesichts der eingesetzten Saugstärke durchaus als normal zu betrachten. Beim starken Schröpfen können leicht Kapillargefäße in der Haut platzen, was zu den stärkeren und länger anhaltenden Hämatomen führt. Die Methode ist außerdem die einzige Form des Schröpfens, bei der sich relativ schnell Blasen bilden können. Daher ist es ratsam, dass der Therapeut während der gesamten Behandlungsdauer beim Patienten bleibt, den Schröpfprozess verfolgt und falls nötig die Schröpfköpfe früher als geplant entfernt.

Starkes Schröpfen ist auf Gesicht und Abdomen sowie bei Kindern unter 14 Jahren, bei älteren und geschwächten Patienten oder während der Schwanger-

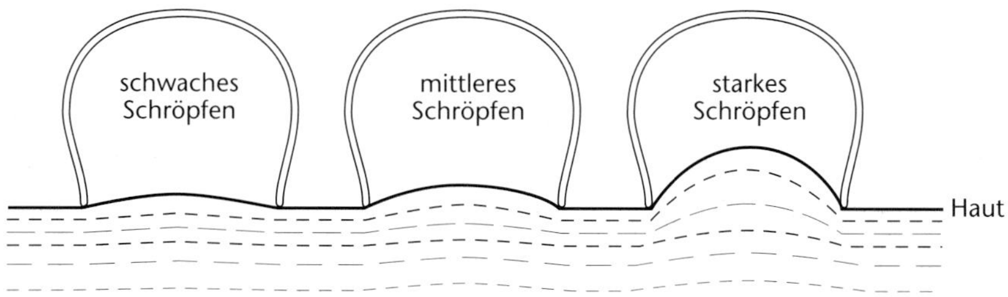

Abb. 7.1: Schwaches, mittleres und starkes Schröpfen.

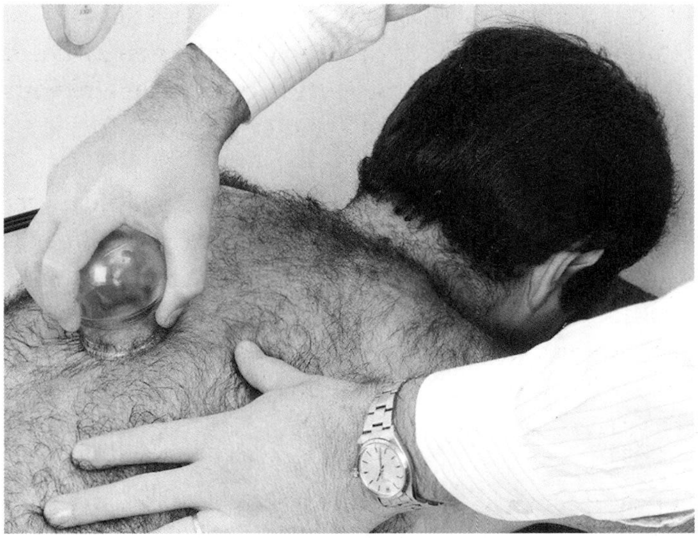

Abb. 7.2: Schröpfkopfmassage.

schaft zu vermeiden. Besonders empfehlenswert ist es zur Behandlung von Hitze-*Bi*-Syndrom (siehe Muskel- und Gelenkschmerzen, S. 170) und bei Periarthropathia humeroscapularis. Abb. 7.1 zeigt die Wirkung schwachen, mittleren und starken Schröpfens auf die Haut.

Schröpfkopfmassage – *Tui Guan Fa* (ableitend)

Wie bereits erwähnt, ist die Schröpfkopfmassage die zweite der beiden stark ableitenden Schröpftechniken. Ziel dieser Behandlungsmethode ist es, starkes Schröpfen auf einem größeren Körperareal einzusetzen. Wie beim starken Schröpfen braucht der Patient ein relativ hohes Energieniveau, damit er dem nicht besonders sanften Ziehen und Reiben des Schröpfkopfs gewachsen ist. Zweifellos ist dies die schmerzhafteste der mir bekannten Schröpftechniken. Schon aus diesem Grund wird eine Schröpfkopfmassage die Energie eines Patienten nur noch weiter reduzieren, wenn er bereits unter Energie-Mangel *(Xu)* leidet.

Die Schröpfkopfmassage wird meist auf dem Blasen-Meridian auf dem Rücken (in ca. 1,5 und 3 *Cun* Abstand beidseits der Wirbelsäule; siehe Abb. 2.8) eingesetzt, vor allem bei Fülle-Hitze-Syndromen oder auch bei einigen neurologischen Syndromen wie z.B. Paralysen oder Schwäche nach einem Schlaganfall.

Ölen Sie die Haut großzügig ein und setzen Sie ein einzelnes, mittelgroßes Schröpfglas mit mittlerer Saugstärke im Behandlungsbereich auf (Abb. 7.2).

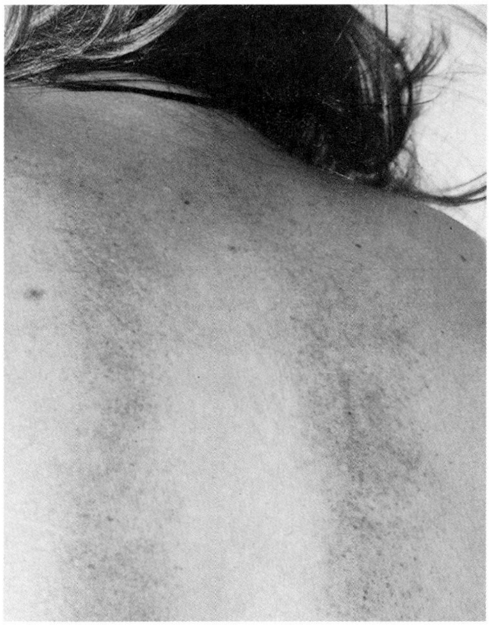

Abb. 7.3: Die Hämatombildung bei der Schröpfkopfmassage.

Die Ränder sollten vollkommen glatt sein, ohne Sprünge oder Absplitterungen. Schröpfköpfe aus Bambus können für diese Methode nicht verwendet werden, da sie sich wegen ihrer scharfen Ränder nicht bewegen lassen. Ziehen Sie jetzt das Schröpfglas sanft in die gewünschte Richtung. Es sollte sich frei und ohne große Anstrengung bewegen lassen. Bei zu großer Saugstärke lässt sich das Glas nur sehr schwer bewegen und die Bewegung ist außerdem sehr schmerzhaft für den Patienten. Fassen Sie das Glas mit einer Hand, während Sie mit der anderen Hand die Haut im behandelten Bereich stützen. Bewegen Sie es dann mit langen Strichen entlang des Meridians. Verwenden Sie keine kurzen Auf- und Ab-Bewegungen, da diese nur unnötig Schmerzen verursachen. Lässt sich das Glas nur schwer bewegen, so ist die Saugstärke zu groß und muss entsprechend reduziert werden.

Ziel der Schröpfkopfmassage ist es, die überschüssige Energie abzuleiten und die Hitze an die Hautoberfläche zu bringen. Bereits nach wenigen Strichen werden sich entlang der Bewegungsrichtung Hämatome ausbilden (Abb. 7.3). Je stärker die innere Hitze, desto rascher treten die Hämatome auf. Dies kann auch zur Diagnostik von Blut- und Qi-Stagnation und innerer Hitze eingesetzt werden: Tiefe und dunkle Hautflecken zeigen einen akuten oder Fülle-*(Shi-)*-Zustand an, hellere Flecken einen Leere-*(Xue-)*Zustand, der einer weniger starken Behandlung bedarf.

Während der Massage wird fast immer Luft in das Schröpfglas eindringen, wodurch die Schröpfstärke abnimmt. Man setzt in diesem Fall das Glas einfach neu auf und fährt mit der Behandlung fort. Die Schröpfkopfmassage sollte nicht auf offenen Wunden oder Läsionen angewandt werden, sondern nur auf glatter, unverletzter Haut. Die Methode ist nicht geeignet für Kinder unter 14 Jahren sowie für gebrechliche und schwache Patienten. Die erste Behandlung sollte nicht länger als 5 Minuten dauern; danach kann langsam auf maximal 15 Minuten gesteigert werden. Bei Hauterkrankungen mit Hitze wie Ekzemen, Psoriasis und Akne sowie bei schmerzhaftem Hitze-*Bi*-Syndrom wirkt die Schröpfkopfmassage sehr positiv. Es ist jedoch wichtig, die Anwendung nicht unmittelbar im Bereich der Läsionen durchzuführen. Betrifft das zu behandelnde Syndrom die Hände, das Gesicht oder die Körpervorderseite, so kann die Schröpfkopfmassage auf dem Blasen-Meridian am Rücken ausgeführt werden. Auch bei schmerzhaftem *Bi*-Syndrom wird nicht direkt über den schmerzenden Punkten behandelt, sondern in 1,5 – 2 *Cun* Abstand von der betroffenen Stelle.

Schröpfen mit Nadel (ableitend)

(Nur für Akupunkteure)

Schröpfen mit Nadel wird meist bei schmerzhaften Hitze-*Bi*-Syndromen eingesetzt, also bei geröteten und schmerzenden Knie- und Ellbogengelenken, wenn die Schmerzen und zugleich die exzessive pathogene Hitze beseitigt werden sollen. Die Akupunkturbehandlung wird wie üblich durchgeführt und die Nadeln so lange wie nötig belassen. Man kann die Akupunkturdauer auch um 10 – 15 Minuten verkürzen, wenn anschließendes Schröpfen mit Nadel geplant ist.

Im Anschluss an die Akupunkturbehandlung werden die Nadeln belassen, die Haut in der Umgebung wird eingeölt. Wählen Sie einen ausreichend großen Schröpfkopf aus Bambus oder Glas, so dass die Nadel darunter Platz hat, und setzten Sie ihn über der Nadel auf (Abb. 7.4). An Gelenken braucht man eine

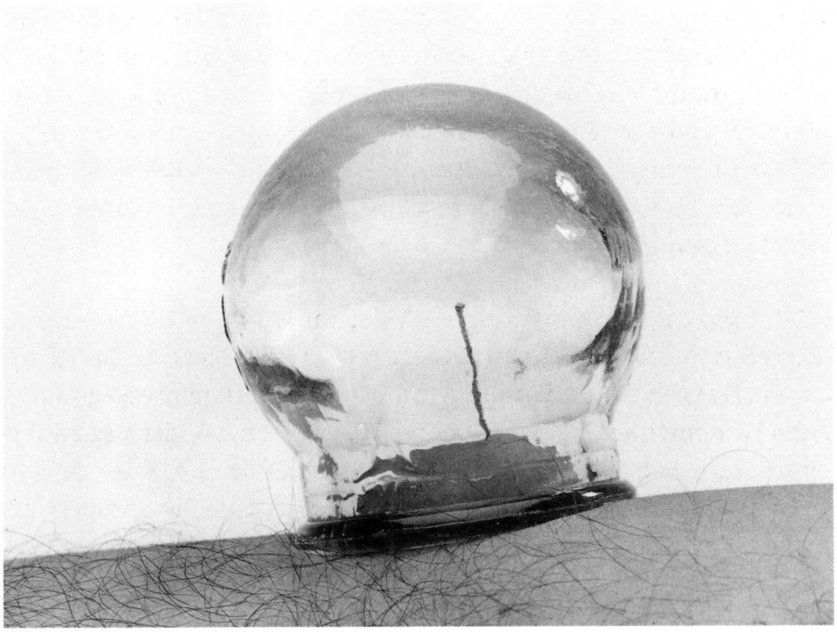

Abb. 7.4: Schröpfen mit Nadel. Ein großer Schröpfkopf wird über der Nadel aufgesetzt.

mittlere bis starke Saugwirkung, zur Behandlung von Muskulatur reicht eine schwache bis mittlere. Die Schröpfköpfe bleiben 10–15 Minuten in Position. Es ist nicht ungewöhnlich, dass durch die Nadeln etwas Blut in die Schröpfköpfe gesaugt wird, vor allem bei starkem Schröpfen.

Schröpfen mit Nadel auf den Rücken-*Shu*-Punkten sollten Sie vermeiden, da die Gefahr eines Pneumothorax besteht, wenn die Nadel durch den Schröpfkopf tiefer hineingedrückt wird. Zur Sicherheit sollten Sie bei dieser Methode immer nur kurze Nadeln von 1,25–2,5 cm Länge verwenden. Hier sind große Bambus-Schröpfköpfe von Vorteil gegenüber den eher rundlichen Schröpfköpfen aus Glas, da sie wegen ihrer Länge mehr Platz für die Nadeln lassen, was die Behandlung sicherer macht. Die Methode ist für Kinder generell nicht zu empfehlen.

Schröpfen mit Moxanadel – *Ai Guan Fa* (tonisierend)

(Nur für Akupunkteure)

Moxakraut *(Artemisia vulgaris)* ist ein wärmendes Heilkraut, das von vielen Therapeuten zum Vertreiben von Kälte und zum Tonisieren von *Qi* und Blut verwendet wird. Es ist in der Regel in zwei verschiedenen Formen erhältlich, als loses Kraut oder als längliche Zigarre. Bei dieser Behandlungsmethode wird die Zigarrenform eingesetzt.

Schröpfen mit Moxanadel (Wärmenadel) wird angewandt, wenn Kälte-Syndrome sowie Schmerzen vorherrschend sind. Die Akupunktur wird dabei verwendet, um die Meridiane zu öffnen, die Obstruktion zu beseitigen und den Schmerz zu lindern. Durch das Moxakraut wird die Nadel erhitzt und die Wärme zum Akupunkturpunkt geleitet, um ihn zu wärmen und zu tonisieren. Diese Methode ist besonders günstig bei der Behandlung von Kälte-*Bi*-Syndromen und arthritischen Gelenkschmerzen.

Die Technik verlangt jedoch sehr viel Sorgfalt und Geduld. Nehmen Sie Nadeln von 3,75 cm Länge, stechen Sie sie an den gewünschten Punkten, schneiden Sie etwa 2,5 cm von der Moxazigarre ab und stecken Sie das Stückchen auf den Nadelkopf. Schützen Sie die Haut mit einem kleinen Stückchen Papier vor eventuell herabfallender Asche. Zünden Sie das Moxakraut an und warten Sie, bis es vollständig abgebrannt ist, was bis zu 10 Minuten dauern kann. Anschließend ist die Asche kalt oder höchstens warm, die Nadel hingegen bleibt noch eine ganze Zeit lang heiß. Setzen Sie jetzt, ohne die Nadel oder die Asche zu berühren, ein Schröpfglas über die Nadel (Abb. 7.5). Der therapeutische Effekt bleibt der gleiche, wenn Sie die Asche vorher vorsichtig vom Nadelkopf abstreifen, ohne die Position der Nadel zu verändern. Entfernen Sie nach der gewünschten Schröpfdauer behutsam das Glas und klopfen Sie vor dem Herausnehmen der Nadel sanft die Asche auf eine darunter gehaltene Unterlage ab. Schröpfen mit Moxanadel wirkt besonders günstig bei der Behandlung von Kälte-Syndromen von Milz und Magen, Schmerzen im unteren Rücken und Syndromen infolge von Nieren-*Yang*-Mangel und Kälte, wie zum Beispiel Bettnässen oder Impotenz (siehe Kapitel 15). Die Behandlungsmethode ist nicht geeignet für Kinder unter 14 Jahren.

a

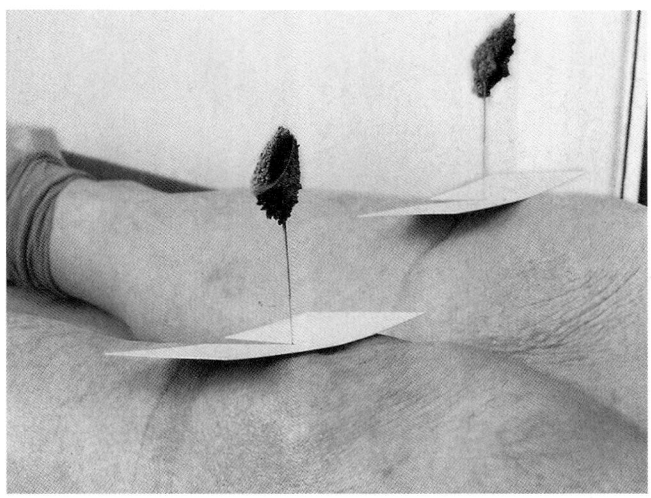

Abb. 7.5: (a) Schröpfen mit Moxanadel. Zünden Sie das Moxastück an und warten Sie ab, bis es vollständig abgebrannt ist, bevor Sie das Schröpfglas darüber aufsetzen.

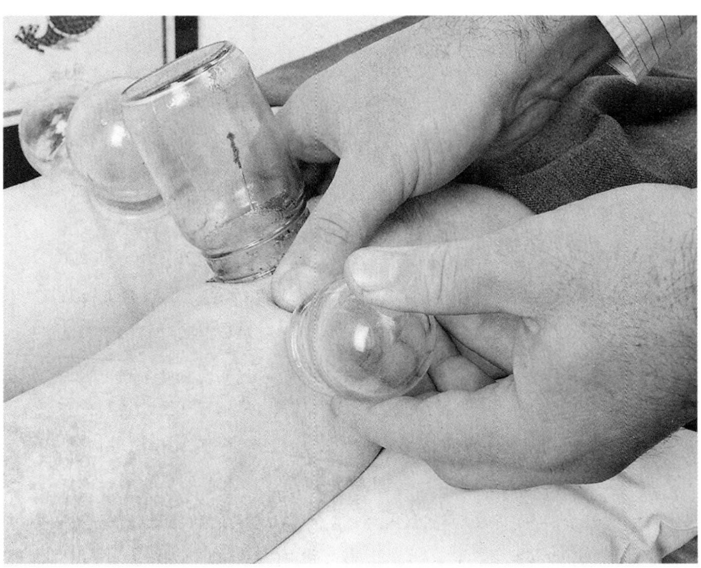

b

(b) Auch nachdem das Moxa verbrannt ist, bleibt die Nadel weiterhin heiß und leitet Hitze an den Akupunkturpunkt weiter.

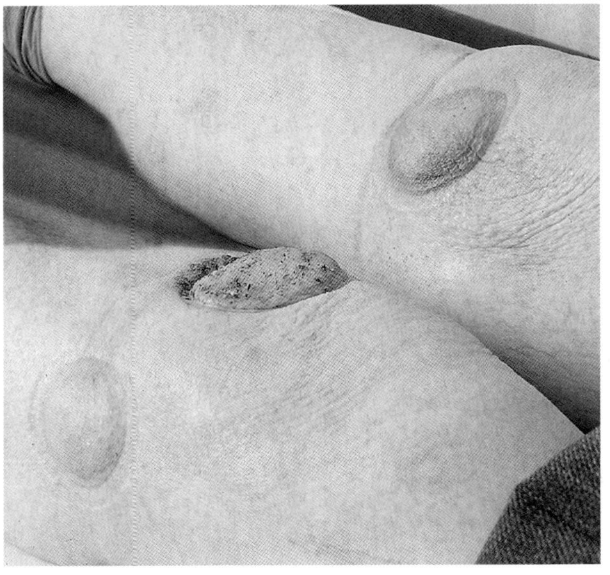

c

(c) Nach der Schröpfbehandlung mit Moxanadel.

Leeres Schröpfen – *Shan Guan Fa* (tonisierend)

Das leere Schröpfen nennt man wegen der Schnelligkeit der Behandlung auch Blitz-Schröpfen. Dabei handelt es sich im Grunde um ein besonders rasches mittleres oder starkes Schröpfen, bei dem die Gläser nur sehr kurzzeitig auf der Haut bleiben, in der Regel kürzer als eine Minute. Diese Methode wird eingesetzt, um bei schwachen und gebrechlichen Patienten Blut und *Qi* zu stimulieren und zu bewegen. Die kurze Behandlungsdauer ist dabei gerade ausreichend,

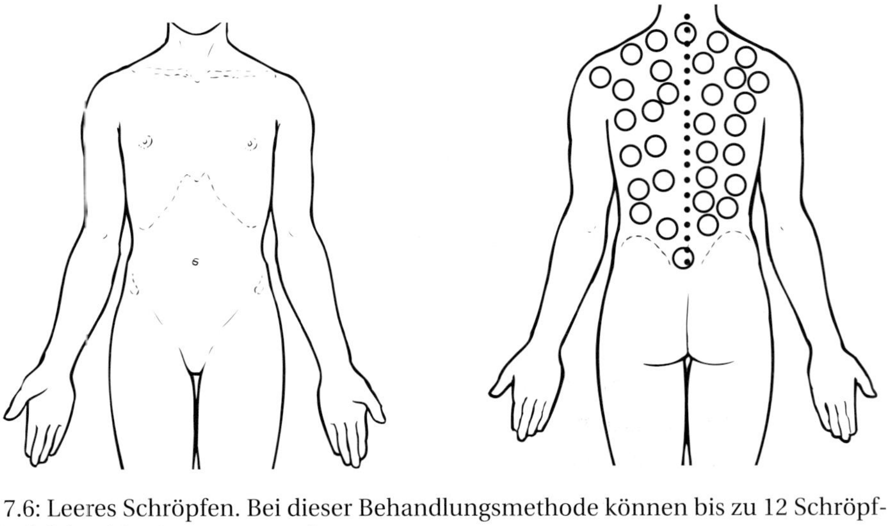

Abb. 7.6: Leeres Schröpfen. Bei dieser Behandlungsmethode können bis zu 12 Schröpfköpfe gleichzeitig eingesetzt werden.

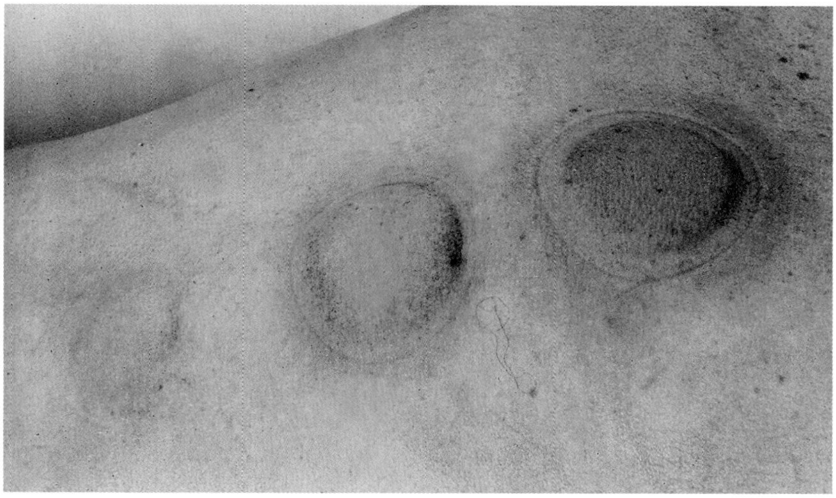

Abb. 7.7: Nach dem leeren Schröpfen sollten sich keine auffallenden Hämatome bilden.

um *Qi* und Blut zu stimulieren, ohne es zu erschöpfen. Daher handelt es sich um eine tonisierende Technik, die vor allem geeignet ist, wenn die pathogenen Faktoren Kälte oder Hitze bei schwachen und gebrechlichen Patienten sowie bei Kindern unter 14 Jahren auftreten.

Leeres Schröpfen wird auf dem Rücken eingesetzt und die Technik ist sehr einfach. Ölen Sie die zu behandelnde Fläche ein, stellen Sie bis zu 12 Gläser bereit, zünden Sie einen großen Wattebausch an und setzen Sie die Gläser rasch hintereinander auf (Abb. 7.6). Sobald alle Gläser angebracht sind, entfernen Sie sie unverzüglich wieder in derselben Reihenfolge wie beim Aufsetzen. Setzen Sie sie anschließend in anderen Positionen neu auf. Diese Prozedur können Sie über einen Zeitraum von 5 bis 10 Minuten wiederholen. Auf dem ganzen Rücken können sich leichte Hämatome entwickeln (Abb. 7.7), die jedoch innerhalb von ein bis zwei Tagen wieder verschwinden. Die Methode eignet sich besonders gut zum Einsatz an Kindern.

Volles (blutiges) Schröpfen – *Xue Guan Fa* (ableitend)

Das volle Schröpfen wird auch als nasses Schröpfen bezeichnet. Dies war früher die bevorzugte und am meisten praktizierte Form des Schröpfens, da die Therapeuten damals, vor allem in Europa, mit Hilfe des blutigen Schröpfens versuchten, „schlechtes Blut“ aus dem Körper zu entfernen, das als Ursache der Krankheiten galt. Zum gleichen Zweck wurden auch Blutegel eingesetzt.

Heute wird diese Methode eingesetzt zur Behandlung eines plötzlichen Blutdruckanstiegs, zum Entfernen von Eiter aus Furunkeln und Karbunkeln und allgemein bei Fülle-Syndromen mit Blut-Hitze und Stagnation. Aus diesen Indikationen lässt sich bereits erkennen, dass die Technik nur für Erwachsene mit starkem Fülle-*(Shi-)*Zustand geeignet ist, nicht jedoch für Kinder oder ältere Patienten.

Du 14 *(Dazhui)* auf dem ersten Thoraxwirbel ist der Punkt, der empirisch zur Behandlung eingesetzt wird. Der Patient sitzt dabei auf einem Stuhl und stützt den Kopf auf einem Kissen vor sich ab. Sterilisieren Sie den Punkt mit Alkohol.

a

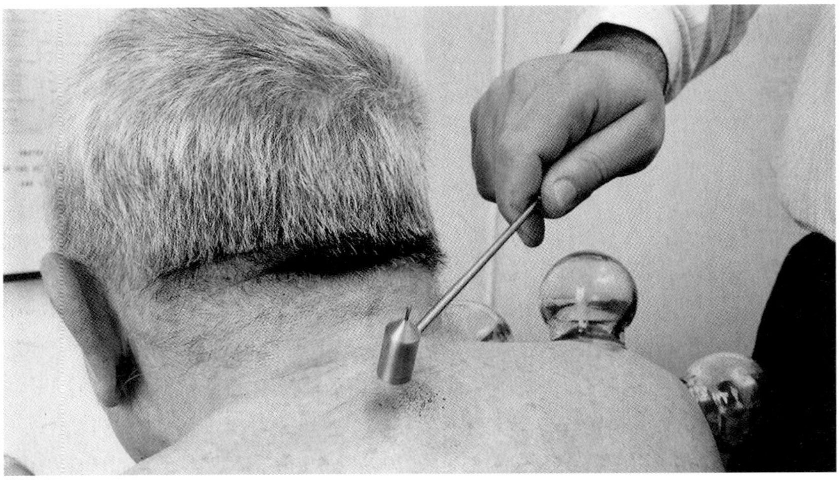

b

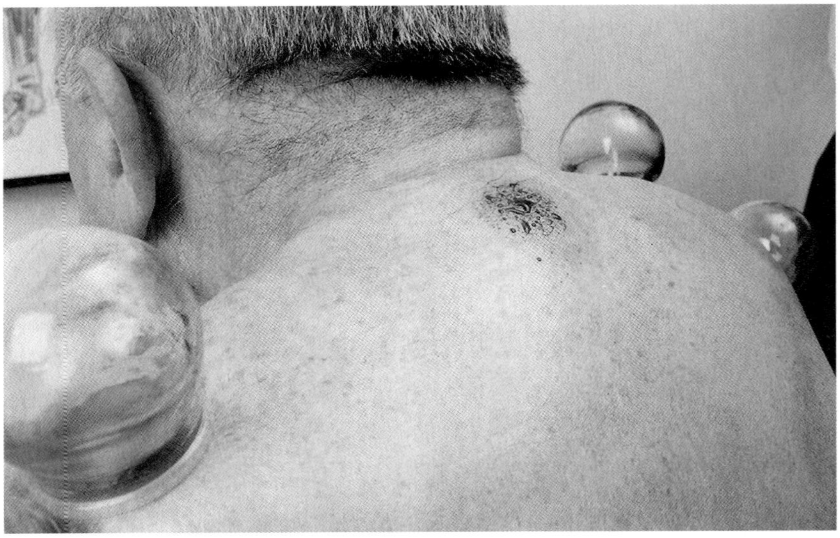

Abb. 7.8 (a) und (b): Blutiges Schröpfen. Vor der Schröpfbehandlung wird der Punkt mit einem Pflaumenblütenhämmerchen oder einem Skalpell und einem kleinen Schnitt von 0,25 cm zum Bluten gebracht.

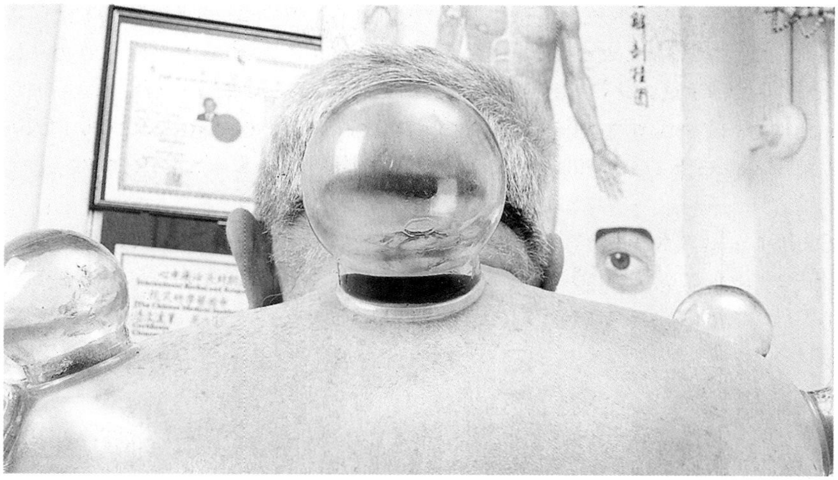

Abb. 7.9: Schröpfbehandlung über dem blutenden Punkt. Bis zu 100 ml Blut können dabei entnommen werden.

Machen Sie anschließend einen kleinen Einschnitt (0,25 cm) mit einem scharfen Skalpell oder behandeln Sie den Punkt kurze Zeit mit einem Pflaumenblütenhämmerchen, bis sich eine Blutung einstellt (Abb. 7.8). Ich verwende normalerweise die zweite Technik. Sobald der Punkt blutet, wird ein großer Schröpfkopf (Größe 4 oder 5) mit starker Saugwirkung aufgesetzt. Bald darauf kann man beobachten, wie das Blut langsam in das Glas gezogen wird (Abb. 7.9). Ist die Skarifikation ausreichend, kann man damit rechnen, dass zwischen 30 und 60 ml Blut austreten. Eine stärkere Blutung tritt auf, falls der Patient gerinnungshemmende Medikamente einnimmt.

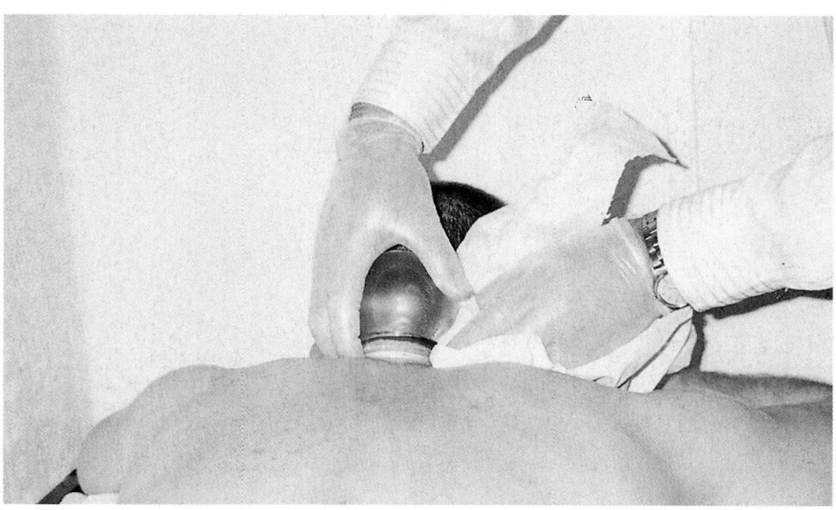

Abb. 7.10: Entfernen des Schröpfkopfes. Mit Einweghandschuhen und saugfähigem Papier werden die Schröpfköpfe vorsichtig entfernt.

Die Blutung wird innerhalb von etwa 15 Minuten zum Stillstand kommen. Das Entfernen des Schröpfkopfs verlangt Achtsamkeit und Sorgfalt, damit kein Blut verschüttet wird. Das Blut ist gewöhnlich nicht vollständig koaguliert und daher noch relativ flüssig. Vor dem Entfernen sollte der Therapeut Einweghandschuhe überstreifen, um den direkten Kontakt mit dem Blut zu vermeiden. Bitten Sie den Patienten, sich aufrecht hinzusetzen, und platzieren Sie mit einer Hand ein Papiertuch unterhalb des Glases. Pressen Sie mit einem Finger der anderen Hand gegen den oberen Glasrand und entfernen Sie das Gefäß nach oben hin, wobei die Öffnung mit dem Papiertuch abgedeckt werden sollte (Abb. 7.10).

Blutiges Schröpfen sollte nicht öfter als einmal pro Monat eingesetzt werden und eine Entnahme von mehr als 100 ml Blut pro Behandlung ist nicht empfehlenswert.

Schröpfen mit Kräutern – *Yao Guan Fa* (tonisierend)

Für diese Methode braucht man einige Schröpfgefäße aus Bambus, einen relativ tiefen Topf, Wasser, eine Metallzange, eine Feuerquelle und Kräuter gemäß einem individuell auf die Beschwerden des Patienten abgestimmten Rezept. Schröpfköpfe aus Glas werden zu heiß und sind daher für diese Methode nicht geeignet. Kräuter und Schröpfköpfe werden in einem Topf mit Wasser bedeckt. Bringen Sie das Wasser zum Kochen und lassen Sie es 30 Minuten lang sieden (Abb. 7.11). Bereiten Sie den Patienten wie üblich vor. Nehmen Sie dann einen Schröpfkopf nach dem anderen mit einer Metallzange aus dem Wasser (Abb. 7.12), lassen Sie ihn kurz abkühlen, damit er nicht zu heiß ist, und setzen Sie ihn wie üblich unter Verwendung eines angezündeten Wattebausches auf. Gehen Sie dabei äußerst vorsichtig vor, damit keine Blasen oder Verbrennungen durch heiße Schröpfköpfe oder heißes Wasser entstehen. Am besten testen Sie die Köpfe auf der eigenen Haut, bevor Sie sie dem Patienten aufsetzen.

Die Bambusgefäße absorbieren die Heilwirkung der Kräuter und geben sie an den Patienten weiter. Diese Methode wird angewandt, wenn äußere pathogene Faktoren wie Kälte, Feuchtigkeit oder Wind den Körper angreifen und zu Steifheit und Schmerzen führen, vor allem im Nacken- und Schulterbereich (Erkältung, Asthma und Husten). Diese Behandlungsform ist zwar nicht für Kinder geeignet, doch ist sie besonders wirksam bei älteren und gebrechlichen Patienten mit Blut- und *Qi*-Mangel. Ich persönlich setze diese Methode relativ selten ein, da sie recht lange Vorbereitungs- und Anwendungszeiten benötigt. Die Schröpfköpfe können 10–20 Minuten lang belassen werden.

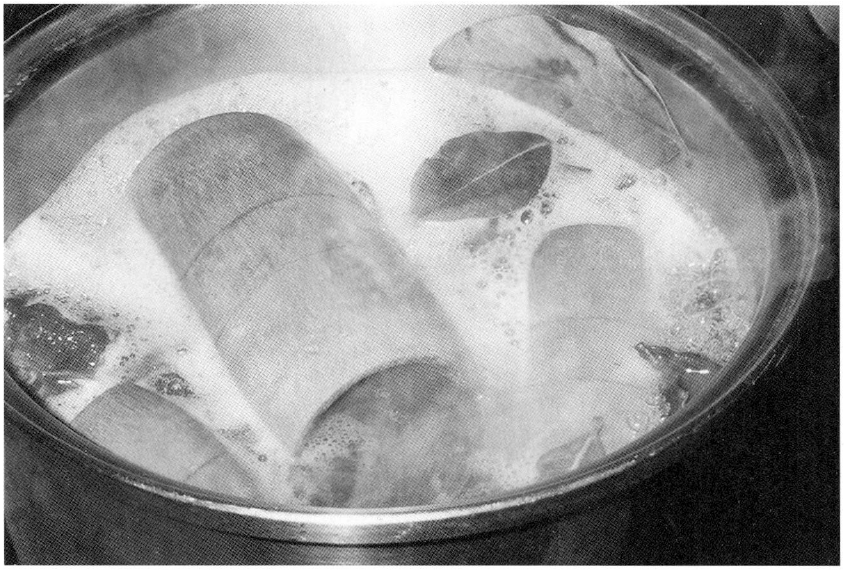

Abb. 7.11: Schröpfen mit Kräutern: Die nach Rezept zusammengestellten Kräuter werden mit den Schröpfköpfen aus Bambus gekocht.

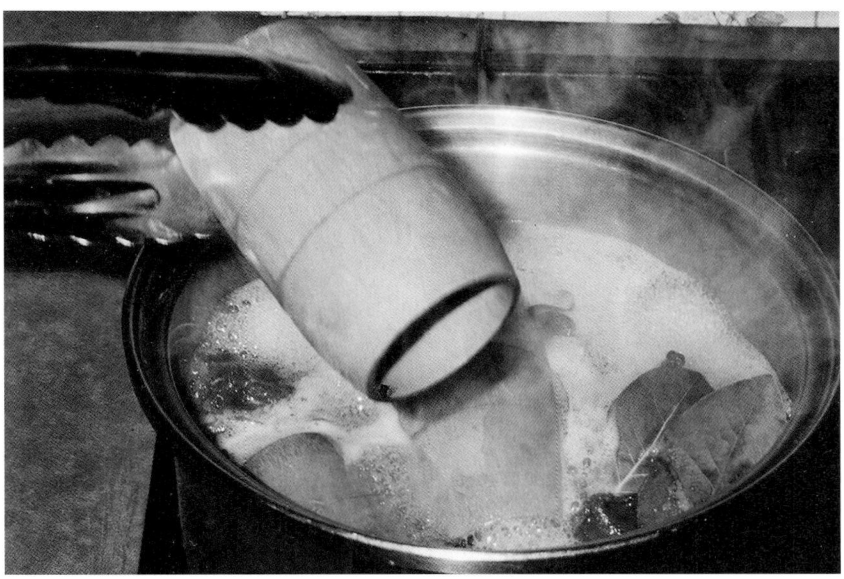

Abb. 7.12: Mit einer langen Zange aus Metall werden die Schröpfköpfe aus dem kochenden Dekokt genommen.

Hier ein Rezepturbeispiel für Patienten, die unter Kälte und Gelenkschmerzen leiden: *Ma Huang* (Radix ephedrae), *Qiang Huo* (Radix notopterygii), *Du Huo* (Radix angelicae pubescentis), *Fang Feng* (Radix ledebouriellae divaricatae), *Qin Jiao* (Radix gentianae qinjiao), *Mu Gua* (Fructus chaenomelis), *Liu Ji Nu* (Herba artemisiae anomalae), *Ru Xiang* (Olibanum gummi) und *Mo Yao* (Myrrha).

Hinweis: Nach dem Kochvorgang verbleibt häufig Restdampf innerhalb des Schröpfkopfs. Dadurch kann sich Druck aufbauen, so dass der Schröpfkopf von der Haut abgestoßen wird. Dies lässt sich vermeiden, indem man bis zu einer Minute abwartet, nachdem die Schröpfgefäße aus dem Kräuterbad entnommen wurden.

Schröpfen mit Wasser – *Shui Guan Fa* (neutral)

Das Schröpfen mit Wasser ist eine der am seltensten praktizierten Schröpfmethoden. Erstens muss der Therapeut dafür recht erfahren und geschickt sein und zweitens ist es etwas unangenehm, wenn der Schröpfversuch daneben geht.

a

b

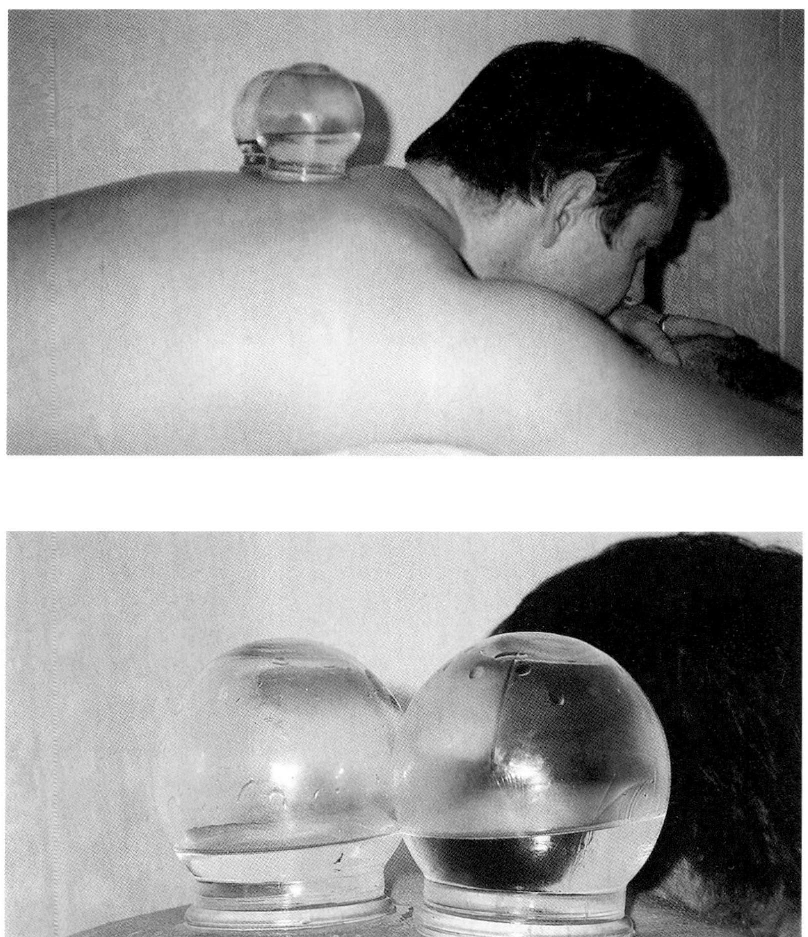

Abb. 7.13 (a) und (b): Schröpfen mit Wasser.

Dabei wird der Schröpfkopf (aus Glas oder Bambus) zu einem Drittel mit warmem Wasser gefüllt. Halten Sie den Kopf mit einer Hand nahe an dem zu schröpfenden Punkt, führen Sie mit der anderen Hand den brennenden Wattebausch ein und setzen Sie den Schröpfkopf dann sehr rasch auf die Haut auf. Bei richtiger Ausführung läuft kein Wasser aus. Setzt man den Schröpfkopf hingegen zu langsam auf, so verschüttet man einen Teil des Wassers. Das ist jedoch unproblematisch, da das Wasser warm ist und keinen Schaden anrichten kann.

Diese Schröpfmethode zerstreut blockiertes Lungen-*Qi*, reguliert das Lungen-*Qi* und löst Schleim auf.[1] Daher ist es besonders günstig bei Asthma wie auch bei Rheuma-Syndromen mit Wind-Kälte oder Wind-Feuchtigkeit sowie bei lokalen Schwellungen und Schmerzen. Auf Bl 13 *(Feishu)* eingesetzt, soll es auch bei der Behandlung von trockenem Husten und asthmatischen Zuständen bei Kindern sehr positiv wirken. Bei dieser Methode treten gewöhnlich keine Hämatome auf (Abb. 7.13).

Literatur

1. Chen Youbang, Deng Liangyue: *Essentials of contemporary Chinese acupuncturists' clinical experiences.* Foreign Languages Press, Beijing 1989, S. 166.

8 Schröpfen bei Kindern

Als ich meine Praxis in Melbourne eröffnete, behandelte ich von Anfang an auch Kinder mit Akupunktur und Schröpftherapie. Doch erst als ich in England bei Julian Scott, einem bekannten Akupunkteur und Lehrer, pädiatrische Akupunktur studierte, entdeckte ich das ganze Potenzial der chinesischen Medizin zur Behandlung von Erkrankungen bei Kindern.

Im Allgemeinen sprechen Kinder gut auf Schröpfen an und tolerieren die Behandlung ohne Probleme (Abb. 8.1). Der Akupunktur ziehen sie es auf jeden Fall vor! Kinder unter sieben Jahren benötigen etwas zusätzliche Aufmerksamkeit und Geduld während der Behandlung, denn in diesem Alter sind sie unberechenbar: In einem Augenblick wirken sie ganz ruhig und entspannt, im nächsten schlägt ihre Stimmung ins Gegenteil um und sie werden weinerlich, zornig und unruhig. Da die Haut in diesem Alter extrem empfindlich und verletzbar ist, würde ich das Schröpfen unter einem Alter von vier Jahren ganz sicher nicht empfehlen. Man muss auch bedenken, dass sich manche Kinder vor Feuer fürchten. Vor der Behandlung sollte daher der begleitende Elternteil genau über die Vorgehensweise beim Schröpfen aufgeklärt werden, damit er den Arzt bei Bedarf unterstützen kann. Notfalls kann der Therapeut einen kleinen Schröpfkopf am Arm des Elternteils anbringen, damit das Kind ihn sehen und anfassen kann. Beschäftigung jeder Art durch den Erwachsenen hilft dem Kind zu entspannen, fördert sein Vertrauen und lenkt seine Aufmerksamkeit während der Behandlung vom Therapeuten ab.

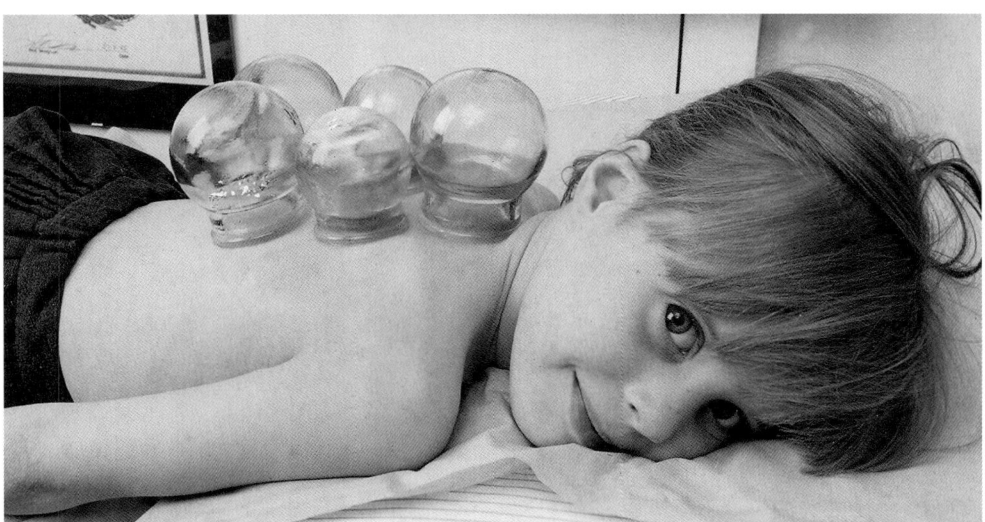

Abb. 8.1: Kinder sind während einer Schröpfbehandlung meist ganz entspannt.

Kleine Schröpfköpfe (Größe 1–2) sind für Kinder unter 7 Jahren am besten geeignet; die Größen 2 und 3 können für Kinder bis 14 Jahren eingesetzt werden. Als goldene Regel gilt eine maximale Behandlungsdauer von 5 Minuten für Kinder unter 7 und von 10 Minuten für Kinder zwischen 7 und 14 Jahren. Die Stärke des Schröpfens sollte sich auf leer, schwach oder mittel beschränken; starkes oder blutiges Schröpfen, Schröpfkopfmassage sowie Schröpfen mit Nadel oder Moxanadel sollten niemals bei Kindern unter 14 Jahren angewandt werden. Bei Kindern treten außerdem sehr leicht Blutergüsse und Blasen auf, so dass sie während der Behandlung jederzeit genauestens beaufsichtigt werden müssen. Eine sanfte Massage nach der Anwendung nimmt ihnen die Anspannung und baut ein gutes Vertrauensverhältnis für zukünftige Behandlungen auf.

In China wird das Schröpfen täglich eingesetzt und zehn Anwendungen bilden ein Behandlungsprogramm. Im Westen dagegen sind wie bei der Akupunktur wöchentliche Anwendungen die Regel.

Die häufigsten Beschwerden bei Kindern, die sich mit Schröpfen behandeln lassen, sind Asthma, Erkältungen und Verdauungsstörungen. In der Regel werden die Rücken-*Shu*-Punkte geschröpft. Umfassendere Informationen über die Behandlung von Kindern mit chinesischer Medizin finden Sie bei Scott.[1]

Literatur

1. Scott J.: *Acupuncture in the treatment of children.* Eastland Press, Seattle 1991

9 Schröpfen bei Erwachsenen

Bei der Schröpftherapie an Erwachsenen ist es kaum möglich, sich bei der Auswahl der Behandlungsform nur am Alter zu orientieren. Ich kenne keine allgemeine Formel, die sich dabei anwenden ließe. Vielmehr muss fast immer mit Hilfe genauer Anamnese, Beobachtung sowie Zungen- und Pulsdiagnose entschieden werden, welche Schröpfmethode und welche Dauer beim jeweiligen Patienten angebracht sind. Dieses Vorgehen stellt sicher, dass die richtige Anwendungsform gewählt wird, gleichgültig, wie stark oder gesund der Patient auch nach außen hin erscheinen mag. So stehen dem Patienten alle Vorteile des Schröpfens zur Verfügung, ohne dass man Gefahr läuft, seine Energien

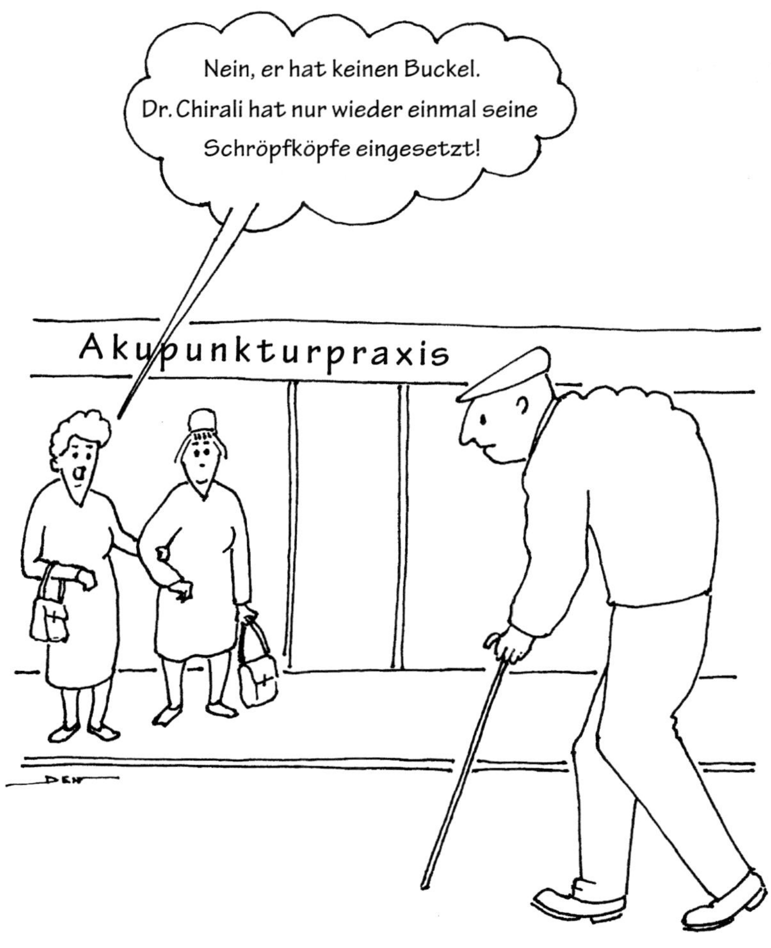
Nein, er hat keinen Buckel.
Dr. Chirali hat nur wieder einmal seine
Schröpfköpfe eingesetzt!
Akupunkturpraxis

DENIS COX

durch eine falsche Anwendung zu erschöpfen. Vor allem bei den ersten beiden Sitzungen sollte eine unnötig lange Anwendungsdauer vermieden werden, da diese das *Qi* erschöpfen kann. Ebenso sollten zu Beginn nur schwache bis mittlere Schröpfstärken gewählt werden.

Bei älteren Menschen tritt nach der Behandlung häufig ein schwindeliges oder benommenes Gefühl auf. Um dies zu vermeiden, sollten Sie Ihren Patienten nach der Sitzung helfen, von der Liege aufzustehen, und ihnen vor dem Anziehen einige Minuten Zeit lassen.

10 Häufigkeit des Schröpfens

In chinesischen Kliniken wird die Schröpftherapie täglich eingesetzt, bis es dem Patienten besser geht. Dabei wird zwischen Erwachsenen und Kindern kein Unterschied gemacht. Zehn Sitzungen werden als ein Therapieprogramm betrachtet und zwischen zwei Programmen wird eine Ruhepause von einer Woche eingelegt. Im Westen dagegen ist nur eine Schröpfsitzung pro Woche üblich. Das liegt daran, dass sich das Schmerzverständnis von Ost und West stark unterscheidet und auch die Erwartungen ganz unterschiedlich sind. Östliche Patienten haben generell eine höhere Schmerzschwelle als westliche Patienten.

Teil 2

Die Behandlung häufiger Beschwerden

11 Schröpfen in der Behandlung häufiger Beschwerden

Einführung

Seit langer Zeit schon haben bedeutende Chirurgen in England das Schröpfen zur Behandlung von Erkrankungen praktiziert. Im Jahre 1823 veröffentlichte Samuel Bayfield eine detaillierte Aufstellung von Schröpfstellen. „Kopfhaut: Das Haar muss geschoren werden und ein Glas mit kleiner Öffnung ist erforderlich; Hinterkopf; Schläfen; Genick; hinter den Ohren zur Förderung des Schlafs; Unterkiefer; Trachea; M. trapezius und M. deltoideus; Brust, Abdomen; Rücken, Lende und Gesäß; Oberschenkel und Bein; Perineum; Darmbein; beide Seiten der Kniegelenke."

In diesem Kapitel werden einige Beschwerdebilder und die entsprechenden Behandlungsmethoden erläutert und durch Fallbeispiele illustriert, wie sie in der klinischen Praxis auftreten. Die in meiner Praxis vornehmlich eingesetzten Therapien sind traditionelle chinesische Akupunktur und chinesische Arzneimitteltherapie. Neben der Ätiologie und Symptomatik der jeweiligen Störung werden daher auch Akupunkturpunkte und einige chinesische Arzneimittel erwähnt, allerdings nicht im Detail, da dies nicht Sinn und Zweck dieses Buches ist. Die angegebenen Therapien und Mittel basieren auf meiner eigenen klinischen Erfahrung. Die erwähnten Kräuterheilmittel sind nicht zur Selbstmedikation gedacht: Zur korrekten Anwendung dieser Mittel sind umfassende Kenntnisse der chinesischen Arzneimittel und ihrer Wirkungen erforderlich. Die Schröpftherapie wird in bis zu 80 % der klinischen Fälle mit Akupunkturbehandlungen kombiniert. Zu den einzelnen Störungen werden jeweils Fallbeispiele vorgestellt.

Zur Lokalisation der Schröpfpunkte werden wichtige Körperpunkte und ihre Umgebung sowie ergänzende Zeichnungen und Abbildungen herangezogen. Außerdem ist die *Pinyin*-Nomenklatur der Akupunktur mit den traditionellen *Cun*-Abmessungen angegeben. Die Lokalisation der Akupunkturpunkte wird im Anhang erläutert. Für die anatomischen Lagebeschreibungen und die Kräuterrezepturen wurden folgende Werke herangezogen: *Essentials of Chinese Acupuncture*[1], *Illustrated Dictionary of Chinese Acupuncture*[2], *Anatomical Atlas of Chinese Acupuncture Points*[3], *The Foundations of Chinese Medicine*[4], *Grasping the Wind*[5], *Chinese Herbal Medicine Formulas and Strategies*[6].

Die Schröpfbehandlung wird in der Regel bilateral auf den Akupunkturpunkten eingesetzt, bei Bl 23 *(Shenshu)* zum Beispiel auf beiden Ästen des Blasen-Meridians, wenn nicht anders angegeben.

Therapeuten, die keine Akupunktur einsetzen und die angegebenen Akupunkturpunkte trotzdem aktivieren möchten, können dazu Massage, Akupressur, Shiatsu oder andere manuelle Techniken verwenden.

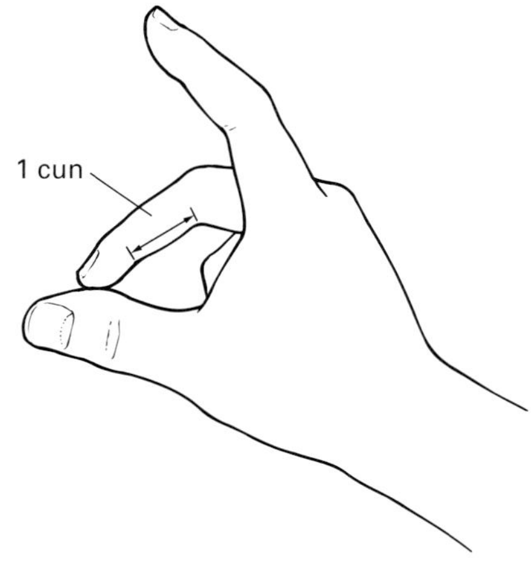

Abb. 11.1: *Cun*-Abmessungen richten sich nach den Maßen des Patienten, nicht nach denen des Therapeuten.

Das *Cun* ist eine chinesische Maßeinheit von ca. 2,5 cm. 1 *Cun* ist der Abstand zwischen den beiden Interphalagealgelenken am Mittelfinger, wenn der Finger gebeugt wird. Das *Cun*-Maß ist daher individuell verschieden (Abb. 11.1).

Literatur

1. Chen Youbang, Deng Liangyue: *Essentials of Chinese Acupuncture.* Foreign Languages Press, Beijing 1980
2. Zhang Rui-fu, Wu Xiu-fen: *Illustrated Dictionary of Chinese Acupuncture.* Sheep's Publications Ltd, People's Medical Publishing House, China 1986
3. Chen Jing: *Anatomical Atlas of Chinese Acupuncture Points.* Shandong Science and Technology Press, Jinan, China 1982
4. Maciocia, G.: *The Foundations of Chinese Medicine.* Churchill Livingstone, Edinburgh 1989
5. Ellis, A., Wiseman, N., Boss, K.: *Grasping the Wind.* Paradigm Publications, Brooklyn, Massachusetts 1989
6. Bensky, D., Barolet, R.: *Chinese Herbal Medicine Formulas and Strategies.* Eastland Press, Seattle 1990

Abdominale Schmerzen

Abdominale Schmerzen treten im Bereich des Ober- oder Unterbauches auf. Sie sind eine häufige Störung, vor allem bei Kindern.

Ätiologie und Symptomatik

Abdominale Schmerzen können unter anderem durch Verdauungsprobleme oder durch gynäkologische Störungen verursacht sein. Bei Kindern sind sie häufig auf übermäßige Nahrungsaufnahme oder zu kalte Nahrung oder Getränke zurückzuführen. Die Schmerzen können mit Diarrhö oder Obstipation einhergehen. Bei Frauen stehen sie häufig auch mit dem Menstruationszyklus in Zusammenhang.

Behandlung

Gastrointestinaler Ursprung

Behandlungsprinzip
Milz und Magen regulieren, Nahrungsstagnation oder Kälte auflösen (Kälte führt zu Kontraktionen, die mit Schmerz verbunden sind, vor allem bei Kindern).

Behandlungsprogramm
Schröpfen
Mittleres bis schwaches Schröpfen auf Ren 12 *(Zhongwan)*, Le 13 *(Zhangmen)* und Bl 20 *(Pishu)*.

Zusätzliche Schröpfpunkte aus der Literatur
Behandlung von 45 Fällen von akuter Dysenterie mit Schröpfen nach diagonalem Nadeln und Aderlass rund um den Nabel; Behandlung von Patienten mit akuter und chronischer Gastroenteritis mit Schröpfen auf Ma 19 *(Burong)*, Ma 22 *(Guanmen)*, Ma 25 *(Tianshu)* und Ma 24 *(Huaroumen)* als Hauptpunkte, unterstützt durch Ren 4 *(Guanyuan)*, Ma 36 *(Zusanli)* und Bl 21 *(Weishu)*, mit sehr guten Ergebnissen.[1]

Schröpfbehandlung von Verdauungsstörungen bei Kindern
45 Fälle einfacher, unkomplizierter Verdauungsstörungen wurden geheilt durch bis zu fünfmaliges Schröpfen auf Bl 25 *(Dachangshu)*. Bei Diarrhö Schröpfen auf Ren 8 *(Shenque)*, Bl 20 *(Pishu)*, Bl 21 *(Weishu)*, Bl 25 *(Dachangshu)* und Bl 17 *(Geshu)*, optional mit blutiger Schröpfung von *Sifeng* (Extrapunkt). Bei chronischer Diarrhö ist die Schröpfung von Du 1 *(Changqiang)* oder Ren 8 *(Shenque)*, Ren 6 *(Qihai)*, Ma 25 *(Tianshu)* und Du 1 *(Changqiang)* sehr wirksam.[2]

Schröpfdauer

Kinder

- unter 5 Jahren: leeres oder schwaches Schröpfen, 2 – 3 Min.
- 5 – 7 Jahre: leeres oder schwaches Schröpfen, bis zu 10 Min.
- 7 – 14 Jahre: schwaches oder mittleres Schröpfen, bis zu 15 Min.

Erwachsene

- junge Erwachsene: mittlere Schröpfstärke, bis zu 20 Min.
- schwache und gebrechliche Personen: schwaches oder leeres Schröpfen, bis zu 10 Min.

Akupunktur

Ma 36 *(Zusanli)*, Ren 12 *(Zhongwan)*, Le 13 *(Zhangmen)*, Mi 6 *(Sanyinjiao)*, Bl 20 *(Pishu)*, bei Kindern mit Nahrungsstagnation zusätzlich *Sifeng* (Extrapunkt). Alle tonisierend, mit Ausnahme von *Sifeng* (sedierend).

Moxibustion

Bei Kälte wird die Nabelregion gemoxt und gewärmt; Ren 3 *(Zhongji)*, Ren 4 *(Guanyuan)*, Ren 6 *(Qihai)*, Ren 8 *(Shenque)*, Ren 10 *(Xiawan)*, Ren 12 *(Zhongwan)* und die Rückenpunkte zwischen Bl 20 *(Pishu)* und Bl 28 *(Pangguangshu)*.

Erläuterung

Ma 36 tonisiert Milz und Magen. Ren 12 (Alarm-*Mu*-Punkt des Magens) reguliert die Magen-Energie. Le 13 (Alarm-*Mu*-Punkt der Milz) reguliert die Milz-Energie und lindert Schmerzen. Mi 6 reguliert die Mitte. Bl 20 stärkt Milz und Magen. Bei *Sifeng* handelt es sich um einen Extrapunkt, der besonders bei Kindern zum Auflösen von Stauungen eingesetzt wird.

Arzneimitteltherapie

Bei Kälte-induzierten Störungen ist *Sheng Jiang* (Zingiberis officinalis; Ingwer) ein großartiges Mittel. Ingwer kann als Tee getrunken oder beim Zubereiten einer Mahlzeit zugefügt werden. Er wärmt Magen/Milz, klärt Kälte, beendet Übelkeit und verbessert die Energie; spezifisches Mittel zur Behandlung von Übelkeit. *Xiao Hui Xiang* (Fructus foeniculi vulgaris; Fenchelsamen) ist ein ausgezeichnetes Mittel bei Schmerzen infolge von Kälte und Wind, vor allem bei Kindern. *Gan Cao* (Radix glycyrrhizae uralensis; Süßholzwurzel) stärkt Magen/Milz, klärt Hitze, lindert Schmerzen und macht den Stuhl weich.

Gynäkologischer Ursprung

Behandlungsprinzip

Qi und Blut bewegen, Stagnation oder Kälte beseitigen, soweit sie beteiligt sind.

Behandlungsprogramm

Schröpfen

Mittleres bis schwaches Schröpfen auf Le 13 *(Zhangmen)*, Ma 29 *(Guilai)* und Bl 32 *(Ciliao)*.

Schröpfdauer

Für alle Altersstufen nicht länger als 15 Minuten.

Akupunktur

Di 4 *(Hegu)*, Le 3 (*Taichong* – sedierend), Ma 29 *(Guilai)*, Mi 10 *(Xuehai)*, Mi 6 *(Sanyinjiao)*, Mi 4 *(Gongsun)*, Pe 6 *(Neiguan)* und Bl 32 *(Ciliao)* – alle tonisierend.

Moxibustion

Bei Vorliegen von Kälte die Punkte zwischen Nabel und Schambein moxen.

Erläuterung

Di 4 und Le 3 klären Blockaden in den Meridianen, lindern Leber-*Qi*-Stagnation und beseitigen Schmerzen. Bei Ma 29 handelt es sich um den Lokalpunkt, der auf den Uterus wirkt, das Blut reguliert und Schmerzen stoppt. Mi 10 reguliert das Blut. Mi 6 tonisiert die drei *Yin* (Milz, Leber, Niere). Mi 4 und Pe 6 sind die Einflusspunkte für die außerordentlichen Gefäße *Yin Wei Mai* und *Chong Mai*, die günstig auf den Uterus wirken. Bl 32 wirkt auf den Uterus und ist ein bewährter Punkt zur Behandlung gynäkologischer Störungen.

Arzneimitteltherapie

Sheng Jiang (Zingiberis officinalis; Ingwer) ist ein ausgezeichnetes Mittel zum Lindern von Kälte und zur Verbesserung der Zirkulation. *Yi Mu Cao* (Herba leonuri heterophylli; Mutterkraut) ist ein weit verbreitetes Heilkraut, das in der westlichen und östlichen Medizin gleichermaßen zur Behandlung gynäkologischer Störungen wie Menstruationsschmerzen und postpartaler Unterleibsschmerzen eingesetzt wird. Es stärkt außerdem das Blut und stoppt Schmerzen. *Ai Ye* (Folium artemisiae argyi; Beifuß) ist ein sehr beliebtes Heilkraut, besonders bei Kälte; es wärmt den Uterus und stoppt Blutungen.

Warnhinweis

Da der abdominale Bereich sehr empfindlich ist, führt bereits eine leichte oder mittlere Schröpfstärke bei längerer Anwendungsdauer zu Hämatom- und Blasenbildung. Man sollte sich der Tatsache bewusst sein, dass beim Schröpfen auf dem Abdomen mehr Fleisch in die Schröpfgläser gesaugt wird als an anderen Körperstellen. Das dürfte jedoch kein Problem darstellen, da die Schröpfstärke nur bei mittel oder leicht liegen sollte.

Die Schröpftherapie kann auch während der Menstruation eingesetzt werden.

Fallbeispiel 1 A – Abdominale Schmerzen

45-jähriger Patient

Beschwerden

Magenschmerzen und Müdigkeit seit über 10 Jahren.

Derzeitige Medikation

Zur Zeit keine, doch wurden jahrelang unterschiedliche Medikamente mit wenig oder keinem Erfolg eingesetzt.

Puls

Schwach, auf allen Ebenen.

Zunge

Blass, mit dünnem weißem Belag. Der Patient schabt täglich seine Zunge. (In einigen Kulturen, vor allem in Indien, schaben die meisten Menschen morgens die Zunge als Teil ihrer Morgenhygiene.)

Beobachtungen

Der Patient hat einen kräftigen Körperbau. Er arbeitet als Geschäftsführer im Einzelhandel, macht dreimal die Woche Sport, spielt Golf am Wochenende; er trinkt gerne Bier (4 – 5 l pro Woche) und isst unregelmäßig.

Diagnose

Es handelt sich um einen Mangelzustand aufgrund übermäßigen Verzehrs kalter Getränke und unregelmäßiger Essgewohnheiten: Das Magen-/Milz-*Yang-Qi* ist verletzt. Die kalte Milz kann das Blut nicht nähren, was zu Müdigkeit führt.

Behandlungsprinzip

Die Mitte wärmen und die Kälte entfernen, Milz/Magen regulieren und die Schmerzen beseitigen.

Behandlungsprogramm

Akupunktur

Ma 36 *(Zusanli)*, Mi 6 *(Sanyinjiao)*, Ren 6 *(Qihai)*, Ren 12 *(Zhongwan)*, Le 13 *(Zhangmen)*, Bl 20 *(Pishu)* und Bl 23 *(Shenshu)* – alle tonisierend.

Moxibustion

Bei jeder Behandlung Moxibustion der abdominalen Punkte zwischen Ren 3 *(Zhongji)* und Ren 12 *(Zhongwan)* sowie der Punkte auf dem unteren Rücken, Bl 20 *(Pishu)* und Bl 23 *(Shenshu)* jeweils für 10 Minuten.

Schröpfen

Bei jeder Behandlung leichtes bis mittleres Schröpfen auf Ren 12 *(Zhongwan),* Le 13 *(Zhangmen)* und Bl 20 *(Pishu),* 10 – 15 Minuten (Abb. 11.2).

Erläuterung

Bl 23 tonisiert die Nieren und stärkt die Energie; die übrigen Punkte regulieren und harmonisieren das Magen-/Milz-*Qi*. Moxibustion wärmt und tonisiert den Magen, die Milz und das Nieren-*Qi*. Schröpfen auf den angegebenen Punkten stimuliert und reguliert Magen-, Milz- und Nieren-*Qi* und vertreibt die Kälte aus den genannten inneren Organen.

Behandlungsergebnis

Dem Patienten wurde geraten, seinen Bierkonsum zu reduzieren und regelmäßiger zu essen, seinen Mahlzeiten frischen Ingwer zuzufügen (er mochte keinen

a

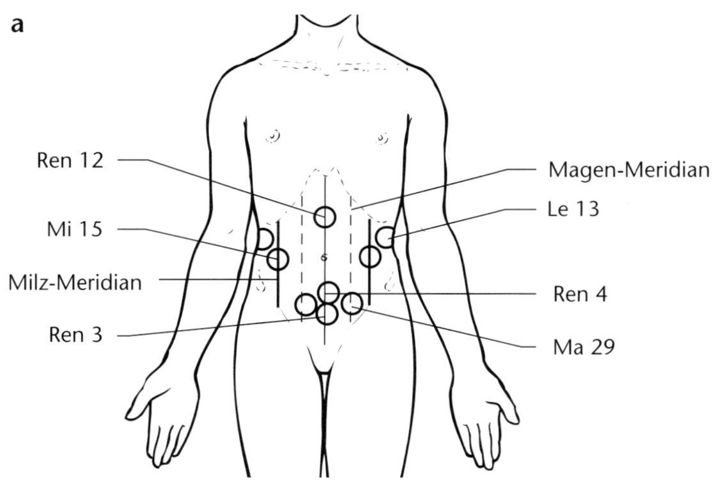

Abb. 11.2: (a) Die am häufigsten verwendeten abdominalen Punkte bei der Schröpfbehandlung abdominaler Beschwerden.

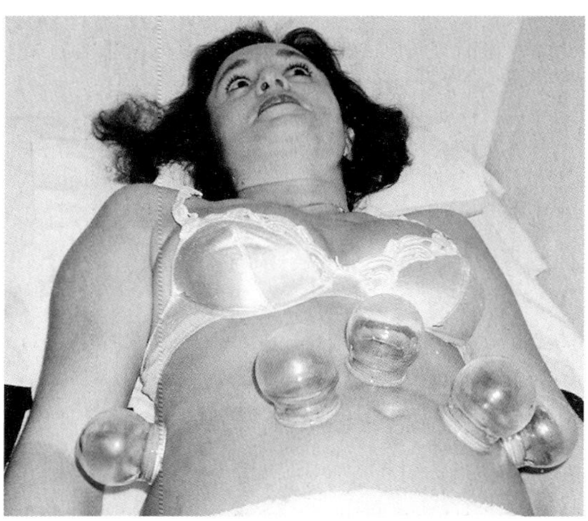

b

(b) Behandlung abdominaler Schmerzen gastrointestinalen Ursprungs.

c

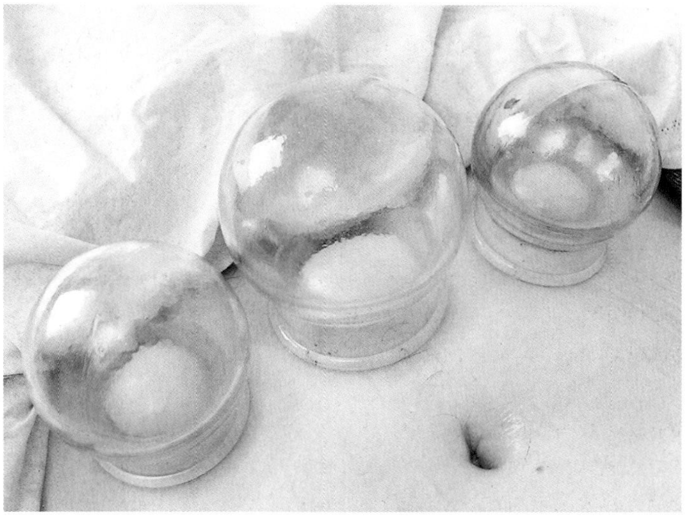

(c) Behandlung abdominaler Schmerzen gynäkologischen Ursprungs.

d

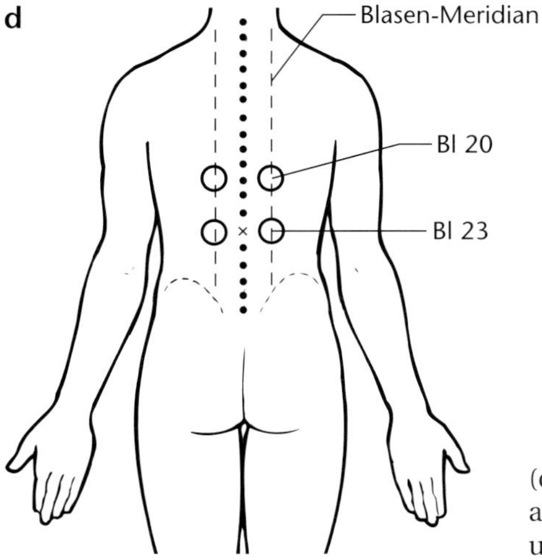

(d) Zwei der am häufigsten verwendeten Punkte auf dem Rücken, die Rücken-*Shu*-Punkte Bl 20 und Bl 23.

Ingwer), warme Suppen als Vorspeisen zu verzehren und bei der Arbeit wärmere Kleidung zu tragen (er trug gewöhnlich nur T-Shirts, da ihm schnell heiß wurde). Nach 10 Behandlungen verschwanden die Magenschmerzen, doch die Müdigkeit blieb. Er trank genauso viel Alkohol wie zu Beginn des Behandlungszeitraums. Weitere Behandlungen wären nötig, doch er konnte sie sich nicht leisten.

Kommentar

Das ständige Trinken schadete dem Milz- und Magen-*Yang* des Patienten, doch er weigerte sich, dies einzusehen. Die andauernde Müdigkeit war Ergebnis einer extremen Arbeitsbelastung, ausgedehnter sportlicher Aktivitäten und eines zu großen Konsums von kaltem Bier.

Fallbeispiel 1 B – Abdominale Schmerzen 32-jährige Patientin

Beschwerden
Unterleibsschmerzen vor der Menstruation, fast ständig Schmerzen im unteren Rücken, verstopfte Nase und Kältegefühl selbst im Sommer seit mehr als 2 Jahren.

Derzeitige Medikation
Antibabypille sowie verschiedene Vitaminpräparate.

Puls
Schwach, auf allen Ebenen.

Zunge
Geschwollen und extrem blass, ohne Belag.

Beobachtungen
Die Patientin ist über 1,80 m groß, mit gutem Körpergewicht. Sie arbeitet an der Börse und ist täglich 8 – 10 Stunden auf den Beinen. Sie schwimmt und betreibt bis zu dreimal wöchentlich Ausgleichssport. Sie ernährt sich gesund, bis auf das Mittagessen, das nur aus einem Sandwich oder einem Getränk besteht. Sie ist sehr gesellig, geht gern aus und ist fast täglich bis spät in die Nacht unterwegs. Als intelligenter und geistig wacher Mensch weiß sie, dass sie ihre Kräfte übermäßig beansprucht, doch sie fühlt sich außerstande, ihr Verhalten zu verändern.

Diagnose
Nieren-*Yang*-Mangel.

Behandlungsprinzip
Das Nieren-*Yang* tonisieren, die Mitte wärmen und den Schleim klären.

Behandlungsprogramm
Akupunktur

Di 4 *(Hegu)*, Di 20 *(Yingxiang)*, Ren 12 *(Zhongwan)*, Ren 6 *(Qihai)*, Ren 4 *(Guanyuan)*, Ma 29 *(Guilai)*, Mi 10 *(Xuehai)*, Mi 6 *(Sanyinjiao)* und Bl 23 *(Shenshu)* – alle tonisierend.

Moxibustion

Bei jedem Behandlungstermin wurde 10 Minuten lang mit Moxakasten auf dem oberen und unteren Abdomen sowie auf dem unteren Rücken über den Nieren (Bl 23) gemoxt.

Schröpfen
Bei jedem Termin leichtes Schröpfen auf Ren 4 *(Guanyuan)*, Ma 29 *(Guilai)* und Bl 23 *(Shenshu)* (Abb. 11.2).

Erläuterung
Di 4 und Di 20 öffnen die Meridiane im Gesicht und klären die nasale Blockade. Ren 12 und Ren 6 tonisieren das *Qi*. Ma 29 und Ren 4 regulieren den Uterus. Mi 6 und Mi 10 beeinflussen das *Yin* und wirken positiv auf das Blut. Bl 23 tonisiert die Nieren. Die Verwendung eines Moxakastens ist eine wirksame Technik zum Wärmen und Tonisieren, wobei weite Bereiche und mehrere Akupunkturpunkte abgedeckt werden. Leichtes Schröpfen auf Ren 4 und Ma 29 reguliert das Uterus-*Qi*, auf Bl 23 tonisiert es die Nieren.

Behandlungsergebnis
Die Patientin erhielt 10 Behandlungen in wöchentlichen Abständen, gefolgt von 4 Wochen Pause, anschließend Behandlungen alle 14 Tage für weitere 3 Monate. Ihre Menstruationsschmerzen sind verschwunden, das Kältegefühl ist geringer geworden. Die Blockade der Nase ist verringert, aber noch nicht vollständig geklärt.

Anämie

Dabei handelt es sich um eine Störung des Blutes, die durch eine verringerte Anzahl von roten Blutkörperchen charakterisiert ist. Die normalen Hämoglobinwerte sind bei Männern 13,6 – 17,2 g/dl (8,7 – 11,2 mmol/l) und bei Frauen 12 – 15 g/dl (7,8 – 10,5 mmol/l). Die niedrigeren Werte bei Frauen resultieren aus dem monatlichen Blutverlust bei der Menstruation.

Ätiologie und Symptomatik

Der Patient ist blass und lethargisch, klagt häufig über Kopfschmerzen, Schwindelgefühl, Müdigkeit bei der kleinsten Anstrengung und über Appetitmangel. Mangel an Eisen, Folsäure oder Vitamin B_{12} sind häufige Ursachen gemäß der westlichen Medizin. Die Behandlung besteht in diesen Fällen darin, den fehlenden Faktor zu identifizieren und zu ersetzen, zum Beispiel durch Eisenpräparate. In der TCM dagegen wird der Zustand als Mangel an Milz- und Magen-*Qi* betrachtet. Aus den Nahrungsmitteln, die wir zu uns nehmen, produziert die Milz das Blut. Daher sind Milz und Magen in der TCM die wichtigsten Organe für die Blutproduktion.

Behandlung

Behandlungsprinzip
Milz und Magen tonisieren.

Behandlungsprogramm
Schröpfen
Mittleres bis schwaches Schröpfen auf Ren 12 *(Zhongwan)*, Le 13 *(Zhangmen)*, Bl 17 *(Geshu)* und Bl 21 *(Weishu)*, anschließend leeres Schröpfen auf dem ganzen Rücken in liegender Position.

Schröpfdauer
Die maximale Schröpfdauer in allen Fällen ist 5 Minuten pro Behandlungstermin. Wie bereits erwähnt, handelt es sich hier um ein Mangelsyndrom, weshalb lange Schröpfsitzungen vermieden werden sollten.

Akupunktur
Ren 12 *(Zhongwan)*, Ren 6 *(Qihai)*, Le 13 *(Zhangmen)*, Mi 10 *(Xuehai)*, Ma 36 *(Zusanli)*, Mi 6 *(Sanyinjiao)*, Bl 17 *(Geshu)* und Bl 20 *(Pishu)*. Wählen Sie bei jedem Behandlungstermin 6 bis 8 Punkte aus, alle tonisierend. Warme Umgebung und Ruhe sind außerdem empfehlenswert.

Moxibustion
Die angegebenen Punkte moxen, möglichst täglich.

Erläuterung
Ren 12 *(Zhongwan)* ist der Alarm-*Mu*-Punkt des Magens, er stärkt Magen und Milz. Le 13 *(Zhangmen)* ist der Alarm-*Mu*-Punkt der Milz und der Einflusspunkt für die fünf *Yin*-Organe (Herz, Leber, Milz, Lunge, Nieren). Ren 6 *(Qihai)* tonisiert *Qi* und Blut. Mi 10 *(Xuehai)* ist ein wichtiger Punkt zur Beeinflussung des Blutes: Er kühlt das Blut und löst Blut-Stasen auf. Bl 17 *(Geshu)* ist ein spezieller Punkt, der das Blut nährt und belebt. Bl 21 *(Weishu)* ist der Rücken-*Shu*-Punkt des Magens und wird zur Tonisierung von Magen- und Milz-*Qi* eingesetzt. Moxibustion vor oder nach der Akupunktur, aber vor der Schröpfanwendung wärmt und tonisiert die Milz und wirkt positiv auf *Qi* und Blut.

Arzneimitteltherapie
Die Ernährung spielt bei der Behandlung der Anämie eine große Rolle. Die Milz bevorzugt warme Speisen und Getränke, vor allem warme Suppen. Warme Hühnerbrühe mit Reis und einem Stück Ingwer ist mein bevorzugtes Rezept für eine schwache Milz. Hülsenfrüchte sind reich an Eisen, aber relativ schwer verdaulich, vor allem bei schwacher Milz. Sie sollten in den Ernährungsplan aufgenommen werden, sobald der Appetit sich verbessert.

Beliebte chinesische Kräuter zur Stärkung von *Qi* und Blut sind: *Ren Shen* (Radix ginseng), tonisiert *Qi* und Blut; *Shan Yao* (Radix dioscoreae oppositae; chinesische Yamswurzel), tonisiert Milz und Magen; *Da Zao* (Fructus zizyphi jujubae), nährt das Blut; *Gan Cao* (Radix glycyrrhizae uralensis; Süßholzwurzel), tonisiert Milz und Magen; *Dang Gui* (Radix angelicae sinensis), tonisiert und stärkt das Blut; *Sang Shen* (Fructus mori albae), tonisiert das Blut und das Nieren-*Yin*.

Warnhinweis
Nach der Behandlung fühlt sich der Patient möglicherweise eine Zeit lang leicht schwindlig oder desorientiert und sollte in diesem Fall nicht zu schnell nach Hause geschickt werden. Eine Tasse warmer Kräutertee und einige Minuten Ruhe reichen meist aus, um die Beschwerden aufzuheben.

Fallbeispiel 2 – Anämie 30-jährige Patientin

Beschwerden
Müdigkeit und Schwindelgefühl seit der Geburt von Zwillingen vor 6 Monaten.

Derzeitige Medikation
Nimmt seit 6 Monaten Eisentabletten, klagt aber über Obstipation und fühlt sich immer noch die meiste Zeit extrem müde und schwindlig.

Puls
Schwach auf allen Ebenen, in der Nieren-Position fast nicht wahrnehmbar.

Zunge
Blasser Zungenkörper, kein Belag.

Beobachtungen
Die Geburt der Zwillinge war schwierig und mit Komplikationen verbunden; sie hätte beinahe beide Kinder verloren. Die Patientin ist eine sehr zierliche Frau und hat eine siebenjährige, sehr aktive Tochter. Die Zwillinge schlafen nicht gut und wachen drei- bis fünfmal pro Nacht auf. Sie hat keine Unterstützung im Haushalt, ihr Mann geht frühmorgens zur Arbeit und kommt spät nach Hause. Ihr Appetit ist gut, doch sie ist beim Essen immer in Eile und auf dem Sprung und sitzt selten länger als 5 Minuten am Tisch. Außerdem leidet sie unter ständiger Angst, dass den Kindern etwas Schreckliches passieren könnte, weshalb sie laufend bei ihnen sein und sie behüten möchte. Vor allem aus diesem Grund ist sie physisch und psychisch extrem müde und ruhelos.

Diagnose
Mangel an Nieren-*Qi* und Blut, wodurch das Herz nicht genährt wird. Die Komplikationen und der Blutverlust bei der Geburt der Zwillinge führten zu Blut- und *Qi*-Mangel. Mangel an Schlaf und ständiges Frühaufstehen (sie bringt die Siebenjährige täglich zur Schule) haben die Nieren-Energie erschöpft.

Behandlungsprinzip
Blut und Nieren-*Qi* tonisieren, das Herz nähren.

Behandlungsprogramm
Akupunktur

Ren 12 *(Zhongwan)*, Ren 6 *(Qihai)*, Le 13 *(Zhangmen)*, Mi 10 *(Xuehai)*, Ni 3 *(Taixi)*, Bl 20 *(Pishu)* und Bl 23 *(Shenshu)*, alle tonisierend. He 7 *(Shenmen)*, *Anmian* (Extrapunkt), Bl 15 *(Xinshu)* und Bl 44 *(Shentang)*, alle sedierend.

Moxibustion
Anwendung auf den Punkten von Abdomen, Beinen und unterem Rücken für 15 Minuten bei jedem Behandlungstermin: Ren 12, Ren 6, Le 13, Mi 10, Ni 3, Bl 20 und Bl 23.

Schröpfen
Leichte bis mittlere Schröpfstärke für 10 Minuten auf Ren 12 *(Zhongwan)*, Le 13 *(Zhangmen)*, Ren 6 *(Qihai)*, Bl 20 *(Pishu)* und Bl 23 *(Shenshu)*, anschließend leeres Schröpfen auf dem ganzen Rücken für nur 5 Minuten (Abb. 11.2).

Erläuterung
Ren 12, Ren 6, Le 13, Mi 10 und Bl 20 tonisieren das Magen- und Milz-*Qi* und nähren das Blut. Ni 3 und Bl 23 tonisieren das Nieren-*Yang*. He 7, Bl 15 und Bl 44 nähren das Herz-Blut und beruhigen den Geist. *Anmian* beruhigt den Geist und lindert Ängste. Leeres Schröpfen auf dem Rücken verbessert die *Qi*- und Blutzirkulation ohne weitere Erschöpfung des *Qi*.

Behandlungsergebnis
Nach einem Behandlungsprogramm von 10 Terminen hatte die Patientin mehr Energie und weniger Schwindelanfälle. Die irrationalen Ängste machten ihr weiter zu schaffen, besonders wenn sie schlechte Nachrichten hörte oder las. Nach weiteren 8 Aufbaubehandlungen in monatlichen Abständen fühlt sie sich inzwischen stärker und leidet weniger unter Ängsten. Sie hat die Behandlung vor kurzem beendet, da sie sich insgesamt sehr viel besser fühlte.

Asthma bronchiale

Zu den am häufigsten geäußerten Beschwerden in unserer Praxis gehört Asthma bronchiale, das im Zunehmen begriffen scheint, vor allem bei Kindern. Ich bin sehr erfreut zu sehen, dass Eltern ihre Kinder inzwischen sehr viel früher zu Komplementär-Medizinern bringen als früher. Das häufigste klinische Anzeichen für Asthma bronchiale ist extreme Kurzatmigkeit, die sehr belastend ist. Eine Allergie, zum Beispiel gegen Nahrungsmittel, Staub, Luftverschmutzung, spezielle Duftstoffe, Hausstaubmilben, Katzen- oder Hundehaare oder auch Stress können für die eigentlichen Anfälle verantwortlich sein, doch es ist nicht immer möglich, den Auslöser zu identifizieren. Die meisten Asthma-Kinder wachsen bis zur Pubertät aus ihren Beschwerden heraus. Spät einsetzendes Asthma im Erwachsenenalter tritt ebenfalls häufig auf, besonders nach Beendigung des Arbeitslebens.

Ätiologie und Symptomatik

In der TCM wird Giemen als erster Indikator für Asthma bronchiale betrachtet. Giemen während des Schlafes, in Ruhe oder auch bei Anstrengungen, oft begleitet von Husten oder Kurzatmigkeit, ist ein klares Anzeichen für Lungen-*Qi*-Mangel.

Generell gibt es zwei Typen von Asthma bronchiale: den Mangel-Typ und den Fülle-Typ. Beim Asthma vom Fülle-Typ, das in der Regel ganz akut einsetzt, ist das Lungen-*Qi* erschöpft infolge von Wind-Kälte- oder Wind-Hitze-Invasion. Beim Mangel-Typ ist der Lungen-*Qi*-Mangel von einem Nieren-*Qi*-Mangel begleitet und die Beschwerden sind eher von chronischer Natur.

Bei Asthma vom Mangel-Typ sind die klinischen Anzeichen Giemen, Kurzatmigkeit, Blässe, Müdigkeit, ständiger schwacher Husten und kalte Extremitäten.

Die klinischen Symptome beim Asthma des Fülle-Typs sind erhöhte Temperatur mit rotem Gesicht und geröteten Wangen, Giemen, starker Husten, reichlich dicker gelber Schleim und Kurzatmigkeit.

Kinder leiden häufig unter Asthma vom Fülle-Typ, weil ihr Abwehr-*Qi* unterentwickelt ist. Laut Julian Scott sind Schwächen in den Verdauungsorganen, wie zum Beispiel „Milz- und Magen-Mangel", sowie übermäßiger Verzehr fetter und kohlenhydratreicher Nahrungsmittel bei Kindern wichtige Faktoren, die zur Schleimbildung führen. Dieser wiederum verursacht eine Blockade in den Lungen, die in Kurzatmigkeit resultiert.

Es gibt zwei unterschiedliche Mangel-Muster: Lungen- und Nieren-*Yin*-Mangel sowie Lungen-*Qi*- und Nieren-*Yang*-Mangel. Lungen- und Nieren-*Yin*-Mangel äußert sich als langfristiger, chronischer Zustand mit häufigen nächtlichen Anfällen. Die Patienten fühlen sich ruhelos und erhitzt und wegen des Flüssigkeits-(*Yin*-)Mangels sind das Giemen und die Kurzatmigkeit von trockener Kehle und Nachtschweiß begleitet. Das Muster von Lungen-*Qi*- und Nieren-*Yang*-Mangel ist ebenfalls ein chronischer Zustand, hier treten Kältezeichen wie kalte Extremitäten, Zusammenrollen im Bett, Rückenschmerzen und häufiges Wasserlassen zusammen mit Giemen und Kurzatmigkeit auf. Abdomen und unterer Rücken des Patienten fühlen sich extrem kalt an. Erfahrungsgemäß werden Komplementär-Mediziner nur sehr selten während eines Anfalls zu einem Asthma-Patienten gerufen. Die Behandlung konzentriert sich mehr auf die Zeit zwischen den Anfällen oder ist präventiver Natur.

Behandlung

Asthma vom Mangel-Typ – Lungen- und Nieren-*Yin*-Mangel

Behandlungsprinzip

Äußeren pathogenen Faktor entfernen, die Lungen nähren, Magen/Milz und Nieren tonisieren, Schleim auflösen und Husten beenden.

Behandlungsprogramm

Schröpfen

Mittlere bis leichte Schröpfstärke auf Ren 12 *(Zhongwan)*, Le 13 *(Zhangmen)*, *Dingchuan* (Extrapunkt), Bl 13 *(Feishu)*, Bl 20 *(Pishu)* und Bl 23 *(Shenshu)*. Wenn der Patient teilnahmslos und lethargisch ist, leeres Schröpfen auf den Rücken-*Shu*-Punkten.

Zusätzliche Schröpfpunkte aus der Literatur

Chronische Bronchitis wurde behandelt mit Schröpfen auf Du 14 *(Dazhui)*, Du 12 *(Shenzhu)*, Bl 11 *(Dashu)*, *Dingchuan* (Extrapunkt), Bl 13 *(Feishu)*, Bl 12 *(Fengmen)*, Bl 14 *(Juenyinshu)*, Bl 15 *(Xinshu)*, Ren 22 *(Tiantu)*, Ren 17 *(Shanzhong)*, Ren 20 *(Huagai)* und Lu 1 *(Zhongfu)*, wobei abwechselnd vordere und rückwärtige Punkte geschröpft wurden. Das Schröpfen war wirksamer bei Kitzeln im Hals, Auswurf und Husten, weniger bei Engegefühl im Brustraum und Kurzatmigkeit. Eine andere Behandlung bei Asthma bronchiale ist Schröpfen des Bereichs zwischen Du 14 *(Dazhui)* und Bl 13 *(Feishu)* nach Nadelung von Du 14 *(Dazhui)*, Bl 12 *(Fengmen)* und Bl 13 *(Feishu)*.[1]

Mehrere Asthma-Patienten in Yuzhong, Provinz Gansu, wurden mit durch Schröpfen mit Wasser auf den Punkten Bl 13 *(Feishu)* und Ma 15 *(Wuyi)* behandelt.[3]

Schröpfdauer

Kinder

- unter 5 Jahren: schwaches oder leeres Schröpfen, 2–3 Min.
- 5–7 Jahre: schwaches oder leeres Schröpfen, bis zu 10 Min.
- 7–14 Jahre: schwaches oder mittleres Schröpfen, bis zu 15 Min.

Erwachsene

- junge Erwachsene: mittleres bis starkes Schröpfen, bis zu 20 Min.
- schwache und gebrechliche Personen: schwaches oder leeres Schröpfen, bis zu 10 Min.

Akupunktur

Tonisierend auf Ren 12 *(Zhongwan)*, Le 13 *(Zhangmen)*, Ma 36 *(Zusanli)*, Lu 5 *(Chize)*, Lu 7 *(Lieque)*, Ni 3 *(Taixi)* und Ma 40 *(Fenglong)*, *Dingchuan* (Extrapunkt), Bl 13 *(Feishu)*, Bl 20 *(Pishu)* und Bl 23 *(Shenshu)*. Sedierend auf He 7 *(Shenmen)*.

Moxibustion

Alle angegebenen Punkte außer He 7 *(Shenmen)* moxen.

Erläuterung

Die Punkte Ren 12 (*Zhongwan*, Alarm-*Mu*-Punkt des Magens), Le 13 (*Zhangmen*, Alarm-*Mu*-Punkt der Milz) und Ma 36 *(Zusanli)* haben eine tonisierende Wirkung auf das Milz- und Magen-*Qi*. Lu 5 *(Chize)* und Lu 7 *(Lieque)* tonisieren und nähren die Lungen. Ni 3 *(Taixi)* tonisiert die Nieren. Ma 40 *(Fenglong)* wirkt schleimlösend und öffnet den Thorax. He 7 *(Shenmen)* beruhigt das Herz und unterstützt den Schlaf. Der Extrapunkt *Dingchuan* lindert das Giemen und ist wirksam bei einem akuten Asthmaanfall. Bl 13 (*Feishu*, Rücken-*Shu*-Punkt der Lunge) tonisiert die Lunge und beseitigt äußere pathogene Faktoren – ein wichtiger Punkt bei allen Arten asthmatischer Zustände. Bl 20 (*Pishu*, Rücken-*Shu*-Punkt der Milz) tonisiert das Milz- und Magen-*Qi* und stärkt das Ursprungs-*Qi*. Bl 23 (*Shenshu*, Rücken-*Shu*-Punkt der Nieren) ist ein wichtiger Punkt zum Tonisieren des Nieren-*Qi* und unterstützt die Nieren, das Lungen-*Qi* aufzunehmen.

Asthma vom Mangel-Typ – Lungen-*Qi*- und Nieren-*Yang*-Mangel

Behandlungsprinzip

Äußeren pathogenen Faktor beseitigen, Lunge, Magen/Milz und Nieren wärmen und tonisieren, den Husten beenden und das Giemen lindern.

Behandlungsprogramm

Schröpfen

Leichtes bis mittleres Schröpfen auf denselben Punkten wie bei Lungen *Qi*- und Nieren-*Yin*-Mangel.

Akupunktur
Dieselben Punkte wie bei Lungen-*Qi*- und Nieren-*Yin*-Mangel, zusätzlich Lu 1 *(Zhongfu)*.

Moxibustion
Extensiver Einsatz auf allen oben angegebenen Punkten, vor allem auf Lu 1, Ni 3, *Dingchuan* und Bl 23, nicht jedoch auf He 7 *(Shenmen)*.

Asthma vom Fülle-Typ

Behandlungsprinzip
Hitze aus den Lungen klären, Magen/Milz tonisieren, die Verdauungsorgane öffnen, Schleim lösen, Husten stoppen und das Giemen lindern.

Behandlungsprogramm
Schröpfen
Starkes Schröpfen auf Lu 1 *(Zhongfu)*, Du 14 *(Dazhui)*, *Dingchuan* (Extrapunkt) und Bl 13 *(Feishu)*.

Schröpfdauer
Kinder
- unter 5 Jahre: leeres oder leichtes Schröpfen, 2–3 Min.
- 5–7 Jahre: leeres oder leichtes Schröpfen, bis zu 10 Min.
- 7–14 Jahre: leichtes oder mittleres Schröpfen, bis zu 15 Min.

Erwachsene
- junge Erwachsene: starkes Schröpfen oder Schröpfkopfmassage, bis zu 20 Min.
- schwache und gebrechliche Personen: schwaches oder leeres Schröpfen, bis zu 10 Min.

Akupunktur
Ableitende Technik auf Lu 5 *(Chize)*, Lu 7 *(Lieque)* und Di 11 *(Quchi)*. Die Brunnen-*Jing*-Punkte blutig nadeln. Stärkende Technik auf Ren 12 *(Zhongwan)*, Le 13 *(Zhangmen)*, Ma 36 *(Zusanli)* und Ma 40 *(Fenglong)*. Ableitende Technik auf *Dingchuan* (Extrapunkt) und Bl 13 *(Feishu)*.

Gua Sha
Anwendung auf Lu 1 *(Zhongfu)*, entlang des Schlüsselbeins streichen.

Erläuterung
Lu 1 *(Zhongfu)*, der Alarm-*Mu*-Punkt der Lunge, tonisiert die Lunge, vertreibt die äußeren pathogenen Faktoren und stoppt den Husten. Lu 5 *(Chize)*, Lu 7 *(Lieque)* und Di 11 *(Quchi)* klären Hitze und stärken die Lunge. Punktion der

Brunnen-*Jing*-Punkte mit Nadel oder anderem scharfem Objekt klärt Blut-Hitze. Ren 12 *(Zhongwan)*, Le 13 *(Zhangmen)* und Ma 36 *(Zusanli)* tonisieren Magen- und Milz-*Qi* und regulieren die Verdauungsorgane. Ma 40 *(Fenglong)* klärt den Schleim und öffnet die Brust. Du 14 *(Dazhui)* klärt Hitze aus dem Lenkergefäß. *Dingchuan* (Extrapunkt) und Bl 13 *(Feishu)* stärken die Lunge und lindern das Giemen. *Gua Sha* auf Lu 1 (*Zhongfu*, Alarm-*Mu*-Punkt der Lunge) klärt Lungen-Hitze und stoppt den Husten.

Arzneimitteltherapie
Tinktur aus: Alant (Inula helenium), transformiert Schleim, klärt Blockaden und wirkt günstig auf die Lungen; Huflattich (Tussilago farfara), stoppt den Husten und stärkt die Bronchien; Thymian (Thymus vulgaris), lindert krampfartigen Husten und hat antiseptische Eigenschaften; Gelbwurzel (Hydrastis canadensis), stärkt die Milz und transformiert Schleim; Ysop (Hyssopus officinalis), wirkt als „Botschafter" zu den Lungen. Dies ist die von mir bevorzugte grundlegende Mischung bei Husten und Asthma bronchiale. Dosierung: Kinder 5 – 15 Tropfen dreimal täglich; Erwachsene 30 – 50 Tropfen dreimal täglich.

Ein altes Volksheilmittel: Frisch zerstoßene Zwiebel mit braunem Zucker mischen, über Nacht stehen lassen, so dass sich der Saft sammelt, 3 – 5 TL täglich einnehmen; löst auch den hartnäckigsten Schleim, stoppt den Husten und löst Blockaden im Brustraum. Bei Fieber Minze (Mentha) und bei Kälte Zimt (Cinnamomum zeylanicum) zu der Mischung geben.

Fallbeispiel 3 – Asthma bronchiale 7-jähriger Patient

Beschwerden
Asthmatische Beschwerden seit einem Alter von 1 Jahr, während der letzten 5 Wochen haben sich starker Husten und Giemen entwickelt; kein Auswurf.

Derzeitige Medikation
Prophylaktisch Beclometason.

Puls
Unauffälliger Befund.

Zunge
Leicht gerötete Zungenspitze, sonst unauffällig.

Beobachtungen
Gesprächig, ausgeprägte weiße Stirn, schlechter Appetit, schlechter Schlaf aufgrund der Hustenanfälle. Normalerweise kommt der Patient nach der Schule

zu seinen Behandlungsterminen und zu diesem Zeitpunkt ist er bereits recht müde und froh über die Behandlung und eine anschließende Ruhepause in der Praxis.

Diagnose

Asthma vom Mangel-Typ, Lungen-*Qi*- und Nieren-*Yang*-Mangel. Puls- und Zungendiagnose widersprechen meiner Erfahrung nach oft den Symptomen, wenn Kortikosteroide eingesetzt werden.

Behandlungsprinzip

Lungen und Nieren tonisieren, Giemen und Husten beenden.

a

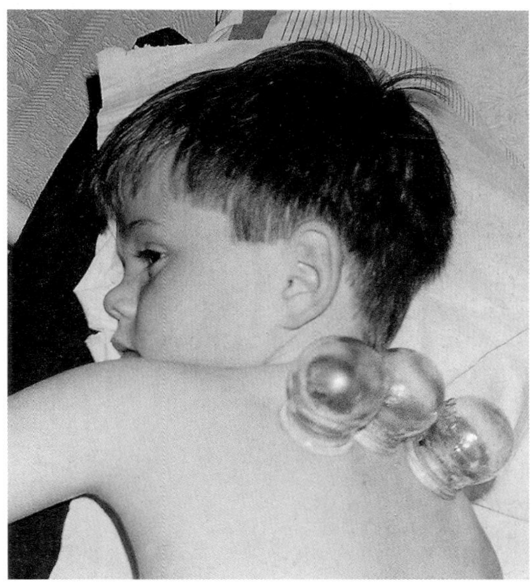

Abb. 11.3: (a) Die Asthmabehandlung mit Schröpfen ist besonders bei Kindern sehr wirksam.

b

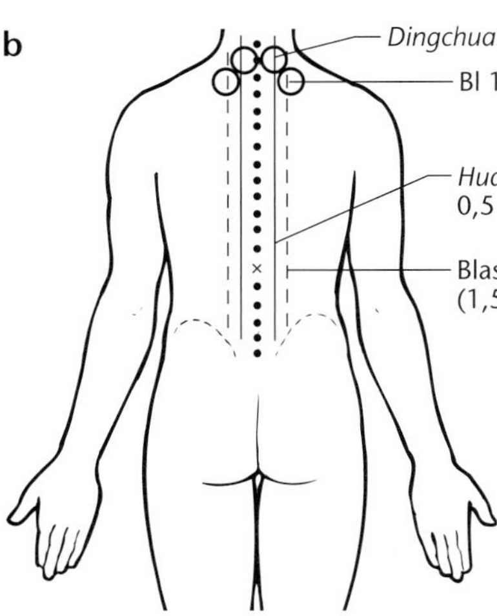

(b) Behandlung von Asthma bronchiale auf den Punkten *Dingchuan* und Bl 13 *(Feishu)* sowie den Extrapunkten *Huatuojiaji* (0,5 *Cun* beidseits der Wirbelsäule; vgl. Blasen-Meridian, der 1,5 *Cun* beidseits der Wirbelsäule verläuft).

Behandlungsprogramm

Akupunktur

Lu 5 *(Chize)*, Lu 9 *(Taiyuan)*, Ma 36 *(Zusanli)*, Bl 13 *(Feishu)* und Bl 23 *(Shenshu)* mit tonisierender Technik.

Moxibustion

Bei jedem Behandlungstermin Moxibustion auf dem Abdomen, Lu 1 *(Zhongfu)*, Bl 13 *(Feishu)* und Bl 23 *(Shenshu)*. Die meisten Kinder genießen eine Moxabehandlung.

Schröpfen

Leichtes Schröpfen auf *Dingchuan* (Extrapunkt) und Bl 13 *(Feishu)* bei jedem Behandlungstermin (Abb. 11.3). Asthmapunkte *Dingchuan* (Extrapunkt) und Bl 13 *(Feishu)*.

Erläuterung

Lu 5 befeuchtet die Lunge, Lu 9 stärkt sie und stoppt den Husten. Ma 36 reguliert Milz und Magen, verbessert den Appetit und tonisiert das *Qi*; Bl 13 wirkt günstig auf die Lunge und stoppt den Husten. Bl 23 tonisiert die Nieren und unterstützt das *Qi* des Körpers. Moxibustion auf dem Abdomen wärmt und tonisiert die Mitte, wirkt günstig auf das Milz-*Qi* und nährt das Blut. Moxen von Lu 1 hat eine günstige Wirkung auf den Lungen-*Qi*-Mangel und stoppt den Husten. Schröpfen auf Bl 13 und auf dem Extrapunkt *Dingchuan*, den zwei Hauptpunkten bei der Behandlung von Asthma bronchiale, wirkt unmittelbar gegen Giemen.

Atrophien

Atrophien sind charakterisiert durch Schwäche und Taubheit der Gliedmaßen, die schließlich zu einer Lähmung führen. Patienten, die unter diesen und ähnlichen Beschwerden leiden, machen sich nach meiner Beobachtung in der Regel erst relativ spät auf die Suche nach geeigneten alternativen Therapieformen.

Ätiologie und Symptomatik

In gesundem Zustand werden Muskeln, Sehnen und Knochen durch Körperflüssigkeiten *(Yin)* und *Qi (Yang)* genährt. Beim Atrophie-Syndrom dagegen sind die Muskeln, Sehnen und Knochen schwach, wodurch ein Mangel angezeigt wird – Mangel an Blut und *Qi*, der zu einer Unterernährung der Muskeln, Sehnen und Knochen führt. Das Milz-*Qi* nährt die Sehnen, das Lungen-*Qi* stärkt und nährt die Haut; die Leber ist der „Herrscher" des Blutes und die Nieren sind „Herrscher" der Knochen. Was die Indikationen zur Schröpftherapie anbelangt, können Multiple Sklerose und Muskeldystrophien ebenfalls zu den Atrophiesyndromen gezählt werden.

Behandlung

Behandlungsprinzip
Obstruktionen (Wind, Hitze, Schleim oder Feuchtigkeit) aus den Meridianen entfernen, *Qi* und Blut tonisieren, Muskeln und Sehnen nähren.

Behandlungsprogramm – Obere Gliedmaßen
Schröpfen
Mittlere Schröpfstärke auf Di 14 *(Binao)*, Di 15 *(Jianyu)*, *Jianneiling* (Extrapunkt), Gb 21 *(Jianjing)*, Bl 12 *(Fengmen)* und Du 14 *(Dazhui)*. Außerdem Schröpfkopfmassage des Blasen-Meridians auf dem Rücken.

Akupunktur
Di 4 *(Hegu)*, SJ 5 *(Waiguan)*, Di 10 *(Shousanli)*, Di 11 *(Quchi)*, Di 14 *(Binao)*, Di 15 *(Jianyu)*, Extrapunkt *Jianneiling* (oder *Jianqian*), Gb 21 *(Jianjing)*, Du 14 *(Dazhui)*, Ma 36 *(Zusanli)* und Gb 34 *(Yanglingquan)* mit tonisierender Technik.

Gua Sha
Entlang der Dickdarm- und *San Jiao*-Meridiane, bis sich ein Hämatom *(Sha)* bildet.

Behandlungsprogramm – Untere Gliedmaßen

Schröpfen

Mittlere Schröpfstärke auf Bl 26 *(Guanyuanshu)*, Gb 30 *(Huantiao)*, Gb 31 *(Fengshi)* und Ma 31 *(Biguan)*. Schröpfkopfmassage mit leichtem Druck kann auf dem Magen-Meridian zwischen Ma 31 und Ma 34 *(Liangqiu)* sowie auf dem Gallenblasen-Meridian zwischen Gb 30 und Gb 33 *(Xiyangguan)* eingesetzt werden.

Schröpfdauer

Kinder

- unter 14 Jahren: nur leichtes Schröpfen, 10 Min.

Erwachsene

- junge Erwachsene: mittlere Schröpfstärke oder Schröpfkopfmassage, bis zu 20 Min.
- schwache und gebrechliche Personen: schwaches oder leeres Schröpfen oder Schröpfkopfmassage, nicht länger als 10 Min.

Akupunktur

Bl 32 *(Ciliao)*, Gb 30 *(Huantiao)*, Gb 31 *(Fengshi)*, Bl 34 *(Yanglingquan)*, Ma 36 *(Zusanli)*, Bl 57 *(Chengshan)* und Bl 62 *(Shenmai)* mit tonisierender Technik.

Moxibustion

Hat auf allen angegebenen Punkten eine äußerst positive Wirkung auf *Qi* und Blut.

Gua Sha

Magen- und Gallenblasen-Meridiane auf den Beinen.

Erläuterung

Di 4, SJ 4, Di 10, Di 11, Di 14, Di 15, Gb 21, Bl 12 und Du 14 sind Lokalpunkte zum Beseitigen von Blockaden aus den oberen Gliedmaßen; sie vertreiben Wind, beenden den Schmerz und tonisieren *Qi* und Blut. Der Extrapunkt *Jianneiling (Jianqian)* ist besonders wirksam, vor allem bei der Behandlung von Schwäche in den Armen. Bl 32, Gb 30 und Gb 31 sind drei wichtige Lokalpunkte für die unteren Gliedmaßen; sie vertreiben Wind, tonisieren *Qi* und Blut und entfernen Blockaden aus den Meridianen. Ma 36 tonisiert *Qi* und Blut, Gb 34 klärt Feuchte-Hitze und ist Einflussreicher-*Hui*-Punkt der Sehnen. Bl 57 und Bl 62 wirken entspannend auf die Sehnen, entfernen Blockaden aus den Beinen und wirken gegen Schmerzen.

Allgemeine Schröpf- oder Akupunkturpunkte bei Atrophie-Syndromen

Lu 5 *(Chize)* klärt Lungen-Hitze und wirkt positiv auf die Sehnen. Ren 6 *(Qihai)* klärt Feuchtigkeit und wirkt positiv auf die Gesamtenergie des Körpers. Ren 12

(*Zhongwan*, Alarm-*Mu*-Punkt des Magens) tonisiert Milz und Magen. Le 13 (*Zhangmen*, Alarm-*Mu*-Punkt der Milz) tonisiert die Milz und hilft das Leber-*Qi* zu verteilen. Mi 10 *(Xuehai)* tonisiert und bewegt das Blut. Bl 12 *(Fengmen)* vertreibt pathogenen Wind, befreit die Oberfläche und reguliert Nahrungs-*Qi* und *Wei-Qi*. Bl 20 (*Pishu*, Rücken-*Shu*-Punkt der Milz) tonisiert Magen und Milz und wirkt günstig auf das Blut. Bl 23 (*Shenshu*, Rücken-*Shu*-Punkt der Nieren) tonisiert das Nieren-*Qi*, nährt das Blut und stärkt den unteren Rücken. Gb 34 *(Yanglingquan)* wirkt positiv auf die Sehnen und entfernt Obstruktionen aus den Beinen. Gb 39 *(Xuanzhong)* ist Einflussreicher-*Hui*-Punkt des Markes.

Arzneimitteltherapie

Es werden Kräuter ausgewählt, die das *Qi* tonisieren, das Blut beleben und die Sehnen stärken.

Westliche Kräuter: Bockshornklee (Trigonella foenum-graecum) tonisiert die Nieren und stärkt die Sehnen. Gelber Enzian (Gentiana lutea) tonisiert Milz und Magen und stärkt den Körper. Die Mandel (Amygdalus communis dulcis) tonisiert Nieren und Leber. Jujube (Zizyphus jujuba) tonisiert *Qi* und Blut und beruhigt den Geist.

Chinesische Kräuter: *Sang Shen* (Fructus mori albae) tonisiert das Blut und wirkt günstig auf die Körperflüssigkeiten *(Yin)*. *Dang Shen* (Radix codonopsitis pilosulae) tonisiert Lunge und Milz, wirkt günstig auf *Yin*. *Huang Qi* (Radix astragali membranacei) tonisiert das *Qi* und verbessert den Wasserhaushalt. *Shu Di* (Radix rehmanniae glutinosae) tonisiert die Leber und wirkt positiv auf das Blut. *He Shou Wu* (Radix polygoni multiflori) tonisiert die Nieren und wirkt günstig auf die Sehnen. *Dang Gui* (Radix angelicae sinensis) tonisiert und bewegt *Qi* und Blut. *Mu Gua* (Fructus chaenomelis legenariae) vertreibt Wind-Feuchtigkeit und wirkt günstig auf die Sehnen. *Chuang Xiong* (Radix ligustici chuangxiong) bewegt das Blut und wirkt positiv auf die Sehnen. *Wei Ling Xiang* (Radix clematidis chinensis) und *Niu Xi* (Radix achyranthis bidentatae) bewegen das Blut und wirken positiv auf die Sehnen, vor allem in den unteren Gliedmaßen.

Warnhinweis

In vielen Fällen sind die sensorischen Empfindungen des Patienten gestört, daher ist beim Schröpfen besondere Vorsicht geboten. Die Haut sollte nicht zu stark hyperämisieren oder bluten, sonst verzögern sich möglicherweise die weiteren Behandlungen.

Fallbeispiel 4 – Atrophie 32-jährige Patientin

Beschwerden

Paraplegie während der letzten 6 Monate.

Derzeitige Medikation

Propanthelinbromid 15 mg, dreimal täglich (Anticholinergikum, Spasmolytikum, verursacht Obstipation). Imipramin 100 mg zur Nacht.

Puls

Schwach auf allen Ebenen.

Zunge

Blass, dünner Zungenkörper.

Beobachtungen

Die Patientin kann ihre Beine nicht mehr bewegen seit einem Sturz mit einer Wirbelsäulenverletzung auf Höhe von BWK 10. Nach dem Unfall verbrachte sie 6 Monate im Krankenhaus. Es wurde keine Operation durchgeführt, Physiotherapie war die einzige Behandlungsmaßnahme. Schlaf und Appetit sind gut, doch Stuhlgang ist nur möglich, wenn Druck auf den Unterleib ausgeübt wird. Sie ist anfällig für Blasenentzündungen, die mit Antibiotika behandelt werden. Sie hat wenig Selbstvertrauen und ihre Stimmung ist insgesamt getrübt. Sie hat zwei Kinder im Alter von 7 und 10 Jahren. Ihr Ehemann unterstützt sie sehr und hilft auch im Haushalt mit. Sie hat eine blasse Gesichtsfarbe, eine leise Stimme und unterhält sich nicht gern. In letzter Zeit hat sie einiges an Gewicht verloren, vor allem auch an den Beinen, wo eine Muskel-Atrophie zu beobachten ist.

Sie suchte mich auf, um herauszufinden, ob sie irgendwie wieder auf die Beine kommen könnte. Wir diskutierten den Klinikbericht, der besagte, dass sie aufgrund der schweren Verletzung der Wirbelsäule für den Rest ihres Lebens gelähmt bleiben würde. Ich erklärte ihr, dass Akupunktur und Schröpftherapie die Energie- und Blutzirkulation verbessern und möglicherweise die Muskelatrophie aufhalten würden. In diesem Fall könnte der Muskeltonus wiederhergestellt werden. Bezüglich einer Heilung der Lähmung an sich machte ich ihr keine besonderen Hoffnungen.

Diagnose

Verletzung des Lenkergefäßes *(Du Mai)*, dadurch Verletzung des *Yang-Qi*, was zu Paralyse und Muskelatrophie im unteren Körperbereich und in den Beinen geführt hat.

Behandlungsprinzip

Die Stagnation im Lenkergefäß auflösen, *Qi* und Blut tonisieren, die Muskeln und Sehnen der unteren Gliedmaßen nähren.

Behandlungsprogramm

Akupunktur

Ren 3 *(Zhongji)*, Auswahl von bis zu 14 Punkten (7 auf jeder Seite) auf den *Huatuojiaji*-Extrapunkten, Du 4 *(Mingmen)*, Gb 30 *(Huantiao)*, Bl 37 *(Yinmen)*, Bl 40 *(Weizhong)*, Ma 36 *(Zusanli)*, Gb 34 *(Yanglingquan)*, Bl 57 *(Chengshan)* und Bl 60 *(Kunlun)*, alle mit tonisierender Technik.

Moxibustion

Moxa-Applikation auf den Punkten des Abdomens und des Lenkergefäßes, Ren 3 *(Zhongji)*, Ren 4 *(Guanyuan)*, Ren 6 *(Qihai)*, Ren 8 *(Shenque)*, Ren 12 *(Zhongwan)*, Gb 34 *(Yanglingquan)*, Du 4 und den *Huatuojiaji*-Extrapunkten.

Schröpfen

Schröpfkopfmassage bilateral auf den *Huatuojiaji*-Extrapunkten (Abb. 11.3).

Erläuterung

Ren 3 ist der Alarm-*Mu*-Punkt der Blase: tonisierende Akupunktur stärkt die Blase und verbessert die Blasenkontrolle, vor allem bei Paralyse der unteren Extremitäten. Akupunktur der *Huatuojiaji*-Extrapunkte entfernt die Stagnation aus dem Lenkergefäß und stimuliert die Wirbelsäule. Du 4 tonisiert die Nieren und stärkt den Rücken. Gb 34 klärt Feuchte-Hitze und wirkt günstig auf die Sehnen. Gb 30, Bl 37, Bl 40, Bl 57 und Bl 60 machen den Meridian durchgängig, beleben *Qi* und Blut und wirken günstig auf Muskeln und Sehnen in den unteren Extremitäten. Moxibustion auf den Punkten des Abdomens und unteren Rückens hat einen starken Einfluss auf das gesamte *Qi* und Blut. Schröpfkopfmassage auf den *Huatuojiaji*-Extrapunkten beseitigt die Blockade im Lenkergefäß, stimuliert die Wirbelsäule und stärkt den Rücken.

Behandlungsergebnis

Nach 5 Jahren ist die Patientin immer noch in Behandlung und kommt zweimal wöchentlich. Die Lähmung ist unverändert, doch sie trainiert am Barren und kann sicher Auto fahren. Der Muskeltonus in beiden Beinen und im Gesäß ist wieder normal, die Blasenkontrolle ist sehr gut.

Bettnässen (Enuresis nocturna)

Bettnässen nach einem Alter von vier Jahren wird als behandlungsbedürftige Störung betrachtet. Es gehört zu den Kindheitsproblemen, die von der westlichen Medizin bislang nicht wirksam behandelt werden können. Die chinesische Medizin dagegen ist dabei sehr erfolgreich, vor allem in Verbindung mit Schröpftherapie. Die Mehrzahl der Kinder, die sich wegen Bettnässens in unserer Praxis vorstellen, sind zwischen 7 und 12 Jahre alt. Die Eltern jüngerer Kinder sind in der Regel nicht besonders beunruhigt. Sobald das Kind jedoch in die Schule kommt und längere Ausflüge mit der Klasse unvermeidlich werden, rückt das Problem stärker in den Mittelpunkt und sollte behandelt werden.

Ätiologie und Symptomatik

Beim Bettnässen handelt es sich in erster Linie um ein Mangelsyndrom: Nieren-*Yang*-Mangel (häufiger bei Kindern zu beobachten) sowie Mangel an Lungen- und Milz-*Qi* (häufiger bei älteren Menschen). Das Nieren-*Qi* herrscht über die Blase; die Stärke der Blase wird daher bestimmt von einem starken Nieren-*Qi*, besonders dem Nieren-*Yang*. Wenn das Nieren-*Yang* die Blase nicht kontrollieren und den *San Jiao* nicht erwärmen kann, dann fließt reichlich Wasser in die unteren Körperregionen, füllt die Blase und führt zu Enuresis nocturna. Gewöhnlich ist bei Kindern auch ein tiefes Schlafmuster zu beobachten. Übermäßige mentale oder körperliche Aktivität schwächt das *Qi* des Körpers, was zu Erschöpfung und tiefem Schlaf führt. Ein weiterer Faktor im Nieren-*Yang*-Mangel-Syndrom ist eine erblich bedingte Konstitutionsschwäche. Auch Kälte ist ein wichtiger Faktor bei Bettnässen. Besonders im Bereich von unterem Rücken und Abdomen verhindert Kälte, dass das Nieren-*Yang* die Blase erreichen und kontrollieren kann. *Qi*-Mangel in Lunge und Milz ist meist mit dem natürlichen Nachlassen des Körper-*Qi* verbunden.

Behandlung

Behandlungsprinzip

Die Nieren wärmen und tonisieren, die Blase stärken.

Behandlungsprogramm

Schröpfen

Mittleres Schröpfen auf Ren 3 *(Zhongji)*, Ren 6 *(Qihai)*, Du 4 *(Mingmen)*, Bl 23 *(Shenshu)* und Bl 28 *(Pangguangshu)*.

Zusätzliche Schröpfpunkte aus der Literatur

Enuresis aufgrund einer neurologischen Funktionsstörung wurde mit Schröpfen nach Nadelbehandlung der Sakralregion therapiert. Dadurch wurden die Funktion des Zentralnervensystems und die Blasenkontrolle verbessert.[1]

Schröpfdauer

Kinder

- unter 5 Jahren: leeres oder leichtes Schröpfen, 2–3 Min.
- 5–7 Jahre: leeres oder leichtes Schröpfen, bis zu 10 Min.
- 7–14 Jahre: leichtes oder mittleres Schröpfen, bis zu 15 Min.
- 14–16 Jahre: mittleres Schröpfen, bis zu 20 Min.

Akupunktur

Tonisierend auf Ren 3 *(Zhongji)*, Ren 6 *(Qihai)*, Ren 12 *(Zhongwan)*, Mi 6 *(Sanyinjiao)*, Bl 32 *(Ciliao)*, Bl 23 *(Shenshu)* und Bl 28 *(Pangguangshu)*.

Moxibustion

Ni 1 *(Yongquan)*, Ren 3 *(Zhongji)*, Ren 4 *(Guanyuan)*, Ren 6 *(Qihai)*, Ren 12 *(Zhongwan)*, Bl 20 *(Pishu)*, Bl 23 *(Shenshu)* und Du 20 *(Baihui)*.

Erläuterung

Ren 3 *(Zhongji)* ist der Alarm-*Mu*-Punkt der Blase; er stärkt das Nieren-*Yang* und das Blasen-*Qi*. Ren 6 *(Qihai)* wirkt günstig auf das *Qi* des Körpers und tonisiert insbesondere den unteren der *San Jiao*. Ren 12 *(Zhongwan)* tonisiert das Magen- und Milz-*Qi* und unterstützt damit das Blut. Mi 6 *(Sanyinjiao)* tonisiert die drei *Yin*-Organe Niere, Leber und Milz. Bl 32 *(Ciliao)* tonisiert die Blase. Bl 28 *(Pangguangshu)*, der Rücken-*Shu*-Punkt der Blase, stärkt die Blase. Moxibustion kann bei der Behandlung von Enuresis nocturna manchmal auch alleine eingesetzt werden, vor allem wenn Kälte-Muster involviert sind und wenn Kinder sich vor den Nadeln fürchten. Ni 1 *(Yongquan)* und Du 20 *(Baihui)* sind die wichtigsten zwei Punkte für die Moxibustion. Ni 1 ist ein wichtiger Punkt zur Tonisierung von Nieren-*Yin* und -*Yang* und die Moxibustion an diesem Punkt ist besonders wirksam. Du 20 *(Baihui)* ist der Punkt, an dem sich alle *Yang*-Meridiane treffen; Moxibustion an diesem Punkt tonisiert das *Yang-Qi* des Körpers und unterstützt die „aufnehmende" Funktion der Nieren. Die abdominalen Punkte Ren 3, Ren 4, Ren 6 und Ren 12 tonisieren den mittleren und unteren der *San Jiao* und wirken damit positiv auf Blase und Nieren-*Qi*. Bl 20 tonisiert die Milz und wirkt positiv auf das Blut. Bl 23, der Rücken-*Shu*-Punkt der Niere, tonisiert die Nieren und stärkt die Blase. Die Schröpfpunkte sollten so ausgewählt werden, dass die Kälte aus der Blase entfernt wird und gleichzeitig die Nieren tonisiert werden. Du 4 *(Mingmen)* ist ein wichtiger Punkt zur Tonisierung des Nieren-*Yang* und zur Stärkung des Blasen-*Qi*.

Arzneimitteltherapie

Bu Zhong Yi Qi Tang – Dekokt, das die Mitte tonisiert und das Qi vermehrt – in abgewandelter Version

Huang Qi	(Radix astragali membranacei)	12 g
Ren Shen	(Radix ginseng)	9 g
Bai Zhu	(Rhizoma atractylodis macrocephalae)	9 g
Dang Gui	(Radix angelicae sinensis)	6 g
Chen Pi	(Pericarpium citri reticulatae)	6 g
Sheng Ma	(Rhizoma cimicifugae)	3 g
Chai Hu	(Radix bupleuri)	3 g
Ding Xiang	(Flos caryophylli)	3 g
Rou Gui	(Cortex cinnamomi cassiae)	3 g

Wirkung: Tonisiert Lungen-*Qi* und Nieren-*Yang*, wärmt die Mitte und verhindert das Entweichen von Urin.

Fallbeispiel 5 – Bettnässen

14-jähriger Patient

Beschwerden

Bettnässen seit frühester Kindheit.

Derzeitige Medikation

Keine.

Puls

Schwach auf allen Ebenen.

Zunge

Sehr dünner Zungenkörper und blasse Farbe.

Beobachtungen

Der Patient kam zusammen mit seinen Eltern in die Praxis und alle waren recht besorgt wegen seines dauerhaften Problems des Bettnässens. Es sei jetzt besonders störend geworden, da er gern mit Klassenkameraden auf längere Schulausflüge fahren wollte. Mehrere Besuche beim Hausarzt hatten keine Resultate gebracht. Die Größe des Patienten war der erste diagnostische Hinweis: Im Alter von 14 Jahren war er bereits fast 1,80 m groß. Er war intelligent und betrieb mehrere Sportarten, einige davon relativ intensiv. Er sprach sehr leise und wartete immer auf die Zustimmung der Eltern, bevor er Fragen beantwortete. Er hatte kein Interesse am Essen – bei einer der seltenen Gelegenheiten, als er allein und unbegleitet in die Praxis kam, gab er zu, dass Essen ihm als Zeitverschwendung erschien. Bei der Befragung stellte sich heraus, dass er außerdem schon länger an Schmerzen in Knien und Beinen litt. Laut seinen Eltern schlafe er wie ein Stein – sobald er den Kopf aufs Kissen lege, sei er auch schon tief eingeschlafen und kein Lärm könne ihn dann aufwecken. Morgens stehe er häufig erst in letzter Minute für die Schule auf und gehe daher meist ohne Frühstück aus dem Haus.

Diagnose

Eine erblich bedingte Konstitutionsschwäche und das rasche Größenwachstum führen dazu, dass das Nieren-*Qi* nicht mithalten kann. Beide Eltern sind recht groß und schlank gebaut. Die Mutter leidet unter einer chronischen Nierenfunktionsstörung: Nur eine Niere funktioniert regulär. Die leise Stimme des Patienten sowie seine schmerzenden Knie und Beine deuten auf einen Nieren-*Yang*-Mangel hin. In diesem Fall ist auch die Nieren-Essenz nicht ausreichend, um die schnell wachsenden Knochen zu nähren, wodurch Schmerzen auftreten, besonders bei starker Aktivität. Der schlechte Appetit des Patienten sorgt für eine zusätzliche Verschlimmerung der Symptome.

Behandlungsprinzip

Das Nieren-*Yang* tonisieren, *Qi* und Blut nähren.

Behandlungsprogramm

Akupunktur

Der Patient war anfangs ängstlich, doch später hatte er keine Probleme mehr. Tonisierende Akupunktur auf Lu 7 *(Lieque)*, Ren 12 *(Zhongwan)*, Ren 3 *(Zhongji)*, Ren 6 *(Qihai)*, Ma 36 *(Zusanli)*, Mi 10 *(Xuehai)*, Le 8 *(Ququan)*, Mi 6 *(Sanyinjiao)*, Gb 39 *(Xuanzhong)*, Ni 3 *(Taixi)*, Bl 20 *(Pishu)*, Bl 23 *(Shenshu)* und Bl 32 *(Ciliao)*. Bei jedem Behandlungstermin wurden jeweils nur sechs Punkte ausgewählt.

Moxibustion

Moxibustion wurde während der Behandlung intensiv eingesetzt, unter Verwendung von Moxakasten oder Moxazigarre. Die verwendeten Punkte waren Lu 1, Lu 7, Ren 12, Ren 3, Ren 4, Ma 36, Mi 6, Ni 1, Gb 39, Bl 20 und Bl 23.

Schröpfen

Schröpfen leichter bis mittlerer Stärke wurde regelmäßig auf den Punkten Ren 3, Ma 29 und Bl 28 appliziert.

Erläuterung

Lu 7 tonisiert die Lunge, die den Wasserhaushalt kontrolliert. Ren 12 tonisiert die Mitte und wirkt positiv auf das Blut. Ren 3, der Alarm-*Mu*-Punkt der Blase, tonisiert die Blase. Ren 6 tonisiert den unteren der *San Jiao* und wirkt ebenfalls positiv auf das Blut. Mi 10 tonisiert das Blut. Ma 36 tonisiert das gesamte *Qi* des

Körpers. Le 8 nährt das Blut und tonisiert die Blase. Mi 6 tonisiert die drei *Yin*-Organe (Niere, Leber, Milz). Gb 39 nährt das Mark und die Essenz, Ni 3 und Ni 1 tonisieren Nieren-*Yin* und -*Yang*. Moxen auf Lu 1 und Lu 7 tonisiert das Lungen-*Qi*. Die übrigen Moxa-Punkte wurden eingesetzt, um Blut, *Qi* und Nieren-*Yang* zu tonisieren. Schröpfen auf Ren 3, Ma 29 und Bl 28 vertreibt die Kälte und tonisiert die Blase.

Arzneimitteltherapie

Das oben erwähnte Rezept *(Bu Zhong Yi Qi Tang)* wurde als Tinktur gegeben.

Behandlungsergebnis

Der Patient erhielt etwa sechs Monate lang wöchentliche, manchmal auch vierzehntägige Behandlungen. Sein Bettnässen ließ stark nach, verschwand aber nicht vollständig. Inzwischen ist er noch einige Zentimeter mehr gewachsen. Widerstrebend gab er Rugby auf, betreibt aber weiterhin andere Sportarten und weigert sich, sich während des Tages auszuruhen. Seine Essgewohnheiten beunruhigen seine Eltern sehr; er dagegen macht sich deswegen keine Sorgen. Inzwischen hat er mal gute und mal schlechte Wochen, in denen er sich besonders müde fühlt. Er ist inzwischen bei Ausflügen von bis zu einer Woche Dauer mit dabei.

Dysmenorrhö

Häufig auftretende Störung in modernen Gesellschaften. Die klinischen Manifestationen sind unter anderem abdominale Schmerzen vor, während oder nach der Menstruation, häufig begleitet von weiteren Symptomen wie Schmerzen im unteren Rücken, Schwindel, Übelkeit, Ruhelosigkeit, Erregung, Ermüdung und Palpitationen. Ein wichtiger Faktor bei der Entstehung einer Dysmenorrhö ist unzureichendes Schützen und Nähren des Körpers während der Menstruation. Tamponhersteller propagieren das Bild einer Frau, die auch während der Periode unvermindert ihren Gewohnheiten und Hobbies nachgeht, bis hin zu Schwimmen und Bergsteigen! Vor noch nicht langer Zeit galt dagegen in vielen Kulturen, dass eine Frau während der Menstruation zu Hause bleiben, wenig arbeiten und sich ausruhen sollte. Nach wie vor gibt es auch einige Kulturen mit der religiösen oder abergläubischen Vorstellung, die Menstruation sei ein „unreiner" Vorgang.

Ätiologie und Symptomatik

Der Schmerz resultiert aus der Stagnation von *Qi* (Leber-*Qi*) und Blut im Uterus, Feuchte-Kälte, die in den Uterus eindringt, Feuchte-Hitze-Ansammlung im Leber-Meridian oder *Qi*- und Blut-Mangel. Dysmenorrhö vom Fülle-Hitze-Typ ist charakterisiert durch starke Schmerzen im unteren Abdomen während der Menstruation. Der Mangel-Typ dagegen weist dumpfe Schmerzen gegen Ende der Periode auf.

Behandlung

Stagnation von Leber-*Qi* und Blut

Klinische Manifestationen: Spannungsgefühl in den Brüsten, Schmerzen vor oder während der Menstruation, Abgang von Blutkoageln, Erregung und Ruhelosigkeit.

Behandlungsprinzip
Die Leber-*Qi*-Stagnation auflösen, *Qi* und Blut bewegen und den Schmerz beenden.

Feuchte-Kälte dringt in den Uterus ein

Klinische Manifestationen: Kältegefühl, vor allem in den unteren Extremitäten und im Abdomen, kolikartige Schmerzen vor oder während der Menstruation, auch im unteren Rücken, Müdigkeit. Die Schmerzen können durch eine Wärmflasche gelindert werden.

Behandlungsprinzip
Das untere Abdomen wärmen, die Kälte vertreiben und die Bewegung von *Qi* und Blut wieder herstellen.

Feuchte-Hitze-Akkumulation im Leber-Meridian

Klinische Manifestationen: Spannungsgefühl und Schmerzen im unteren Abdomen, kurzer Zyklus, dunkelroter Blutfluss mit Koageln, Ruhelosigkeit und Erregung.

Behandlungsprinzip
Feuchtigkeit transformieren, Hitze klären und die Stagnation auflösen.

Qi- und Blut-Mangel

Klinische Manifestationen: Schmerzen nach der Menstruation, besser durch Druck, langer Zyklus, große Blutmengen, blasse Gesichtsfarbe, Schwindel, Palpitationen und Müdigkeit.

Behandlungsprinzip
Qi und Blut tonisieren, die Stagnation im Uterus beseitigen.

Gemeinsamkeiten

Wie zu erkennen ist, führen alle vier pathologischen Syndrome zu einer Stagnation von *Qi* und Blut und dadurch zu Dysmenorrhö. Das Behandlungsprinzip besteht also darin, Leere zu tonisieren, Fülle auszuleiten, Kälte zu wärmen und Hitze zu kühlen.

Behandlungsprogramm
Schröpfen
Bei allen vier Syndromen werden dieselben Punkte geschröpft, allerdings mit unterschiedlicher Stärke, in Abhängigkeit vom energetischen Zustand der jeweiligen Patientin: Le 13 *(Zhangmen)*, Ren 4 *(Guanyuan)* und Ma 29 *(Guilai)*. Bei Rückenschmerzen werden die Schröpfpunkte für den unteren Rücken (siehe Rückenschmerzen, S. 181) eingesetzt.

Zusätzliche Schröpfpunkte aus der Literatur
Schröpftherapie wurde während der letzten 30 Jahre bei pathologischem Ausfluss, Wehenstörungen und Brustbeschwerden eingesetzt. Zur Behandlung von Oligomenorrhö und Unfruchtbarkeit wird Bl 23 *(Shenshu)* in abwärts weisender Richtung genadelt, in Kombination mit Schröpfkopfmassage auf demselben Punkt. Bei pathologischem Ausfluss werden *Yaoyan* (Extrapunkt) unter dem

dritten Lendenwirbel sowie der Bereich rund um *Biliao* (Bl 31 bis Bl 34) genadelt und geschröpft. Das Longyan District Hospital beschreibt die Behandlung von Uterusschmerzen in 47 Fällen mit Schröpfen auf Ren 4 *(Guanyuan)* in Kombination mit Nadeln von Ma 36 *(Zusanli)* und Ren 4 *(Guanyuan)*. Bei mangelnder Milchbildung nach der Geburt wurde Akupunktur auf Bl 15 *(Xinshu)* mit anschließendem Schröpfen desselben Punktes eingesetzt.[1]

Schröpfdauer

- unter 16 Jahren: bis zu 10 Min.
- unter 50 Jahren: bis zu 20 Min.

Akupunktur

Die hauptsächlichen Akupunkturpunkte zur Behandlung von Dysmenorrhö sind: Di 4 *(Hegu)*, Mi 8 *(Diji)*, Ren 3 *(Zhongji)*, Ren 6 *(Qihai)*, Ma 29 *(Guilai)*, Mi 6 *(Sanyinjiao)*, Le 3 *(Taichong)*, *Shiqizhui* (Extrapunkt) und Bl 32 *(Ciliao)*. Weitere Punkte können je nach Symptomausprägung hinzugenommen werden.

Moxibustion

Moxibustion auf unterem Abdomen und unterem Rücken ist ein wichtiger Teil des Behandlungsprogramms bei allen Kälte-induzierten Fällen (Abb. 11.4).

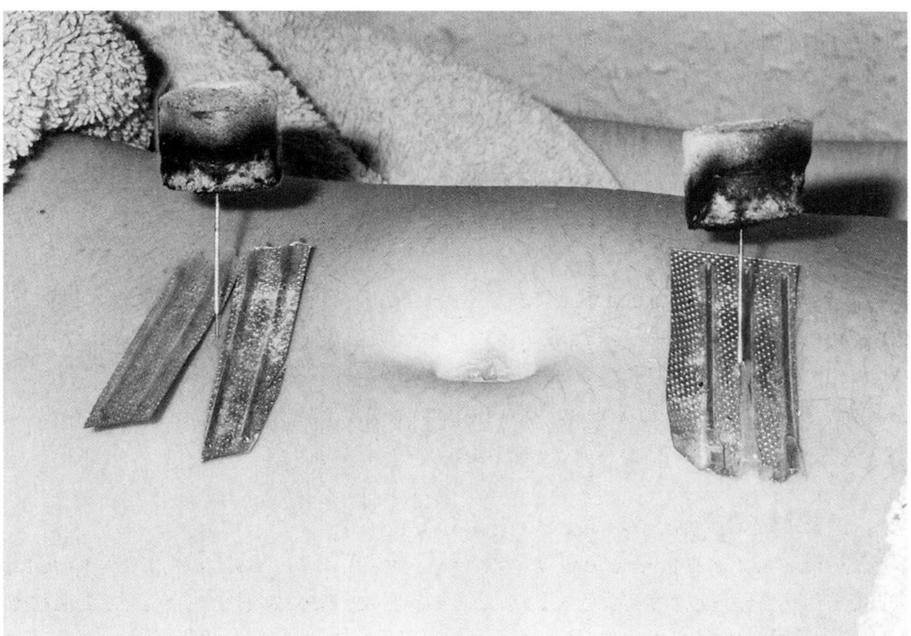

Abb. 11.4: Schröpfen mit Moxanadel auf den Punkten Ren 4 und Ren 12 wirkt tonisierend auf die Energie des Körpers.

Erläuterung

Die Kombination von Di 4 *(Hegu)* und Mi 8 *(Diji)* reguliert das Blut im Uterus und beendet die Schmerzen. Ren 3 *(Zhonji)*, Ren 6 *(Qihai)* und Ma 29 *(Guilai)* sind Lokalpunkte zum Auflösen der Blut-Stase und zur Schmerzstillung. Mi 6 *(Sanyinjiao)* und Le 3 *(Taichong)* bewegen *Qi* und Blut und stillen den Schmerz. Bl 32 *(Ciliao)* und *Shiqizhui* (Extrapunkt) entfernen Blockaden aus dem Meridian und sind Hauptpunkte bei der Behandlung von Dysmenorrhö. Schröpfen von Le 13 fördert den Fluss des Leber-*Qi* und wirkt positiv auf die Mitte. Ren 3, Ren 6 und Ma 29 sind Lokalpunkte zur Regulierung von *Ren Mai* und *Chong Mai*, wodurch der Uterus positiv beeinflusst wird.

Warnhinweis

Auf den Abdominalpunkten kein starkes Schröpfen und keine Schröpfkopfmassage!

Fallbeispiel 6 – Dysmenorrhö

26-jährige Patientin

Beschwerden

Starke Menstruationsschmerzen unmittelbar vor sowie während der ersten beiden Tage der Periode; anschließend lässt der Schmerz nach.

Derzeitige Medikation

Antibabypille, Kombinationspräparat Co-proxamol (Wirkstoffe: Paracetamol, Dextropropoxyphen) gegen Schmerzen.

Puls

Drahtig, schwach in der Nieren-Position.

Zunge

Unauffällig.

Beobachtungen

Die Patientin ist sehr schlank. Sie studiert und arbeitet nebenher. Aus Angst vor Gewichtszunahme isst sie nicht regelmäßig und nur einmal am Tag. Während der Menstruationsschmerzen leidet sie auch unter Schmerzen in den Brüsten sowie unter Stimmungsschwankungen und Tränenausbrüchen. Während der ersten zwei Tage der Periode bleibt sie wegen der Heftigkeit der Schmerzen zu Hause. Sie schläft gut und leidet nicht unter Verdauungsstörungen.

Diagnose

Qi- und Blut-Mangel mit ausgeprägter Leber-*Qi*-Stauung. Die schlechte Ernährung über einen langen Zeitraum hat zu diesem Mangelzustand geführt, ebenso hat der volle Terminplan mit Arbeit und Studium dazu beigetragen. Die Belastung ihrer Arbeitssituation durch zwei Krankheitstage pro Monat sowie die mentalen Anforderungen ihres Studiums haben zur Leber-*Qi*-Stagnation geführt, auf die die Stimmungsschwankungen und die Spannungsgefühle in den Brüsten zurückzuführen sind.

Behandlungsprinzip

Qi und Blut tonisieren, den Leber-*Qi*-Fluss fördern und die Stagnation auflösen, den Uterus regulieren und die Schmerzen beseitigen.

Behandlungsprogramm

Akupunktur

Di 4 *(Hegu)*, Mi 8 *(Diji)*, Mi 10 *(Xuehai)*, Ma 18 *(Rugen)*, Ren 12 *(Zhongwan)*, Ma 29 *(Guilai)*, Ren 4 *(Guanyuan)*, Le 3 *(Taichong)*, Bl 20 *(Pishu)* und Bl 32 *(Ciliao)*.

Moxibustion

Moxabehandlung auf Mi 6 *(Sanyinjiao)*, Bl 20 *(Pishu)* und Bl 23 *(Shenshu)*. Schröpfen mit Moxanadel auf Ren 12 *(Zhongwan)* und Ren 4 *(Guanyuan)*.

Schröpfen

Leichtes Schröpfen auf Le 13 *(Zhangmen)*, Ren 4 *(Guanyuan)* und Ma 29 *(Guilai)* (siehe Abb. 11.1).

Arzneimitteltherapie

Für die Dauer von 3 Monaten wurden die klassischen Rezepturen *Gui Pi Tang* und *Liu Wei Di Huang Wan* in Tablettenform verschrieben, zusammen mit *Gan Cao* (Radix glycyrrhizae uralensis), *Hong Hua* (Flos carthami tinctorii), *Ru Xiang* (Olibanum gummi) und *Mo Yao* (Commiphora myrrha) als Tinktur, jeweils zum Einnehmen 1 Woche vor Einsetzen der Periode.

Erläuterung

Di 4 und Mi 8 regulieren das Blut im Uterus und stillen den Schmerz, Mi 10 löst die Blut-Stase auf und tonisiert außerdem das Blut, Mi 18 lindert die *Qi*-Stagnation im Brustbereich und stoppt die Brustschmerzen und Ren 12 wirkt günstig auf die Mitte und beeinflusst das *Qi*. Ma 29 und Ren 6 sind Lokalpunkte zur Behandlung und Regulierung des Uterus, Le 3 fördert den Fluss des gestauten Leber-*Qi*, Bl 20 tonisiert Magen/Milz und wirkt positiv auf das Blut, Bl 32 öffnet den Meridian und beeinflusst den Uterus. Moxabehandlung auf Mi 6, Bl 20 und Bl 23 wärmt die Nieren, wirkt positiv auf *Qi* und Blut. Die Behandlung mit Moxanadel auf Ren 4 und Ren 12 tonisiert insbesondere Magen/Milz und Nieren (Abb. 11.4). Schröpfen auf Le 13 unterstützt die Auflösung der Leber-*Qi*-Stagnation, Ren 4 und Ma 29 sind Lokalpunkte zur Regulierung des Uterus und zur

Schmerzstillung. Die zwei klassischen Rezepturen tonisieren *Qi* und Blut und die Tinktur wurde verschrieben, um das Blut im Uterus zu bewegen und die Schmerzen zu stillen.

Behandlungsergebnis

Die wöchentliche Behandlung wurde drei Monate lang durchgeführt. Zu diesem Zeitpunkt waren die Menstruationsschmerzen deutlich reduziert und die Patientin konnte auch bei Einsetzen der Periode ihrer Arbeit nachgehen. Sie erhielt zehn weitere monatliche Behandlungen zur Unterstützung und es wurde ihr geraten, die Kräuterrezepturen weitere zehn Monate lang einzunehmen.

Erkältung und Grippe

In der Volksmedizin vieler Kulturen ist Schröpfen eine wichtige Therapieform bei Erkältungen. Auch in der klinischen Situation ziehe ich persönlich bei der Behandlung Kälte-induzierter Störungen im Brustbereich das Schröpfen allen anderen Therapiemöglichkeiten vor.

Ätiologie und Symptomatik

In der TCM werden Erkältung und Grippe auf die Invasion der äußeren pathogenen Faktoren Wind-Kälte oder Wind-Hitze zurückgeführt, die in den Körper eindringen. In der westlichen Medizin dagegen betrachtet man sie als Virusinfektionen der Atemwege. Beide Annahmen sind natürlich im Rahmen ihres jeweiligen Pathologieverständnisses korrekt. Die beiden Erkrankungsmuster in der TCM unterscheiden sich durch unterschiedliche klinische Manifestationen. Wind-Kälte äußert sich durch Fieber ohne Schwitzen, Schmerzen und Steifheit im Kopf- und Nackenbereich sowie allgemeine Gliederschmerzen. In der Regel hat sie einen allmählichen, sich hinziehenden Verlauf mit Kälte- und Windaversion und Bevorzugung warmer Getränke. Die Schmerzen gehen normalerweise bei Wärmeanwendung zurück. Es liegen keine Schwellungen vor, meist jedoch ein Kältegefühl und Schmerzen am ganzen Körper.

Bei Wind-Hitze kommt es zu plötzlich einsetzendem Fieber mit Schwitzen, Halsschmerzen, Kopfschmerzen, Hitzeaversion, Durstgefühl, Bevorzugung kalter Getränke, Rötung mit Schwellungen und Schmerzen. Die Beschwerden werden schlimmer bei Wärme.

Behandlung

Wind-Kälte

Behandlungsprinzip
Den äußeren pathogenen Faktor entfernen, Schwitzen induzieren und den Patienten warm halten.

Behandlungsprogramm
Schröpfen
Leichtes bis mittleres Schröpfen mit der „A"-Technik. Dabei werden Schröpfköpfe „A"-förmig im Bereich des oberen Rückens angesetzt (Abb. 11.8). Nach dem Entfernen der Schröpfköpfe sofort auf folgenden Punkten erneut ansetzen: Lu 1 *(Zhongfu)*, Bl 12 *(Fengmen)*, Bl 43 *(Gaohuangshu)* und Bl 23 *(Shenshu)*.

Schröpfdauer

Kinder

- unter 5 Jahre: leeres oder leichtes Schröpfen, 2 – 3 Min.
- 5 – 7 Jahre: leeres oder leichtes Schröpfen, bis zu 10 Min.
- 7 – 14 Jahre: leichtes oder mittleres Schröpfen, bis zu 15 Min.

Erwachsene

- junge Erwachsene: mittleres oder starkes Schröpfen, bis zu 20 Min.
- schwache und gebrechliche Personen: leeres oder schwaches Schröpfen, bis zu 10 Min.

Akupunktur

Di 4 *(Hegu)*, Lu 7 *(Lieque)*, SJ 5 *(Waiguan)*, Bl 12 *(Fengmen)*, Bl 13 *(Feishu)*, Gb 20 *(Fengchi)* und Di 20 *(Yingxiang)*.

Moxibustion

Moxen der abdominalen Punkte wie Ren 4 *(Guanyuan)*, Ren 6 *(Qihai)*, Ren 8 *(Shenque)*, Ren 10 *(Xiawan)*, Ren 12 *(Zhongwan)* und Le 13 *(Zhangmen)* wirkt positiv auf das *Wei-Qi* und hilft die Wind-Kälte aus dem Abdomen zu vertreiben.

Kommentar

Im Anschluss an die Behandlung ein warmes Getränk reichen, wie zum Beispiel Kräutertee oder Suppe, und den Patienten zugedeckt im Bett liegen lassen, hilft das Schwitzen zu fördern. Die Schweißbildung wirkt unterstützend beim Entfernen des äußeren pathogenen Faktors.

Erläuterung

Lu 1 *(Zhongfu)*, der Alarm-*Mu*-Punkt der Lunge, tonisiert die Lunge und befreit die Oberfläche. Lu 7 *(Lieque)*, Di 4 *(Hegu)*, SJ 5 *(Weiguan)* und Bl 12 *(Fengmen)* vertreiben Wind-Kälte und lösen die Blockade in der Nase. Gb 20 *(Fengchi)* hilft gegen Nackensteifigkeit und Kopfschmerzen. Bl 13 *(Feishu)* wirkt positiv auf die Lunge und stoppt den Husten. Bl 43 *(Gaohuangshu)* stärkt das *Qi*, belüftet die Lunge und stoppt den Husten. Di 20 *(Yingxiang)* löst den Schleim in der Nase und befreit die Atemwege. „A“-Schröpfen und Bl 12 entfernen Wind-Kälte aus den Lungen und beenden den Husten; beide Punkte sind besonders wichtig in der Behandlung Kälte-induzierter Erkrankungen. Schröpfen auf Bl 23 entfernt die Kälte aus dem Rückenbereich und tonisiert die Nieren.

Arzneimitteltherapie

Kaynar – traditioneller türkischer Wintertee

Sheng Jiang	(Zingiberis officinalis) – Ingwer,	10 g
Rou Gui	(Cortex cinnamomi) – Zimtrinde,	5 g

Ding Xiang	(Flos caryophylli) – Gewürznelken,	6 Stück
Bi Ba	(Fructus piperis longi) – Langkornpfeffer	2,5 g
Thymian	(Thymus vulgaris)	10 g

Ein Dekokt zubereiten und Honig zugeben; drei bis fünf Tassen pro Tag trinken.

Wirkung: Fördert das Schwitzen, wirkt positiv auf den mittleren und oberen der *San Jiao*, entspannt den Thorax und stoppt den Husten. *Kaynar* ist mein bevorzugtes Dekokt; es ist besonders wirksam, wenn es gleich zu Beginn der Erkrankung am ersten und zweiten Tag getrunken wird.

Ma Huang Tang – klassische Rezeptur

Ma Huang	(Herba ephedrae)	9 g
Gui Zhi	(Ramulus cinnamomi)	6 g
Xing Ren	(Semen pruni armeniacae)	10 g
Zhi Gan Cao	(Radix glycyrrhizae uralensis)	3 g, in Honig gebraten

Wirkung: Fördert das Schwitzen, befreit die Oberfläche und wirkt positiv auf die Brust.

Gui Zhi Tang – klassische Rezeptur

Gui Zhi	(Ramulus cinnamomi cassiae)	9 g
Shao Yao	(Radix paeoniae)	9 g
Sheng Jiang	(Rhizoma zingiberis officinalis)	9 g
Da Zao	(Fructus zizyphi jujubae)	12 Stück
Zhi Gan Cao	(Radix glycyrrhizae uralensis)	6 g, in Honig gebraten

Wirkung: Vertreibt die Wind-Kälte, reguliert Nähr-*Qi* und *Wei-Qi*. Diese Rezeptur ist eine der wichtigsten Säulen in der Behandlung Kälte-induzierter Störungen.

Wind-Hitze

Behandlungsprinzip

Den pathogenen Faktor Wind-Hitze entfernen, das Fieber senken und den Husten stoppen.

Behandlungsprogramm

Schröpfen

Starkes Schröpfen auf Du 14 *(Dazhui)*, Bl 12 *(Fengmen)*, Bl 13 *(Feishu)* und Bl 43 *(Gaohuangshu)*, gefolgt von starkem „A"-Schröpfen oder Schröpfkopfmassage beidseitig auf dem Blasen-Meridian.

Schröpfdauer

Kinder

- unter 5 Jahren: leeres oder schwaches Schröpfen, 2 – 3 Min.
- 5 – 7 Jahre: leeres oder schwaches Schröpfen, bis zu 10 Min.
- 7 – 14 Jahre: schwaches oder mittleres Schröpfen, bis zu 15 Min.

Erwachsene

- junge Erwachsene: starkes Schröpfen oder Schröpfkopfmassage, bis zu 20 Min.
- schwache und gebrechliche Personen: leichtes bis mittleres Schröpfen, bis zu 10 Min.

Akupunktur

Di 4 *(Hegu)*, Di 11 *(Quchi)*, SJ 5 *(Waiguan)*, Gb 20 *(Fengchi)*, Du 14 *(Dazhui)*, Bl 12 *(Fengmen)* und Bl 13 *(Feishu)*, alle mit ableitender Technik.

Erläuterung

Di 4 *(Hegu)*, Di 11 *(Quchi)*, SJ 5 *(Waiguan)* und Du 14 *(Dazhui)* sind vier wichtige Punkte zum Klären von Wind-Hitze, wirken positiv auf die Brust. Gb 20 *(Fengchi)* klärt Wind-Hitze und lindert Spannungen im Nacken sowie Kopfschmerzen. Bl 12 *(Fengmen)* und Bl 13 *(Feishu)*, zwei Hauptpunkte in der Behandlung von Störungen der Lunge, sind besonders günstige Punkte zum Schröpfen. Starkes „A“-Schröpfen oder Schröpfkopfmassage öffnet die Meridiane, befreit die Oberfläche, bewegt das *Qi* und entspannt die Muskeln.

Arzneimitteltherapie

Sang Ju Yin – klassische Rezeptur

Sang Ye	(Folium mori albae)	7,5 g
Ju Hua	(Flos chrysanthemi morifolii)	3 g
Lian Qiao	(Fructus forsythiae suspensae)	4,5 g
Bo He	(Herba menthae)	2,5 g (gegen Ende zugeben)
Jie Geng	(Radix platycodi grandiflori)	6 g
Xing Ren	(Semen pruni armeniacae)	6 g
Lu Gen	(Rhizoma phragmitis communis)	6 g
Gan Cao	(Radix glycyrrhizae uralensis)	2,5 g

Dieses Rezept gibt es auch als fertige Mischung.

Wirkung: Senkt das Fieber, entfernt Wind-Hitze, wirkt positiv auf die Lunge und stoppt den Husten.

Yin Qiao San – klassische Rezeptur

Jin Yin Hua	(Flos lonicerae japonicae)	10 g
Lian Qiao	(Fructus forsythiae suspensae)	10 g

Jie Geng	(Radix platycodi grandiflori)	6 g
Niu Bang Zi	(Fructus arctii lappae)	10 g
Bo He	(Herba menthae haplocalycis)	5 g
Dan Dou Chi	(Semen sojae praeparata)	5 g
Jing Jie	(Herba seu flos schizonepetae tenuifoliae)	9 g
Dan Zhu Ye	(Herba lophatheri gracilis)	5 g
Xian Lu Gen	(Rhizoma phragmitis communis recens)	20 g
Gan Cao	(Radix glycyrrhizae uralensis)	5 g

Wirkung: Befreit die Oberfläche von Wind-Hitze, klärt Hitze, stoppt den Husten und beseitigt Toxizität. Dieses Rezept ist auch in Tablettenform erhältlich.

Fallbeispiel 7 – Erkältung 13-jährige Patientin

Beschwerden
Dauerndes Niesen mit laufender Nase.

Derzeitige Medikation
Keine.

Puls
Schnell und überflutet.

Zunge
Leicht roter Zungenkörper, kein Belag.

Beobachtungen
Sie ist eine gute Schülerin, geht aber auch gerne auf Partys. Laut ihrem Vater zieht sie sich „nicht warm genug“ an, wenn sie ausgeht. Als Einzelkind kann sie ihren Kopf meistens durchsetzen. Sie ist extrem blass, fühlt sich ständig müde und bleibt gern im Bett liegen, besonders morgens. Äußerlich wirkt sie wie eine 19-Jährige. Obwohl es Winter ist, trägt sie nur ein leichtes Kleid ohne Pullover.

Diagnose
Qi-Mangel mit Wind-Kälte-Invasion. Durch übermäßige Aktivität und Mangel an Ruhe wurde die Energie erschöpft, wodurch das *Wei-Qi* (Abwehrkraft) in sehr schlechtem Zustand ist. Die Gewohnheit, sich zu leicht zu bekleiden, macht die Patientin noch anfälliger gegen äußere Pathogene wie Wind oder Kälte. Dabei handelt es sich um einen deutlichen Fall einer Erkältung im großen *Yang*-Stadium mit klaren Symptomen wie überflutetem Puls, Schnupfen und laufender Nase.

Behandlungsprinzip
Wind-Kälte entfernen und *Wei-Qi* tonisieren.

Behandlungsprogramm
Akupunktur
Di 4 *(Hegu)* sedierend, Lu 7 *(Lieque)* tonisierend, Di 20 *(Yingxiang)* neutral, Ma 36 *(Zusanli)* und Ren 6 *(Qihai)* tonisierend, Gb 20 *(Fengchi)* sedierend, Bl 12 *(Fengmen)*, Bl 13 *(Feishu)* und Bl 23 *(Shenshu)* tonisierend.

Moxibustion
Moxabehandlung auf Lu 1 *(Zhongfu)*, Lu 7 *(Lieque)*, Ren 3 *(Zhongji)*, Ren 4 *(Guanyuan)*, Ren 6 *(Qihai)*, Ren 12 *(Zhongwan)* und Ma 36 *(Zusanli)*.

Schröpfen
Bei jedem Behandlungstermin mittleres Schröpfen auf Bl 12 *(Fengmen)* für 5 Minuten, anschließend „A"-Schröpfen für weitere 10 Minuten.

Erläuterung
Di 4, Lu 7, Gb 20 und Bl 12 vertreiben Wind-Kälte. Di 20 und Gb 20 klären Blockaden in den Nasenwegen. Bl 13 tonisiert die Lunge. Ren 6, Ma 36 und Bl 23 tonisieren das *Qi* des Körpers und wirken, zusammen mit Lu 7, positiv auf das *Wei-Qi*. Moxibustion auf den Punkten Lu 1 und Lu 7 ist meine bevorzugte Technik zum Wärmen und Tonisieren des Lungen-*Qi* bei Wind-Kälte-Invasion. Moxibustion von Ren 3 bis Ren 12 und Ma 36 entfernt die Kälte, wärmt den unteren und mittleren der *San Jiao* und wirkt positiv auf das *Wei-Qi*. Bl 12 ist ein bewährter Schröpfpunkt zum Vertreiben von Wind-Kälte, während „A"-Schröpfen die Wind-Kälte aus dem Brustbereich vertreibt und die Muskelverspannungen in Nacken und Schultern löst.

Behandlungsergebnis
Die Patientin erhielt acht Behandlungen, teils wöchentlich, teils vierzehntägig, wobei sie häufig zu spät kam oder den Termin ganz ausfallen ließ. Die Erkältung und die Niesanfälle verschwanden, doch die Müdigkeit blieb als Teil ihrer Konstitution bestehen.

Fieberhafte Erkrankungen

Angesichts fieberhafter Infekte sind naturheilkundliche Therapeuten manchmal im Zweifel, ob sie die Anwendung von Antibiotika empfehlen oder versuchen sollen, das Fieber nur mit Hilfe alternativer Heilmittel zu senken. Chinesische Ärzte haben schon früh die Erkrankungen durch Fieber identifiziert und in Klassikern wie dem *Shang Han Lun* (Abhandlung der durch Kälte induzierten Erkrankungen, von Zhang Zhong Jing, um 220 n. Chr.) oder dem *Wen Bing Lun* (Abhandlung der durch Wärmefaktoren bedingten Erkrankungen, spätes 17. Jahrhundert) beschrieben.

Ätiologie und Symptomatik

Aus Sicht der chinesischen Medizin entsteht Fieber dadurch, dass die äußeren pathogenen Faktoren Wind-Kälte oder Wind-Hitze das Äußere *(Wei-Qi)* angreifen. Wenn das Fieber nicht im *Wei-Qi*-Stadium geklärt wird, dringt es in tiefere energetische Schichten vor (*Qi*-Stadium, Nähr-*Ying*-Stadium und Blut-*Xue*-Stadium) und verwandelt sich in eine *Wen-Bing*-Erkrankung. Zu dieser Kategorie zählen Erkrankungen wie Meningitis, Masern, Windpocken und Röteln.

Behandlung

Behandlungsprinzip
Immer zuerst die Hitze klären, bevor die übrigen Symptome behandelt werden.

Behandlungsprogramm
Schröpfen
Blutiges oder starkes Schröpfen auf Du 14 *(Dazhui)*, Du 10 *(Lingtai)* und Bl 17 *(Geshu)*. Leeres Schröpfen auf dem oberen Rücken einsetzen, wenn der Patient lethargisch ist.

Zusätzliche Schröpfpunkte aus der Literatur
Dr. Wang ist der Ansicht, dass viele Krankheiten auf Blut-Hitze und Stagnation zurückzuführen sind. Er verwendet blutiges Schröpfen, um Blut-Stase aufzulösen, die Blutzirkulation zu aktivieren, die pathogenen Faktoren zu vertreiben und das *Qi* in den Meridianen zu regulieren. Ein Patient mit Grippe, Kopfschmerzen und hohem Fieber wurde mit blutigem Schröpfen der Punkte Du 14 *(Dazhui)*, Bl 13 *(Feishu)* und Bl 15 *(Xinshu)* behandelt. Einen anderen Patienten mit hohem Fieber, abdominalen Schmerzen und eitrig-blutiger Diarrhö behandelte er zweimal mit blutigem Schröpfen auf Du 14 *(Dazhui)*, Bl 20 *(Pishu)* und Bl 25 *(Dachangshu)*.[3]

Im Jahr 1972 behandelte Dr. Qu toxische Gastroenteritiden mit Dehydratation und kollabierten Venen bei Kleinkindern mittels Schröpfkopfmassage. Dazu wurde ein Schröpfglas mittlerer Größe in warmes Ingwerwasser getaucht und 30-mal beidseitig auf den *Huatuojiaji*-Punkten angesetzt, gefolgt von 60-maligem lokalen Schröpfen auf Ren 12 *(Zhongwan)*, Ma 25 *(Tianshu)* und Ren 4 *(Guanyuan)*, um die inneren Organe zu aktivieren und die pathogene Hitze zu vertreiben.[3]

Schröpfdauer

Kinder (einschließlich Kleinkinder)

- unter 5 Jahren: leeres oder schwaches Schröpfen, 2–3 Min.
- 5–7 Jahre: leeres oder schwaches Schröpfen, bis zu 10 Min.
- 7–14 Jahre: schwaches oder mittleres Schröpfen, bis zu 15 Min.

Erwachsene

- junge Erwachsene: starkes Schröpfen oder Schröpfmassage, bis zu 20 Min.
- schwache und gebrechliche Personen: leichtes bis mittleres Schröpfen, bis zu 10 Min.

Wie immer sollte der energetische Zustand des Patienten in Betracht gezogen und entsprechend behandelt werden. Patienten mit Fieber wirken manchmal sehr energievoll und weisen zahlreiche *Yang*-(Feuer-)Symptome auf. Dies kann jedoch stark täuschen, da das *Yin* (Körperflüssigkeiten) möglicherweise erschöpft ist, was zu Trockenheit, Müdigkeit und Teilnahmslosigkeit führt.

Akupunktur

Täglich ein- bis zweimal auf Di 4 *(Hegu)*, He 7 *(Shenmen)*, Di 11 *(Quchi)*, Du 14 *(Dazhui)*, Du 10 *(Lingtai)*, Mi 10 *(Xuehai)* und Bl 40 *(Weizhong)*, alle mit stark ableitender Technik. Dazu weitere Punkte je nach Symptomausprägung.

Erläuterung

Di 4 *(Hegu)*, Di 11 *(Quchi)*, Du 14 *(Dazhui)*, Mi 10 *(Xuehai)*, Du 10 *(Lingtai)* und Bl 40 *(Weizhong)* sind die hauptsächlichen Akupunkturpunkte, um Hitze zu klären und das Blut zu kühlen. He 7 *(Shenmen)* klärt Hitze vom Herzen und lindert Ruhelosigkeit. Starkes oder blutiges Schröpfen auf Du 14, Du 10 und Bl 17 reduziert das Fieber dramatisch und führt den Patienten zu einer normalen Temperatur zurück; besonders wirksam bei der Behandlung von Meningitis.

Arzneimitteltherapie

Einige beliebte westliche Heilkräuter zur Behandlung von Fieber sind Minze (Herba menthae), Boretsch (Borago officinalis), Kamille (Anthemis nobilis) und Löwenzahn (Taraxacum officinale).

Wirkung: Hitze klären, Blut kühlen und Ausschläge an die Oberfläche bringen.

Häufig verwendete chinesische Heilkräuter zum Klären von Hitze und Kühlen von Blut sind *Sheng Di Huang* (Radix rehmanniae glutinosae), *Xuan Shen* (Radix scrophulariae), *Mu Dan Pi* (Cortex moutan radicis) und *Zi Cao* (Radix arnebiae).

Beliebte chinesische Kräuter, die Hitze und Toxizität aus dem Blut klären, sind *Da Qing Ye* (Folium daqingye), *Zi Hua Di Ding* (Herba cum Radice violae yedoensitis), *Bai Hua She She Cao* (Herba hedyotidis diffusae), *Jin Yin Hua* (Flos lonicerae japonicae) und *Pu Gong Ying* (Herba taraxaci mongolici).

Furunkel/Karbunkel

Dabei handelt es sich um die bakterielle Infektion und Entzündung eines Haarfollikels oder einer Talgdrüse.

Ätiologie und Symptomatik

Aufgrund der verbesserten Lebensbedingungen und des verbreiteten Antibiotikagebrauchs tritt diese Störung im Westen seltener auf, dafür umso häufiger in Entwicklungsländern, vor allem bei Kindern. Schlechte Hygiene, mangelhafte Ernährung und ungenügende Sanitäranlagen schwächen das *Wei-Qi*, so dass die Infektionsabwehr nicht funktioniert. Ein Furunkel erscheint zunächst als kleine, rote, harte und schmerzhafte Beule, die sich mit Eiter füllt und vergrößert. Sobald der Eiter im „Kopf“ der Beule erscheint, ist der Furunkel „reif“ und kann sich entleeren. Dieser sollte nicht gedrückt werden, da das zu einer Ausbreitung der Infektion und zu einer Schädigung des umgebenden Hautgewebes führt.

Gemäß der TCM entsteht ein Furunkel durch pathogene Faktoren wie trüben Schleim, Toxinansammlung im Blut und Hitze, die zur Stagnation von *Qi* und Blut führen.

Behandlung

Behandlungsprinzip
Hitze/Toxin klären, *Qi* und Blut beleben und *Qi* tonisieren.

Behandlungsprogramm
Schröpfen
Starkes oder blutiges Schröpfen auf Du 14 *(Dazhui)* und Du 10 *(Lingtai)*. Die Spitze des reifen Furunkels anstechen und ein Schröpfglas mit hoher Saugstärke darüberstülpen, so dass Eiter und Blut austreten können (Abb. 11.5). Zu diesem Zweck sollte ein großes Schröpfglas (Nr. 4 oder 5) verwendet werden. Das Glas entfernen, sobald der Furunkel entleert ist, und die Wunde wie üblich verbinden. Dabei antiseptische Creme oder eine Packung aus frisch zerquetschten Löwenzahnblättern (Taraxacum mongolicum) verwenden.

Zusätzliche Schröpfpunkte aus der Literatur
Der Furunkel wird punktiert und anschließend ein großes Schröpfglas darüber gestülpt. Lokale und distale Punkte werden geschröpft, zusammen mit Akupunktur auf Du 10 *(Lingtai)*. Ebenso blutiges Schröpfen auf Du 14 *(Dazhui)* und auf dem Furunkel.[1]

a

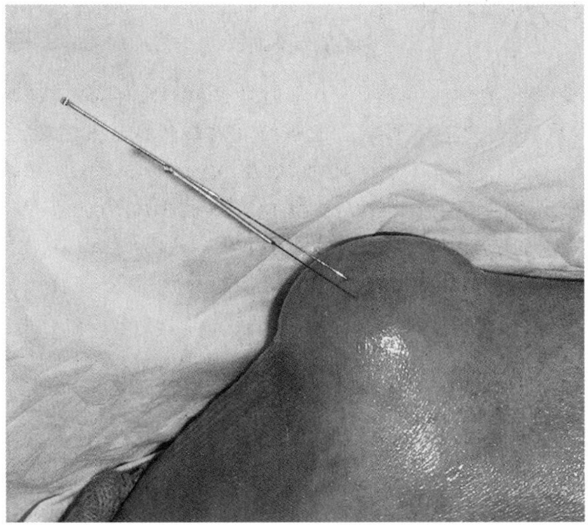

Abb. 11.5: (a) Karbunkel am Ellbogen wird mit Akupunkturnadel punktiert, um eine Blutung hervorzurufen.

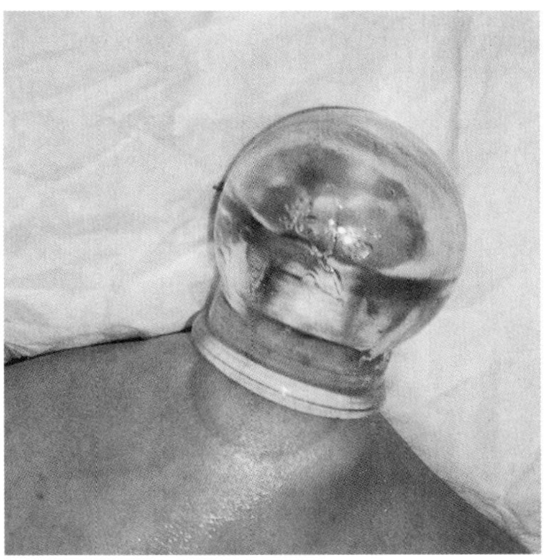

b

(b) Durch Schröpfen über dem reifen Karbunkel werden Eiter und Blut in das Schröpfglas gesaugt.

Akupunktur

Ableitende Akupunktur auf Di 4 *(Hegu)*, Pe 4 *(Ximen)*, Di 11 *(Quchi)*, Du 14 *(Dazhui)*, Du 10 *(Lingtai)*, Bl 40 *(Weizhong)* und Mi 10 *(Xuehai)*.

Erläuterung

Di 4 *(Hegu)*, Pe 4 *(Ximen)* und Di 11 *(Quchi)* befreien die Oberfläche, tonisieren das *Qi*, klären Hitze, kühlen das Blut und beenden den Schmerz. Du 14 *(Dazhui)* und Du 10 *(Lingtai)* klären Hitze aus dem Lenkergefäß *(Du Mai)*. Pe 4 und Du 10 sind zwei empirisch festgestellte Punkte zur Behandlung von Furunkeln und Karbunkeln. Bl 40 *(Weizhong)* klärt Hitze-Toxine aus dem Blut. Mi 10 *(Xuehai)* kühlt und belebt das Blut. Blutiges Schröpfen über dem Furunkel entfernt Toxine und Hitzegifte aus dem Gewebe.

Arzneimitteltherapie

Vom Autor entwickeltes Rezept

Lian Qiao	(Fructus forsythiae)	10 g
Huang Lian	(Rhizoma coptidis)	5 g
Huang Qin	(Radix scutellariae)	5 g
Huang Bai	(Cortex phellodendri)	5 g
Dang Gui	(Radix angelicae sinensis)	15 g
Huang Qi	(Radix astragali membranacei)	10 g
Gan Cao	(Radix glycyrrhizae uralensis)	5 g

Ein Dekokt zubereiten und drei bis vier Tassen pro Tag zu den Mahlzeiten einnehmen.

Wirkung: *Lian Qiao, Huang Lian, Huang Qin* und *Huang Bai* klären Feuer-Toxine und kühlen das Blut. *Dang Gui, Huang Qi* und *Gan Cao* unterstützen die Ausleitung des Eiters aus dem Körper und wirken positiv auf *Qi*, Blut und Haut.

Fallbeispiel 8 – Karbunkel 78-jährige Patientin

Beschwerden

Karbunkel am rechten Ellbogen.

Derzeitige Medikation

Gaviscon Suspension (Antazidum).

Puls

Schwach und schnell.

Zunge

Roter Zungenkörper mit horizontalen Furchen.

Beobachtungen

Die Patientin kommt regelmäßig wegen ihrer Arthritis in die Praxis. Der Karbunkel war zunächst als kleine Beule aufgetaucht und in vier Wochen zur Golfballgröße angewachsen. Mit ihrer Erlaubnis entschloss ich mich zur Behandlung.

Behandlungsprinzip

Blut-Toxine ausleiten.

Behandlungsprogramm

Akupunktur

Die Spitze des Karbunkels wurde mit einer Dreikantnadel angestochen.

Schröpfen
Starkes Schröpfen mit einem kleinen Schröpfglas (Nr. 3) unmittelbar über dem Karbunkel.

Behandlungsergebnis
Durch das starke Schröpfen wurde Eiter, mit etwas Blut vermischt, entfernt. Eine Woche später war der Karbunkel stark zurückgegangen und keine Behandlung mehr nötig. Zwei Wochen später war er vollkommen verschwunden und hatte nur eine leicht gerötete Hautstelle zurückgelassen.

Gesichtslähmung (Fazialisparese)

Die Gesichtslähmung war während meines Studienaufenthalts in Nanjing definitiv das Syndrom, das in den Akupunktur-Abteilungen der dortigen Krankenhäuser am häufigsten behandelt wurde. Dies ging sogar so weit, dass einige meiner Kollegen sich beschwerten, dass sie keine anderen Erkrankungen zu behandeln bekämen. Elektromagnetische Stimulation der Akupunkturpunkte war dabei eine beliebte Behandlungsmethode.

Ätiologie und Symptomatik

Junge wie alte Menschen werden von dieser Störung gleichermaßen betroffen. Die klinischen Symptome zentraler und peripherer Fazialisparese, wie sie von der westlichen Medizin definiert werden, sind sehr ähnlich, außer dass bei ersterer die Bewegung der Stirnmuskulatur nicht gestört ist. Die klassischen Symptome sind hängender Mundwinkel, unkontrollierter Speichelfluss, die Unfähigkeit, die Augenbrauen hochzuziehen, zu pfeifen oder die Augen vollständig zu schließen, undeutliche Aussprache, Taubheitsgefühl auf der betroffenen Seite, manchmal Kieferschmerzen und Deviation der Lippen zu einer Seite. Laut der TCM ist die Parese auf eine Wind-Invasion (innerer Wind oder äußere Wind-Kälte) in die Meridiane des Gesichtsbereichs zurückzuführen.

Behandlung

Behandlungsprinzip
In beiden Fällen ist die Behandlung sehr ähnlich: Wind vertreiben, Obstruktion in den Meridianen beseitigen, *Qi* und Blut lokal beleben.

Behandlungsprogramm
Schröpfen
Meiner Ansicht nach ist Schröpfen die wirksamste Behandlungsmethode bei Fazialisparese. Ich benutze es häufig als hauptsächliche Therapiemethode, unterstützt von Akupunktur und Moxibustion. Dabei werden bis zu fünf kleine Schröpfköpfe (Größe 1 bis 3) auf der betroffenen Seite aufgesetzt, täglich oder zweimal wöchentlich, um bessere und schnellere Ergebnisse zu erzielen (Abb. 11.6). Der Patient sollte zum Stärken der Gesichtsmuskeln Luftballons aufblasen, viel ruhen und Luftzug vermeiden.

Zusätzliche Schröpfpunkte aus der Literatur
Behandlung von Fazialisparese mit Akupunktur auf Lokalpunkten, anschließend Schröpfen von Du 14 *(Dazhui)*. Behandlung bei Deviation von Mund und

Augen mit Schröpfen auf *Taiyang* (Extrapunkt) und Ma 4 *(Dicang)*.[1] Weitere 800 Fälle wurden mit „Punkt-zu-Punkt-Akupunktur" und Schröpfen der betroffenen Seite behandelt. Die Fazialisparese mit allen klassischen Symptomen wurde erfolgreich mit leerem Schröpfen behandelt (vier Behandlungen der betroffenen Gesichtsseite).[3]

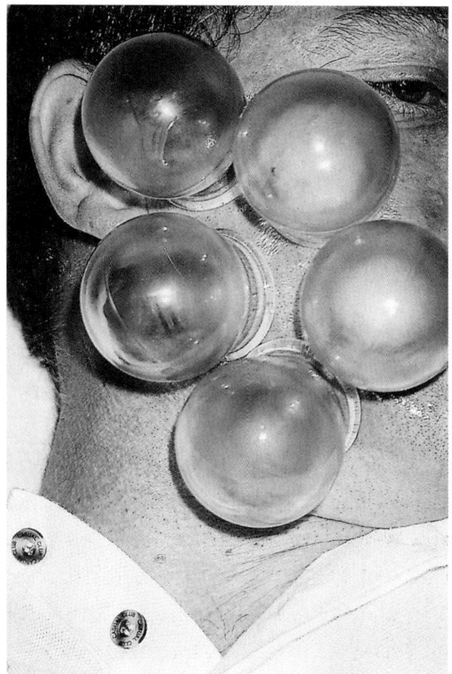

Abb. 11.6: Fazialisparese. Bis zu fünf Schröpfköpfe können auf der betroffenen Seite aufgesetzt werden.

Schröpfdauer

Kinder

- unter 14 Jahren: leeres oder leichtes Schröpfen, bis zu 10 Min.

Erwachsene

- junge Erwachsene: leichtes bis mittleres Schröpfen, bis zu 20 Min.
- schwache und gebrechliche Personen: leeres bis mittleres Schröpfen, bis zu 10 Min.

Akupunktur

SJ 17 *(Yifeng)*, Ma 4 *(Dicang)*, Ma 6 *(Jiache)*, Gb 14 *(Yangbai)*, *Taiyang* (Extrapunkt), Di 4 *(Hegu)*, Le 3 *(Taichong)*, Bl 2 *(Zanzhu)*, SJ 23 *(Sizhukong)*, Gb 1 *(Tongziliao)*, *Yuyao* (Extrapunkt), Ma 2 *(Sibai)*, Ma 3 *(Juliao)*, Di 20 *(Yingxiang)*, Gb 20 *(Fengchi)* und Du 26 *(Renzhong)*. Pro Sitzung bis zu sechs lokale und drei entsprechende distale Punkte auswählen. Neutrale Technik bei allen Lokalpunkten und ableitende Technik bei den Fernpunkten anwenden.

Moxibustion

Eine Moxabehandlung auf der betroffenen Seite ist besonders wirksam zum Entfernen von Wind-Kälte und Feuchtigkeit aus den Meridianen.

Erläuterung

Mit Ausnahme der beiden Fernpunkte Di 4 *(Hegu)* und Le 3 *(Taichong)*, zwei bewährten Punkten zum Entfernen von Wind aus dem Gesichtsbereich, handelt es sich um Lokalpunkte zur Beseitigung von Schmerz, Stärkung der Gesichtsmuskeln und zur Normalisierung des *Qi*- und Blut-Flusses.

Arzneimitteltherapie

Tian Ma Qu Feng Bu Pian – klassische Patentmedizin

Tian Ma	(Rhizoma gastrodiae elatae)
Dang Gui	(Radix angelicae sinensis)
Sheng Di Huang	(Radix rehmanniae glutinosae)
Huai Niu Xi	(Radix achyranthis bidentatae)
Du Zhong	(Cortex eucommiae ulmoidis)
Qiang Huo	(Radix et Rhizoma notopterygii)
Bai Fu Zi	(Rhizoma typhonii gigantei)

Wirkung: Vertreibt inneren Wind und tonisiert Leber und Niere.

Qian Zhen San – klassische Patentmedizin

Bai Fu Zi	(Rhizoma typhonii gigantei)
Jiang Can	(Bombyx batryticatus)
Quan Xie	(Buthus martensi)

Wirkung: Vertreibt Wind, transformiert Schleim und stoppt Spasmen.

Warnhinweis

Beim Schröpfen im Gesicht ist besondere Vorsicht geboten, um Hämatom- und Blasenbildung zu vermeiden. Die Gesichtshaut ist bedeutend dünner als die anderer Körperteile, besonders bei älteren Menschen. Daher kommt es sehr leicht zum Bersten der feinen Kapillargefäße unter der Haut, selbst bei leichter oder mittlerer Schröpfstärke. Bei der Moxibustion sollte der Therapeut die Hand über die Behandlungsfläche halten, um die Hitzeentwicklung zu überwachen. Man sollte sich dabei nicht ausschließlich auf die Reaktionen des Patienten verlassen, da das Temperaturgefühl durch die Parese gestört sein kann.

Fallbeispiel 9 – Fazialisparese 52-jähriger Patient

Beschwerden

Fazialisparese seit 3 Monaten. Der Patient erwachte eines Morgens mit Deviation des Mundes nach links und Taubheitsgefühl in der rechten Wange. Das rechte Auge blieb offen mit ständiger Tränensekretion. Zu keiner Zeit traten dabei Schmerzen auf.

Derzeitige Medikation

Lokale Steroidinjektion unmittelbar nach Einsetzen der Parese.

Puls

Überflutet und schwach.

Zunge
Roter Zungenkörper mit dünnem weißem Belag.

Beobachtungen
Der Patient arbeitet für das Wasserwirtschaftsamt und überprüft die regionalen Wasserreservoire. Er ist stark gebaut und abgesehen von der aktuellen Symptomatik gesund. Etwa 10 Tage vor Einsetzen der Parese fühlte er sich tagsüber müde und schläfrig, obwohl er gut geschlafen hatte.

Diagnose
Wind-Kälte-Invasion in die Meridiane des Gesichtsbereichs führt zu *Qi*- und Blut-Stagnation. Vermutlich verursacht durch Zug, als er bei der Arbeit das warme, geheizte Auto verließ und kaltem Wind im Freien ausgesetzt war.

Behandlungsprinzip
Wind-Kälte vertreiben, *Qi*- und Blut-Zirkulation wieder herstellen, die lokalen Muskeln und Sehnen nähren.

Behandlungsprogramm
Akupunktur
Auf der betroffenen Seite Ma 1 *(Chengqi)*, Ma 2 *(Sibai)*, Ma 4 *(Dicang)*, Ma 6 *(Jiache)*, Ma 7 *(Xiaguan)*, SJ 17 *(Yifeng)*, Di 20 *(Yingxiang)*, *Yuyao* (Extrapunkt), Gb 1 *(Tongziliao)*, Gb 20 *(Fengchi)*, Ren 24 *(Chengjiang)*, Du 26 *(Renzhong)* sowie bilateral Di 4 *(Hegu)* und Le 3 *(Taichong)*.

Schröpfen
Bei jedem Behandlungstermin wurden bis zu vier kleine Schröpfgläser (Größe 1 oder 2) mit mittlerer Schröpfstärke auf der betroffenen Gesichtsseite angesetzt.

Erläuterung
Bei jedem Termin wurden bis zu sechs Punkte ausgewählt. Die Kombination der Fernpunkte Di 4 und Le 3 vertreibt äußeren Wind und reguliert die Meridiane. Gb 20 vertreibt Wind und entspannt die Sehnen von Kopf und Gesicht. Ma 1, Ma 2, Ma 4, Ma 6, Ma 7, SJ 17, Di 20, *Yuyao* (Extrapunkt), Ren 24 und Du 26 sind Lokalpunkte zum Vertreiben von Wind sowie zum Nähren und Stärken von *Qi* und Blut in den Meridianen des Gesichtsbereichs. Schröpfen der betroffenen Seite hat dieselbe Wirkung.

Behandlungsergebnis
Der Patient erhielt insgesamt 15 wöchentliche Behandlungen, worauf seine Beschwerden vollständig zurückgegangen waren.

Hauterkrankungen

Patienten mit Hautleiden wie Akne, Rosacea, Ekzem oder Psoriasis wenden sich zunehmend alternativen Behandlungsmethoden zu, vor allem der chinesischen Medizin. Daraus wird ersichtlich, dass die systematische Anwendung von Kortikosteoridsalben und Antibiotika, die in der konventionellen Medizin häufig verschrieben wird, in ihrer Wirkung oft kurzfristig und unbefriedigend ist. Kortikosteoride sind von ihren energetischen Eigenschaften her kalt und wenn sie auf warmer oder heißer Haut appliziert werden, drängen sie die Hitze gewöhnlich in innere Körperschichten und führen daher nur zu einer kurzfristigen Erleichterung der Beschwerden. Da die „kühlende" Wirkung nur kurzzeitig ist, müssen kortikosteoridhaltige Salben wiederholt angewandt werden, um nachhaltig Erleichterung zu bringen. In den meisten Fällen sind sich die Patienten der Nebenwirkungen bewusst und setzen die Substanzen nur ungern ein. Die Unterdrückung von Symptomen kann auch zu einer späteren verstärkten Reaktion anderer Art führen, wie zum Beispiel zu einem Asthmaanfall.

Ätiologie und Symptomatik

Bei der Behandlung so unterschiedlicher Hauterkrankungen wie oben aufgeführt gibt es natürlich verschiedene Ätiologien. Aus Sicht der TCM haben diese Beschwerden nur wenige gemeinsame ätiologische Faktoren, wie Mangel an Lungen- und Nieren-*Qi*, Invasion von Wind-Hitze oder Feuchte-Hitze und Blut-Mangel (Leber). Die Verbindung von Haut und Lungen-*Qi* ist traditionell bekannt: Das Lungen-*Qi* kontrolliert die Haut; das Nieren-*Qi* nährt sie gemeinsam mit dem Lungen-*Qi*. Blut-Mangel kann zu innerer Wind-Hitze führen, charakterisiert durch Juckreiz. Feuchte-Hitze resultiert aus Magen- und Milz-*Qi*-Mangel und führt zur Ansammlung von Schleim, charakterisiert durch nässende und juckende Haut.

Behandlung

Bei Fülle ausleitend behandeln, bei Mangel tonisierend. In vielen Fällen chronischer Hauterkrankungen liegen gleichzeitig ein Mangel-Syndrom und ein Fülle-Zustand vor.

Behandlungsprinzip
Das Blut nähren, um innere Wind-Hitze zu klären. Magen/Milz tonisieren, um Feuchte-Hitze zu vertreiben. Hitze-Toxine klären, Wind vertreiben und den Juckreiz beenden.

Behandlungsprogramm

Schröpfen

Starkes oder blutiges Schröpfen auf Du 14 *(Dazhui)* und Schröpfkopfmassage auf dem Blasen-Meridian beidseits der Wirbelsäule, bis ein Hämatom sichtbar wird. Bei der Anwendung der Schröpfkopfmassage Stellen mit Hautläsionen und offene Wunden meiden.

Schröpfdauer

Kinder

- unter 5 Jahren: kein Schröpfen
- 5–7 Jahre: nur leeres Schröpfen, bis zu 5 Min.
- 7–14 Jahre: leichtes bis mittleres Schröpfen, bis zu 10 Min.

Erwachsene

- junge Erwachsene: blutiges Schröpfen oder Schröpfkopfmassage, bis zu 15 Min.
- schwache und gebrechliche Personen: leichtes bis mittleres Schröpfen, bis zu 10 Min.

Akupunktur

Di 4 *(Hegu)*, Pe 4 *(Ximen)*, Di 11 *(Quchi)*, Mi 10 *(Xuehai)*, Du 14 *(Dazhui)*, Du 10 *(Lingtai)*, Bl 40 *(Weizhong)*, Lu 5 *(Chize)*, Lu 9 *(Taiyuan)*, Ni 3 *(Taixi)*, Mi 6 *(Sanyinjiao)*, Mi 9 *(Yinlingquan)*, *Sifeng* (Extrapunkt), Le 2 *(Xingjian)*, Ren 12 *(Zhongwan)*, Bl 20 *(Pishu)* und Ma 36 *(Zusanli)*. Akupunktur lokal einsetzen, im Fall von Akne um die Pickel herum. Bei heißen Hautläsionen Pflaumenblütentechnik einsetzen, beim äußeren Ring beginnen und dann zum Zentrum vorarbeiten. Je nach Symptomausprägung bis zu 12 Punkte bei jeder Sitzung auswählen.

Erläuterung

Di 4, Pe 4 und Di 11 befreien die Oberfläche, klären Hitze, kühlen das Blut und beseitigen den Juckreiz. Mi 10, Du 10, Du 14 und Bl 40 klären Blut-Hitze, entgiften das System, transformieren Feuchtigkeit und wirken positiv auf die Haut. Lu 5 kühlt die Lunge und befeuchtet die Haut. Mi 6 und Mi 9 tonisieren die Milz und beseitigen Feuchtigkeit. *Sifeng* (Extrapunkt, nur bei Kindern) löst Nahrungsmittelstagnation im Verdauungstrakt auf und vertreibt Feuchte-Hitze von der Haut. Le 2 klärt Leber-(Blut-)Hitze und kühlt das Blut. Ren 12, Bl 20 und Ma 36 tonisieren die Milz und transformieren Feuchtigkeit. Pflaumenblüten-Akupunktur auf den Hautläsionen belebt *Qi* und Blut und beseitigt dadurch lokal die Wind-Hitze. Blutiges Schröpfen auf Du 14 hat eine stark kühlende Wirkung auf die innere Hitze, vor allem in Kombination mit Schröpfkopfmassage auf dem Blasen-Meridian. Schröpfkopfmassage belebt außerdem das Blut, öffnet die Meridiane, beseitigt die *Qi*- und Blut-Stagnation und wirkt positiv auf die Haut.

Arzneimitteltherapie

Bei Wind-Hitze und trockener Haut hilft die Kräutersalbe Chirali Old Remedy®2. Sie enthält Avocado-, Sesam-, Mandel-, Oliven- und Rosenöl, außerdem Paraffin sowie die Vitamine A und E. Sie nährt die Haut und beseitigt Trockenheit aufgrund von innerem/äußerem Wind oder Hitze. Bei Feuchte-Hitze und fetter Haut wirkt Chirali Old Remedy®3. Sie enthält Wacholderextrakt (Juniperus oxygerus) und Paraffin, klärt Feuchte-Hitze und nährt die Haut.

Zum Klären von Hitze-Toxin (Auswahl des Autors)

Lian Qiao	(Fructus forsythiae)	10 g
Huang Lian	(Rhizoma coptidis)	5 g
Huang Qin	(Radix scutellariae)	5 g
Huang Bai	(Cortex phellodendri)	5 g
Da Qing Ye	(Folium daqingye)	10 g
Pu Gong Ying	(Herba taraxaci mongolici)	10 g
Zi Hua Di Ding	(Radix violae yedonsitis)	10 g
Sheng Di	(Radix rehmanniae glutinosae)	15 g
Dang Gui	(Radix angelicae sinensis)	15 g
Huang Qi	(Radix astragali membranacei)	10 g
Gan Cao	(Radix glycyrrhizae uralensis)	5 g

Ein Dekokt zubereiten und täglich drei bis vier Tassen zu den Mahlzeiten trinken.

Wirkung: *Lian Qiao, Huang Lian, Huang Qin* und *Huang Bai* klären Feuer-Toxin und kühlen das Blut. *Da Qing Ye, Pu Gong Ying, Zu Hua Di Ding* und *Sheng Di* kühlen das Blut, nähren die Haut und beseitigen die Toxizität. *Dang Gui, Huang Qi* und *Gan Cao* helfen Eiter aus dem Körper zu entfernen und wirken positiv auf *Qi*, Blut und Haut.

Xiao Feng San – klassische Rezeptur zum Klären von Wind-Hitze

Jing Jie	(Herba seu flos schizonepetae tenuifoliae)	3 g
Fang Feng	(Radix ladebouriellae sesloidis)	3 g
Chan Tui	(Periostracum cicadae)	3 g
Niu Bang Zi	(Fructus arctii lappae)	3 g
Ku Shen	(Radix sophorae flavescentis)	3 g
Mu Tong	(Caulis akebiae)	1,5 g
Cang Zhu	(Rhizoma atractylodis lanceae)	3 g
Shang Di	(Radix rehmanniae glutinosae)	5 g
Shi Gao	(Gypsum fibrosum)	10 g
Zhi Mu	(Radix anemarrhenae asphodeloidis)	3 g
Dang Gui	(Radix angelicae sinensis)	3 g
Hei Zhi Ma	(Semen sesami indici)	3 g
Gan Cao	(Radix glycyrrhizae uralensis)	3 g

Wirkung: Klärt Wind-Hitze von der Haut und beendet den Juckreiz, beseitigt Feuchte-Hitze, nährt das Blut und befeuchtet die Haut.

Bei der Behandlung von Akne oder Rosacea die beiden Kräuter *Pi Pa Ye* (Folium eriobotryae japonicae) und *Sang Bai Pi* (Cortex mori albae radicis) zu der Rezeptur hinzufügen, um Feuchte-Hitze von der Haut zu klären.

Warnhinweis
Direktes Schröpfen auf den Hautläsionen vermeiden, vor allem bei feuchten und nässenden Hauterkrankungen. Gute Wirksamkeit wird erzielt, wenn die Schröpfgläser rund um die Läsionen verteilt werden.

Fallbeispiel 10 – Hautekzem

17-jähriger Patient

Beschwerden
Trockene, stark juckende Haut, vor allem an Armen, Hals und Gesicht, seit dem Alter von 10 Jahren.

Derzeitige Medikation
In der Vergangenheit kortikosteroidhaltige Salben, zur Zeit nur eine wasserhaltige Feuchtigkeitscreme.

Puls
Schnell und stark auf allen Ebenen.

Zunge
Roter Zungenkörper, dünner gelber Belag.

Beobachtungen
Der Patient ist ein guter Schüler und bereitet sich auf die Universitäts-Aufnahmeprüfungen vor. Seit Jahren ist er außerdem in viele sportliche Aktivitäten involviert. Er ist der einzige Sohn und große Erwartungen ruhen auf ihm. Von Natur aus unruhig, würde er eine körperliche Arbeit der Beschäftigung in einem Büro vorziehen. Bei seinem ersten Besuch waren Gesicht und Augen ziemlich rot und juckten stark. Laut seiner Mutter hatte er „einige schwierige Tage in der Schule" gehabt.

Diagnose
Wind-Hitze aufgrund von Lungen- und Nieren-*Qi*-Mangel sowie Leber-*Qi*-Stagnation. Ausgedehnte und übermäßige sportliche Aktivitäten haben das Lungen- und Nieren-*Qi* verletzt und zu Leber-*Yin*-Mangel geführt. Das resultiert in Leber-Wind, der sich in Hautjucken manifestiert. Frustration führt zu Leber-*Qi*-

Stagnation, die die Leber-Blut-Störung weiter verschlimmert und zu vermehrter Hitze führt.

Behandlungsprinzip
Wind-Hitze klären, die Leber-*Qi*-Stagnation auflösen, Lunge und Nieren tonisieren, die Haut nähren und das Jucken beseitigen.

Behandlungsprogramm
Akupunktur
Di 4 *(Hegu)*, Pe 4 *(Ximen)*, Lu 5 *(Chize)*, Di 11 *(Auchi)*, Mi 10 *(Xuehai)*, Ni 3 *(Taixi)*, Le 3 *(Taichong)*, Du 14 *(Dazhui)*, Bl 13 *(Feishu)*, Bl 23 *(Shenshu)* und Bl 40 *(Weizhong)*.

Schröpfen
Schröpfkopfmassage auf dem Blasen-Meridian bei jedem Behandlungstermin.

Erläuterung
Die Kombination von Di 4 und Le 3 klärt Wind-Hitze und lindert Leber-*Qi*-Stagnation. Pe 4 klärt Hitze aus dem Blut und beruhigt den Geist. Lu 5 tonisiert und nährt die Lunge und befeuchtet die Haut. Di 11 klärt Wind-Hitze und kühlt das Blut. Mi 10 bewegt und nährt das Blut. Ni 3 und Bl 23 tonisieren und nähren die Nieren. Du 14 und Bl 40 kühlen das Blut, klären Wind-Hitze und beenden Juckreiz. Schröpfkopfmassage auf dem Blasen-Meridian kühlt das Blut, beseitigt die Stagnation und nährt die Haut.

Arzneimitteltherapie
Klassische Rezeptur *Xiao Feng San*, unter Zusatz von *Sang Bai Pi* (Cortex mori albae radicis) und *Pi Pa Ye* (Folium eriobotryae japonicae). Außerdem wurde die Hautsalbe Chirali Old Remedy®2 mit nährender Wirkung für trockene Haut verschrieben.

Behandlungsergebnis
Nach dreimonatiger Behandlung waren das Ekzem und der Juckreiz stark zurückgegangen. Die Haut reagiert jedoch immer noch stark auf die geringsten emotionalen Erregungen. Der Patient betrachtet die „Ratschläge“ seiner Familie weiterhin als unerträglichen psychischen Druck, der auf ihn ausgeübt wird. Dadurch steigt das Leber-*Yang* auf und führt zu weiterer Leber-*Qi*-Stagnation. Deutlicher Hinweis darauf ist die Verbesserung des Hautzustandes, wenn er ausgeglichen und zufrieden ist, während eine Verschlechterung eintritt, sobald er sich unter Druck gesetzt fühlt.

Husten

Jeder hat hin und wieder Husten, wobei die Jahreszeit keine große Rolle zu spielen scheint. Kinder, Erwachsene und ältere Menschen sind dabei gleichermaßen anfällig und oft kann der Husten sehr quälend werden, vor allem bei Kindern und älteren Menschen.

Ätiologie und Symptomatik

Die primäre Ursache für Husten ist ein Angriff des äußeren pathogenen Faktors Wind-Kälte oder Wind-Hitze, der das Lungen-*Qi* verletzt. Dadurch wird die *Qi*-Absenkungsfunktion der Lunge geschwächt, so dass Husten auftritt. Ganz allgemein kann man also Husten in zwei Kategorien einteilen: Wind-Kälte und Wind-Hitze. Diese beiden Typen können weiter unterteilt werden, doch im Zusammenhang dieses Buches sollen nur die klinischen Manifestationen von Wind-Kälte und Wind-Hitze erläutert werden.

Behandlung

Wind-Kälte

Klinische Manifestationen: Husten mit wässrigem Sputum, Schnupfen mit dünnem weißem Schleim, Niesen, Kälteaversion, wenig oder nicht erhöhte Temperatur, Gliederschmerzen und Nackensteifigkeit.

Behandlungsprinzip
Äußere Wind-Kälte vertreiben, die *Qi*-Absenkungsfunktion wieder herstellen, Schwitzen fördern und den Husten beenden.

Behandlungsprogramm
Schröpfen
Dingchuan (Extrapunkt), Gb 21 *(Jianjing)*, Bl 12 *(Fengmen)* und Bl 13 *(Feishu)* oder „A"-Schröpfen.

Zusätzliche Schröpfpunkte aus der Literatur
In den 60er Jahren wurde die Behandlung von Keuchhusten mit Schröpfen ausschließlich auf Du 12 *(Shenzhu)* beschrieben. Ein anderer Therapeut schröpfte Ren 21 *(Xuanji)* und Ma 14 *(Kufang)* im Wechsel mit Bl 13 *(Feishu)* und Du 14 *(Dazhui)*. Gegen chronische Bronchitis bei Kleinkindern (7 – 12 Monate) wird Du 14 *(Dazhui)* blutig punktiert und anschließend geschröpft. Gegen akute Bronchitis bei Kindern Schröpfen auf Bl 13 *(Feishu)*, Ni 25 *(Shencang)* und Ni 24 *(Lingxu)* beidseitig und abwechselnd. Bei schleimiger Dyspnoe wurde Schröp-

fen mit Wasser auf Bl 12 *(Fengmen)*, Bl 13 *(Feishu)*, Bl 43 *(Gaohuangshu)*, Ren 21 *(Xuanji)*, Ren 20 *(Huagai)* und Ma 15 *(Wuyi)* eingesetzt.[1]

Schröpfdauer

Kinder

- unter 5 Jahre: leeres oder schwaches Schröpfen, 2 – 3 Min.
- 5 – 7 Jahre: leeres oder schwaches Schröpfen, bis zu 10 Min.
- 7 – 14 Jahre: schwaches oder mittleres Schröpfen, bis zu 15 Min.

Erwachsene

- junge Erwachsene: starkes Schröpfen oder Schröpfkopfmassage, bis zu 20 Min.
- schwache und gebrechliche Personen: leichtes bis mittleres Schröpfen, bis zu 10 Min.

Akupunktur

Di 4 *(Hegu)* und Lu 9 *(Taiyuan)* sedierend, Lu 6 *(Kongzui)* neutral, Lu 7 *(Lieque)* tonisierend, Ni 7 *(Fuliu)* und Bl 12 *(Fengmen)* sedierend, Bl 13 *(Feishu)*, Ni 3 *(Taixi)* und Bl 23 *(Shenshu)* tonisierend.

Moxibustion

Lunge und Niere durch Moxabehandlung wärmen (vorzugsweise mit Moxakasten), auf Lu 1 *(Zhongfu)*, Bl 12 *(Fengmen)*, Bl 13 *(Feishu)*, *Dingchuan* (Extrapunkt), Bl 20 *(Pishu)* und Bl 23 *(Shenshu)*.

Erläuterung

Di 4 klärt die Oberfläche, öffnet den Meridian und wirkt positiv auf den Brustbereich. Lu 6, Lu 7 und Lu 9 sind wichtige Punkte in der Behandlung von Lunge und Husten. Die Kombination von Di 4 und Ni 7 wird häufig eingesetzt, um das Schwitzen zu fördern und äußere pathogene Faktoren zu vertreiben. Ni 3 und Bl 23 tonisieren die Nieren und unterstützen damit das Lungen-*Qi*. Gb 21 vertreibt Wind und entspannt die Schultern. Bl 12 vertreibt Wind-Kälte aus der Lunge, Bl 13 tonisiert die Lunge und stoppt Husten. Moxibustion auf den Punkten Lu 1, Bl 12 und Bl 13 wärmt und stärkt die Lunge, auf Bl 23 tonisiert es die Nieren. Schröpfen auf *Dingchuan*, Bl 12 und Bl 13 oder „A"-Schröpfen entfernen Kälte aus der Lunge und beenden den Husten.

Arzneimitteltherapie

Ma Huang Tang – klassische Rezeptur

siehe Erkältung und Grippe, S. 137

Wirkung: Vertreibt äußere Wind-Kälte, regt zum Schwitzen an und beendet den Husten

Kaynar
Pfeffer- und Thymian-Tee, siehe Erkältung und Grippe, S. 137

Wirkung: Fördert das Schwitzen, wirkt positiv auf die Mitte und die Lunge und stoppt den Husten.

Wind-Hitze

Klinische Manifestationen: trockener Husten, Halsschmerzen, klebriges, zähes Sputum, Schnupfen mit zähem Schleim, Kopfschmerzen, erhöhte Temperatur und Schwitzen.

Behandlungsprinzip

Lungen-Hitze klären, die *Qi*-Absenkungsfunktion der Lunge wieder herstellen und den Husten beenden.

Behandlungsprogramm

Schröpfen
Mit größerer Schröpfstärke auf denselben Punkten schröpfen wie bei Erkältung und Grippe (S. 137), zusätzlich Lu 1 *(Zhongfu).*

Akupunktur
Dieselben Punkte wie bei Wind-Kälte, zusätzlich Lu 1 *(Zhongfu)*, Lu 10 *(Yuji)*, Lu 5 *(Chize)* und Du 14 *(Dazhui)*. Alle klären Hitze und wirken günstig auf die Lunge.

Arzneimitteltherapie

Sang Ju Yin – klassische Rezeptur
Siehe Erkältung und Grippe (S. 137).

Yin Qiao San – klassische Rezeptur
Siehe Erkältung und Grippe (S. 137).

Hypertonie

Von erhöhtem Blutdruck spricht man, wenn der systolische (obere) Wert bei 140 mmHg oder darüber liegt und der diastolische (untere) Wert bei 90 mmHg oder darüber. Der Blutdruck steigt normalerweise leicht mit dem Alter, während der Schwangerschaft, bei Nierenstörungen sowie bei emotionalen Zuständen wie Trauer, Aufregung oder Angst.

Ätiologie und Symptomatik

Aus der Sicht der TCM kann Hypertonie aus Nieren-*Yang*- oder Nieren-*Yin*-Mangel resultieren. Wenn das Nieren-*Yang* (Feuer) im Mangel ist, sammelt sich das *Yin* (Wasser) an; wenn das Nieren-*Yin* (Wasser) im Mangel ist, wird das Leber-*Yin* nicht genährt, worauf das Leber-*Yang* aufsteigt und erhöhten Blutdruck hervorruft. Klassische Hypertoniesymptome sind Schwindel, Kopfschmerzen, verschwommenes Sehen, Tinnitus und Schwindel.

Behandlung

Behandlungsprinzip
Niere tonisieren und Leber-*Yang* besänftigen.

Behandlungsprogramm
Schröpfen
Blutiges Schröpfen auf Du 14: Bis zu 100 ml Blut können dabei entnommen werden.

Akupunktur
Die hauptsächlichen Akupunkturpunkte sind Di 4 *(Hegu)*, Le 3 *(Taichong)*, Gb 20 *(Fengchi)* und Du 14 *(Dazhui)*, alle mit ableitender Technik, außerdem Ni 3 *(Taixi)* und Bl 23 *(Shenshu)* tonisierend.

Erläuterung
Di 4 und Le 3 regulieren und besänftigen das Leber-*Yang* und entspannen den Körper, Ni 3 und Bl 23 tonisieren die Nieren, Gb 20 und Du 14 vertreiben den Wind und lösen die Spannungen in Kopf und Nacken. Blutiges Schröpfen auf Du 14 reduziert zeitweilig den Blutdruck und lindert okzipitale Kopfschmerzen.

Arzneimitteltherapie
Ein beliebtes Mittel gegen Hypertonie ist die reichliche Einnahme von gekochten oder rohen Zwiebeln, frischem Knoblauch oder Knoblauchkapseln. Auch

eine alkoholische Knoblauchtinktur soll ein wirksames Heilmittel sein. Brennnessel (Urtica dioica) und Raute (Ruta graveolens) zählen zu den häufig eingesetzten westlichen Kräutern.

Beliebte chinesische Kräuter zum Senken des Blutdrucks sind *Ge Gen* (Radix puerariae), *Xia Ku Cao* (Spica prunellae vulgaris), *Shan Zha* (Fructus crataegi), *Da Ji* (Herba seu radix cirsii japonici), *Du Zhong* (Cortex eucommiae ulmoidis), *Sang Ji Sheng* (Ramulus sangjisheng) und *Jue Ming Zi* (Semen cassiae).

Fallbeispiel 11 – Hypertonie 37-jähriger Patient

Beschwerden

Hoher Blutdruck von 180/110 mmHg und Schlaflosigkeit. Der erhöhte Blutdruck war bei einer Routineuntersuchung drei Jahre zuvor festgestellt worden. Der Patient leidet unter keinen erkennbaren negativen Auswirkungen. Er arbeitet als Beamter und ist sportlich sehr aktiv, vor allem als Läufer und Gewichtheber. Er schläft nur 3–4 Stunden pro Nacht, wacht früh auf und kann dann nicht mehr einschlafen. Dieses Muster hat sich über die letzten 5–6 Jahre nicht verändert.

Derzeitige Medikation

Während der drei Jahre wurden verschiedene Vasodilatatoren und Beta-Blocker zur Blutdruckreduktion verschrieben. Der Patient nimmt keine Schlafmittel ein.

Puls

Stark an der Oberfläche, schwach auf der tieferen Ebene.

Zunge

Roter Zungenkörper mit dünnem gelbem Belag und ausgeprägter roter Spitze.

Beobachtungen

Der Patient begann nach der Schule mit einer Beamtenlaufbahn und hat sich in eine Leitungsfunktion hochgearbeitet; seine Arbeit macht ihm sehr viel Spaß. Er hat keine finanziellen Probleme. Seine Partnerin hat vor kurzem einen Sohn zur Welt gebracht. An der Oberfläche wirkt er sehr glücklich und zufrieden. Während des Gesprächs fiel mir eine gewisse Unsicherheit in Bezug auf seine Arbeit auf, die er jedoch nicht anerkannte. Der Schlafmangel fordert seinen Tribut: Mittags ist er in der Regel bereits sehr müde, arbeitet aber trotzdem weiter. Er hat einen guten Appetit und isst ausgewogen.

Diagnose

Hoher Blutdruck durch aufsteigendes Leber-*Yang*. In diesem Fall liegt eine Mischung aus Fülle und Mangel vor. Arbeitsbezogene Unruhe und Sorgen resultieren in Herz-Feuer (rote Zungenspitze), das zu Schlaflosigkeit führt. Überarbeitung und übermäßige sportliche Aktivität führen zu Nieren-*Yin*- und Leber-*Yin*-Mangel und dadurch zu aufsteigendem Leber-*Yang*.

Behandlungsprinzip
Leber- und Nieren-*Yin* nähren, Herz-Feuer klären und Leber-*Yang* unterdrücken.

Behandlungsprogramm
Akupunktur
Sedierende Technik auf Di 4 *(Hegu)*, He 7 *(Shenmen)*, Le 3 *(Taichong)* und Di 11 *(Quchi)*. Tonisierende Technik auf Ni 3 *(Taixi)*, Le 8 *(Quguan)*, Mi 6 *(Sanyinjiao)*, Ren 4 *(Guanyuan)*, Bl 23 *(Shenshu)* und Bl 52 *(Zhishi)*.

Schröpfen
Blutiges Schröpfen auf Du 14 *(Dazhui)* bei jedem Behandlungstermin.

Erläuterung
Di 4 und Le 3 sind eine gute Kombination zur Regulierung des Leber-*Yang*, Di 11 klärt das Herz und reguliert *Qi* und Blut, He 7 klärt Herz-Feuer, beruhigt den Geist und fördert den Schlaf. Ni 3, Le 8, Mi 6, Ren 4, Bl 23 und Bl 52 tonisieren und nähren Nieren- und Leber-*Yin*. Blutiges Schröpfen auf Du 14 entfernt überschüssige Hitze und senkt den Blutdruck.

Arzneimitteltherapie
Abgewandelte Zusammenstellung von zwei klassischen Rezepturen, Huang Lian E Jiao Tang und Er Zi Wan

Huang Lian	(Rhizoma coptidis)	12 g
Huang Qin	(Radix scutellariae)	6 g
E Jiao	(Gelatinum corii asini)	9 g
Shao Yao	(Radix paeoniae)	6 g
Ji Zi Huang	(Eigelb)	2
Ju Hua	(Flos chrysanthemi morifolii)	10 g
Du Zhong	(Cortex eucommiae ulmoidis)	10 g
Nu Zhen Zi	(Fructus ligustri lucidi)	10 g
Han Lian Cao	(Herba ecliptae prostratae)	10 g

Wirkung: Klärt Herz-Feuer, nährt Leber-/Nieren-*Yin*, unterdrückt Leber-*Yang*.

Behandlungsergebnis
Nach drei Monaten wöchentlicher Behandlungen hatte sich die Schlaflosigkeit stark gebessert und er konnte bis zu 5 Stunden durchschlafen. Der Blutdruck war leicht zurückgegangen und hielt sich bei 160/100 mmHg.

Müdigkeit

Müdigkeit ist das häufigste Symptom, das im Gefolge einer Gesundheitsstörung auftritt. Es begleitet die Haupterkrankung und betrifft jedes Alter, von Schulkindern bis zu Rentnern. Tatsächlich erlaubt uns der moderne Lebensstil nicht ausreichend Zeit für Ruhe und Erholung. Schon siebenjährige Kinder werden mit außerschulischen Aktivitäten wie Musikstunden, Tanz, Sprachen oder Sport überlastet. Gewiss sind die Eltern ebenso wie die Kinder von all dieser Aktivität erschöpft. Wenn solch eine Routine an drei bis fünf Wochentagen wiederholt wird, wird Müdigkeit zum „Normalzustand". Erst wenn eine Krankheit auftaucht und ein Arztbesuch unvermeidlich ist, beklagen sich die Patienten über Müdigkeit, sie suchen selten wegen Müdigkeit allein den Arzt auf. Ich warne meine Patienten jedoch häufig, dass Müdigkeit das erste körperliche Anzeichen dafür ist, dass etwas im Energiehaushalt nicht in Ordnung ist. Meistens arbeiten die Menschen aber trotzdem weiter, wobei sie von ihren Energiereserven zehren und sie schließlich erschöpfen.

Ätiologie und Symptomatik

Müdigkeit ist ein Mangel-Zeichen und kann ganz allgemein in zwei Kategorien eingeteilt werden: *Qi*-Mangel und Blut-Mangel. Diese Einteilung sollte nicht als Versuch betrachtet werden, zwischen beiden scharf zu unterscheiden, denn das ist nicht möglich: Sie überlappen sich immer. Ein Übermaß an pathogenen Faktoren wie Schleim oder Feuchte-Hitze kann ebenfalls zu Müdigkeit führen. Die Symptomatik ist je nach Ätiologie verschieden.

Qi-Mangel äußert sich durch blasse Gesichtsfarbe, Müdigkeit, Kurzatmigkeit, Appetitmangel, Muskelschwäche, Depression, Kältegefühl in den Extremitäten und Libidomangel. Dieser Typ ist vorwiegend bei Männern anzutreffen, verstärkt durch schweres Heben, langes Stehen, Überarbeitung oder übermäßige sexuelle Aktivität.

Bei Blut-Mangel treten extreme Müdigkeit, Palpitationen (vor allem bei Müdigkeit), schlechtes Gedächtnis, Konzentrationsmangel, Schlaflosigkeit, Schwindel, Depression, blasse Lippen, blasse Gesichtsfarbe und trockene Haut auf. Dieser Typ ist verstärkt bei Frauen anzutreffen, aufgrund des Blutverlusts durch Menstruation, Geburten oder Fehlgeburten.

Ein Übermaß an pathogenen Faktoren, Schleim oder Feuchte-Hitze zeigt sich durch Müdigkeit, begleitet von Schweregefühl im Körper, Schläfrigkeit, Übergewicht, Vaginalausfluss und Konzentrationsmangel.

Behandlung

Behandlungsprinzip

Qi und Blut tonisieren, Schleim transformieren und Feuchte-Hitze klären.

Behandlungsprogramm

Schröpfen

Da es sich hier vorwiegend um ein Mangel-Syndrom handelt, wird leichtes bis mittleres oder leeres Schröpfen auf dem Rücken, beidseits des Blasen-Meridians, eingesetzt. Wenn die Müdigkeit vom Patienten als „totale Erschöpfung" beschrieben wird, wird zuerst leeres Schröpfen angewandt, gefolgt von Moxibustion.

Schröpfdauer

Kinder
- unter 7 Jahren: leeres Schröpfen, bis zu 5 Min.
- 7 – 14 Jahre: leeres Schröpfen, bis zu 10 Min.

Erwachsene
- junge Erwachsene: leichtes, mittleres oder leeres Schröpfen, bis zu 10 Min.
- schwache und gebrechliche Personen: nur leeres Schröpfen, bis zu 5 Min.

Akupunktur

Die wichtigsten Punkte zum Tonisieren von *Qi* und Blut sind Ren 4 *(Guanyuan)*, Ren 6 *(Qihai)*, Mi 10 *(Xuehai)*, Mi 6 *(Sanyinjiao)*, Ma 36 *(Zusanli)*, Lu 9 *(Taiyuan)*, Ni 3 *(Taixi)*, Bl 13 *(Feishu)*, Bl 17 *(Ganshu)*, Bl 20 *(Pishu)* und Bl 23 *(Shenshu)*.

Die wichtigsten Punkte zum Transformieren von Feuchte-Hitze sind Mi 6 *(Sanyinjiao)*, Mi 9 *(Yinlingquan)*, Ren 12 *(Zhongwan)*, Le 13 *(Zhangmen)*, Di 11 *(Quchi)*, Le 8 *(Quguan)*, Du 14 *(Dazhui)* und Du 10 *(Lingtai)*.

Moxibustion

Moxibustion kann auf allen oben angegebenen Punkten eingesetzt werden, außer wenn Feuchte-Hitze vorliegt.

Erläuterung

Tonisieren: Ren 4 *(Guanyuan)* und Ren 6 *(Qihai)* tonisieren das Ursprungs-*Qi* und nähren das Blut. Mi 10 *(Xuehai)* bewegt und tonisiert das Blut. Lu 9 *(Taiyuan)* und Bl 13 *(Feishu)* tonisiert das Lungen-*Qi*. Mi 6 *(Sanyinjiao)*, Ma 36 *(Zusanli)* und Bl 20 *(Pishu)* tonisieren die Milz und wirken positiv auf das Blut. Ni 3 *(Taixi)* und Bl 23 *(Shenshu)* tonisieren das Nieren-*Qi*. Bl 17 *(Ganshu)* ist Einflussreicher-*Hui*-Punkt des Blutes und nährt das Blut.

Ausleiten von Feuchte-Hitze: Mi 6 *(Sanyinjiao)* und Mi 9 *(Yinlingquan)* beseitigen Feuchtigkeit. Ren 12 *(Zhongwan)* und Le 13 *(Zhangmen)* stärken die

Milz und lösen Feuchtigkeit auf. Di 11 *(Quchi)* und Le 8 *(Quguan)* beseitigen Feuchte-Hitze. Du 10 *(Lingtai)* und Du 14 *(Dazhui)* klären Feuchte-Hitze und kühlen das Blut. Leichtes, mittleres und vor allem leeres Schröpfen stimulieren das *Qi* und beleben das Blut.

Arzneimitteltherapie

Tonisieren: Es werden Kräuter ausgewählt, die *Qi* und Blut tonisieren. *Ren Shen* (Radix ginseng), das wichtigste Mittel zum Tonisieren des *Qi*, wird vor allem nach Blutverlust eingesetzt. *Dang Shen* (Radix codonopsitis pilosulae) tonisiert die Mitte sowie die Lunge und nährt die Körperflüssigkeiten. *Huang Qi* (Radix astragali membranaceae) tonisiert *Wei-Qi* und Magen-/Milz-*Qi*. *Shan Yao* (Radix dioscoreae oppositae) tonisiert das Milz-/Magen-*Qi* sowie Lungen- und Nieren-*Yin* und -*Yang*. *Da Zao* (Fructus zizyphi jujubae) tonisiert die Milz und nährt das Blut. *Gan Cao* (Radix glycyrrhizae uralensis) tonisiert die Milz, wirkt positiv auf das *Qi*, befeuchtet die Lungen und klärt Hitze. *Dang Gui* (Radix angelicae sinensis) ist ein wichtiges Mittel zum Tonisieren des Blutes. *Shu Di* (Radix rehmanniae glutinosae) tonisiert das Blut und nährt das *Yin*. *He Shou Wu* (Radix polygoni multiflori) tonisiert Leber und Nieren und nährt das Blut. *Gou Qi Zi* (Fructus lycii) tonisiert Leber und Nieren und wirkt positiv auf das *Yin*. *Sang Shen* (Fructus mori albae) tonisiert das Blut und wirkt günstig auf das *Yin*.

Klassische Rezepturen zum Tonisieren von Qi und Blut
Gui Pi Tang – Dekokt, das die Milz wieder herstellt
Wirkung: Tonisiert *Qi* und Blut, stärkt Magen/Milz und wirkt positiv auf das Herz.

Zi Gan Cao Tang – Radix glycyrrhizae uralensis-Dekokt
Wirkung: Nährt das Blut und wirkt positiv auf das *Qi*.

Ba Zhen Tang – Acht-Schätze-Dekokt
Wirkung: Tonisiert *Qi* und Blut.

Klassische Rezepturen zum Beseitigen von Feuchte-Hitze
Long Dan Xie Gan Tang – Radix gentianae longdancao-Dekokt, das die Leber entlastet
Wirkung: Beseitigt Feuchte-Hitze, entfernt Feuer aus dem unteren der *San Jiao*.

Er Miao San – Zwei-Wunder-Pulver
Wirkung: Klärt Feuchte-Hitze.

Yin Chen Hao Tang – Herba artemisiae yinchenhao-Dekokt
Wirkung: Klärt Feuchte-Hitze aus der Leber.

Alle genannten klassischen Rezepturen sind in Tablettenform erhältlich.

Warnhinweis

Es gilt die einfache Regel: „Bei Mangel nicht ausleiten, bei Fülle nicht tonisieren“. Vorsicht ist vor allem geboten bei der Behandlung von Fülle-Zuständen mit Feuchte-Hitze. Der Patient weist möglicherweise eine trügerische körperliche Stärke auf; Puls- und Zungendiagnose sollten aber das Gegenteil anzeigen: Der Puls ist an der Oberfläche meist voll und schlüpfrig, dabei sehr schwach auf der tieferen Ebene. Eine geschwollene Zunge mit dickem, gelblichem Belag ist das klassische Anzeichen für Feuchte-Hitze im Körper.

Fallbeispiel 12 – Müdigkeit 14-jähriger Patient

Beschwerden

Ständiges Müdigkeitsgefühl, Konzentrationsmangel und Depression.

Derzeitige Medikation

Lediglich Multivitamintabletten.

Puls

Auffallend schwach, auf allen Ebenen.

Zunge

Dünn und blass.

Beobachtungen

Er ist das jüngste Kind und hat drei ältere Schwestern. Beide Eltern waren bereits über 40, als er geboren wurde. Er ist blass und sein Händedruck ist sehr schwach. Bei unseren Unterhaltungen waren seine Augen überall, nur nicht bei mir. Er ist groß mit gutem Körpergewicht, ruhelos, intelligent, verlangt Aufmerksamkeit von den Menschen um ihn herum. Von der Stimmung her ist er oft weinerlich und deprimiert. Er kann sich nur schlecht und mit Mühe konzentrieren, macht in der Schule viel Unfug und wird häufig getadelt.

Diagnose

Ererbter *Qi*-Mangel. Bei älteren Paaren tritt es häufig auf, dass der Nachwuchs bei der Empfängnis kein starkes Nieren-*Qi* mitbekommt. Energiemangel führt zu Stagnation, Stagnation wiederum behindert die Bewegung von *Qi* und Blut. Die Konzentration fällt schwer, da *Qi* und Blut das Gehirn nicht ausreichend ernähren. Die Müdigkeit resultiert aus dem Nieren-*Qi*-Mangel (vor allem Nieren-*Yang*).

Behandlungsprinzip

Qi und Blut tonisieren, *Qi*-Stagnation beseitigen.

Behandlungsprogramm

Akupunktur

Di 4 *(Hegu)*, Le 3 *(Taichong)*, Lu 7 *(Leique)*, Ren 12 *(Zhongwan)*, Ren 4 *(Guanyuan)*, Mi 10 *(Xuehai)*, Mi 6 *(Sanyinjiao)*, Du 20 *(Baihui)*, Du 24 *(Shenting)* und Bl 23 *(Shenshu)*.

Moxibustion

Moxabehandlung mit Moxakasten auf, unterhalb und oberhalb des Bauchnabels sowie auf Du 4 *(Mingmen)*.

Schröpfen

Bei jedem Behandlungstermin 5-minütiges leeres Schröpfen auf und entlang dem Blasen-Meridian.

Erläuterung

Die Kombination Di 4 und Le 3 beseitigt die *Qi*-Stagnation und reguliert die Meridiane. Lu 7 tonisiert das Lungen-*Qi* und wirkt positiv auf den Geist. Ren 12 tonisiert die Mitte und wirkt dabei günstig auf *Qi* und Blut. Ren 4 und Bl 23 tonisieren die Nieren-Essenz. Mi 10 bewegt und stimuliert das Blut. Mi 6 tonisiert Leber, Niere und Milz-*Yin*. Die Kombination Du 20 und Du 24 öffnet den Geist, hebt die Stimmung und verbessert die Konzentration. Moxibustion auf Ren 3 bis Ren 12 und auf Du 4 tonisiert *Qi* und Blut. Leeres Schröpfen stimuliert *Qi* und Blut.

Behandlungsergebnis

Während der Behandlung und vor allem nach dem sechsten Termin verbesserte sich das Energieniveau, die Depression ließ nach und er konnte wieder an schulischen Aktivitäten teilnehmen. Seine Konzentration war jedoch nach wie vor schlecht. Er wollte die Behandlung nicht fortsetzen, da er dabei einen weiten Weg auf sich nehmen musste, nur um seinen Eltern einen Gefallen zu tun. Nach meiner Ansicht würde er wöchentliche Behandlungen über einen Zeitraum von bis zu einem Jahr benötigen, dazu möglicherweise eine psychotherapeutische Begleitung.

Muskel- und Gelenkschmerzen (*Bi*-Syndrom)

Muskel- und Gelenkschmerzen, auch schmerzhaftes *Bi*-Syndrom genannt, sind möglicherweise die häufigsten Beschwerden, mit denen sich Patienten an Komplementär-Mediziner wenden. Bei jüngeren Menschen sind sie auf übermäßige physische Aktivität oder Traumen zurückzuführen, bei älteren Menschen meist auf Mangel an Bewegung, Arthrose oder Rheuma.

Ätiologie und Symptomatik

Äußere pathogene Faktoren wie Feuchtigkeit oder Wind-Kälte dringen in die Meridiane und Netzgefäße ein und führen zu einer Einschränkung des *Qi*- und Blut-Flusses. Klinische Symptome sind Muskel- und Gelenkschmerzen, gelegentlich mit Taubheit oder Schwellungen. „*Bi*" steht für die Obstruktion der Zirkulation von *Qi* und Blut. Die äußeren pathogenen Faktoren können leicht in die Meridiane eindringen, wenn das Abwehr-*Qi* des Körpers geschwächt ist.

Es gibt fünf Arten des schmerzhaften *Bi*-Syndroms: Wind-*Bi* oder wanderndes *Bi*, charakterisiert durch wandernde Schmerzen mit wechselnder Lokalisation in Gelenken oder Muskeln; Feuchtigkeits-*Bi*, charakterisiert durch starken, fixierten Schmerz und Schwellung der Gelenke, verschlimmert durch Feuchtigkeit oder kaltes Wetter; Kälte-*Bi* mit starken Gelenkschmerzen, schlimmer bei Kälte; Hitze-*Bi* oder fiebriges *Bi* mit lokalen Rötungen und heißen, geschwollenen Gelenken; Gelenk-*Bi*-Syndrom, charakterisiert durch schmerzende und geschwollene Gelenke mit Knochendeformierungen (dieser Typ des *Bi*-Syndroms lässt sich nicht mit Schröpftherapie behandeln).

Behandlung

Behandlungsprinzip
Bei Wind-*Bi* das Blut nähren, bei Kälte-*Bi* das *Yang* wärmen und tonisieren, bei Feuchtigkeits-*Bi* die Milz tonisieren und bei fiebrigem *Bi* die Hitze klären.

Oberer Körperbereich (Hals, Schultern, Arme und Hände)

Behandlungsprogramm
Schröpfen
Mittleres und starkes Schröpfen, Schröpfkopfmassage, Schröpfen mit Nadel und mit Moxanadel können je nach Symptomausprägung angewandt werden, und zwar auf folgenden Punkten: Du 14 *(Dazhui)*, Gb 21 *(Jianjing)*, Dü 11 *(Tianzong)*, Dü 12 *(Bingfeng)*, Di 14 *(Binao)* und Di 15 *(Jianyu)*.

Akupunktur
Lokale und distale Akupunkturpunkte werden eingesetzt, um die pathogenen Faktoren Wind, Hitze, Feuchtigkeit oder Kälte zu entfernen. Die oben erwähnten fünf Syndrome sind stark miteinander verbunden, d.h. dass in allen fünf Syndromen die gemeinsamen Faktoren von Wind, Hitze, Feuchtigkeit oder Kälte beobachtet werden können.

Die hauptsächlichen Akupunkturpunkte bei der Behandlung des oberen Körperbereichs sind Di 4 *(Hegu)*, SJ 4 *(Yangchi)*, SJ 5 *(Waiguan)*, Di 11 *(Quchi)*, SJ 10 *(Tianjing)*, Lu 5 *(Chize)*, Dü 11 *(Tianzong)*, Dü 12 *(Bingfeng)*, Di 15 *(Jianyu)*, Di 14 *(Binao)*, Gb 20 *(Fengchi)*, Gb 21 *(Jianjing)* und Du 14 *(Dazhui)*.

Erläuterung
Di 4 öffnet die Meridiane, vertreibt den Wind, lindert die *Qi*-Stagnation und beseitigt die Schmerzen. SJ 4 und SJ 5 vertreiben Wind und entspannen die Sehnen. Di 11 klärt Hitze und transformiert Feuchtigkeit. SJ 10 und Lu 5 entspannen die Sehnen und sind außerdem Lokalpunkte zur Behandlung des Ellbogens. Dü 11 und Dü 12 sind Punkte über dem Schulterblatt, entspannen die lokalen Sehnen und wirken positiv auf die Beweglichkeit des Armes. Di 14 und Di 15 öffnen den Meridian, vertreiben Wind und beseitigen Schmerzen. Gb 20 und Gb 21, zwei wichtige Lokalpunkte bei der Behandlung von Nacken und Schultern, befreien die Oberfläche, vertreiben Wind, klären Hitze und entspannen die Sehnen. Du 14 vertreibt Wind, entspannt den Nacken und ist einer der Hauptpunkte, um übermäßige Hitze aus dem Körper zu entfernen.

Unterer Körperbereich (Unterer Rücken, Beine, Knie und Knöchel)

Behandlungsprogramm
Schröpfen
Mittleres oder starkes Schröpfen, Schröpfkopfmassage und Schröpfen mit Moxanadel auf Du 3 *(Yaoyangguan)*, Bl 26 *(Guanyuanshu)* und Gb 30 *(Huantiao)*. Bei der Behandlung des Kniegelenks den Bereich rund um das Knie schröpfen, besonders Ma 35 *(Dubi)* und die Kniescheibe. Fußknöchel können nur bei Schwellungen geschröpft werden, da sonst am Fußknöchel keine ausreichende Saugwirkung erzielt werden kann (Abb. 11.7).

Zusätzliche Schröpfpunkte aus der Literatur
Bei Schmerzen im Schulterblatt Schröpfen auf Dü 14 *(Jianwaishu)* und Dü 11 *(Tianzong)*. Bei Schmerzen im Lendenbereich auf Bl 23 *(Shenshu)*, Bl 26 *(Guanyuanshu)* und Bl 24 *(Qihaishu)*. Ein entzündetes Gelenk wurde mit blutigem Schröpfen in der Umgebung behandelt, um das gestaute Blut zu entfernen. 90 Fälle von *Bi*-Syndrom wurden mit Pflaumenblütenhämmerchen und anschließendem Schröpfen der entsprechenden Stellen behandelt.[1]

a

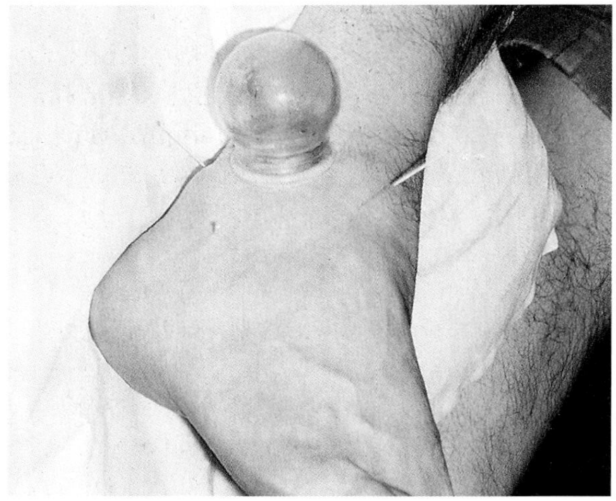

Abb. 11.7: (a) Schröpfen des Fußgelenks. Das Schröpfen ist hier wirkungsvoller, wenn eine Schwellung vorliegt.

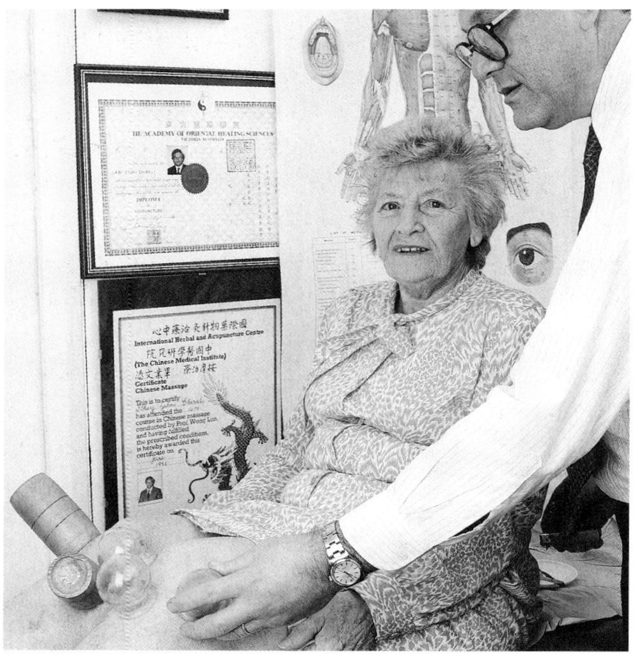

b

(b) Schröpfen des Kniegelenks ist eine verbreitete Behandlungsmethode bei *Bi*-Syndrom am Knie.

Schröpfdauer

Kinder

- unter 16 Jahren: leichtes bis mittleres Schröpfen, bis zu 15 Min.

Erwachsene

- junge Erwachsene: mittleres oder starkes Schröpfen, Schröpfkopfmassage und Schröpfen mit Moxanadel, bis zu 30 Min.
- schwache und gebrechliche Personen: leeres oder schwaches Schröpfen, bis zu 10 Min.

Akupunktur
Die hauptsächlichen Akupunkturpunkte zur Behandlung des unteren Körperbereichs: Du 3 *(Yaoyangguan)*, Bl 54 *(Zhibian)*, Gb 30 *(Huantiao)*, Bl 37 *(Yinmen)*, Gb 29 *(Juliao)*, Ma 34 *(Lianqiu)*, Ma 35 *(Dubi)*, *Xiyan* (Extrapunkt), Gb 34 *(Yanglingquan)*, Mi 9 *(Yinlingquan)*, Bl 57 *(Chengshan)*, Ma 41 *(Jiexi)*, Mi 5 *(Shangqiu)* und Bl 60 *(Kunlun)*.

Moxibustion
Moxibustion sollte bei der Behandlung von Bi-Syndrom mit Kälte-, Feuchtigkeits- oder Wind-Kälte-Invasion großzügig eingesetzt werden. Es entfernt die äußeren pathogenen Faktoren und tonisiert gleichzeitig *Qi* und Blut. Beim fiebrigen *Bi* sollte Moxibustion jedoch nicht eingesetzt werden, da es dem Patienten nur extremes Unbehagen und keinen Nutzen bringt.

Erläuterung
Du 3 wirkt positiv auf den unteren Rücken und tonisiert das *Yang*. Bl 54 und Gb 30, die beiden Hauptpunkte zur Behandlung des Hüftgelenks, tonisieren die Nieren, vertreiben Feuchte-Hitze, öffnen den Meridian und stimulieren die Zirkulation des *Qi* in den Beinen. Bl 37, ein Lokalpunkt zur Behandlung der Beine, entspannt die Sehnen. Gb 29, ein Lokalpunkt zur Behandlung des Hüftgelenks, löst Obstruktionen in der Hüfte auf. Ma 34, Ma 35, *Xiyan* (Extrapunkt), Lokalpunkte zur Behandlung des Kniegelenks, vertreiben Wind und Feuchtigkeit, lindern Schwellungen und beseitigen Schmerzen. Gb 34 vertreibt Feuchte-Hitze und entspannt die Sehnen. Mi 9, der Hauptpunkt zum Transformieren von Feuchtigkeit, reduziert Schwellungen am Kniegelenk. Bl 57 entfernt Obstruktionen und entspannt die Sehnen. Ma 41, Mi 5 und Bl 60, lokale Punkte zur Beseitigung von Obstruktionen, lindern Schwellungen und stoppen Schmerzen im Knöchel.

Arzneimitteltherapie
Bei der Behandlung der genannten fünf *Bi*-Syndrome setze ich häufig eine beruhigende Salbe ein, Chirali Old Remedy® 1. Sie enthält Wintergrün (Gaultheria procumbens), Thymian (Thymus vulgaris), Lorbeer (Laurus nobilis), Eukalyptus (Eucalyptus globulus), Nachtkerze (Oenothera biennis) und Paraffinöl.

Wirkung: Bewegt *Qi* und Blut, öffnet die Meridiane und beseitigt *Bi*.

Fallbeispiel 13 – Muskelschmerzen (*Bi*-Syndrom) 50-jähriger Patient

Beschwerden

Seit über 5 Jahren Schmerzen im Bereich von Schultern, Hals und Brust, die in die Arme ausstrahlen.

Derzeitige Medikation

Kombinationspräparat Co-proxamol (Wirkstoffe: Paracetamol, Dextropropoxyphen) gegen Schmerzen, bis zu 8 Tabletten pro Tag.

Puls

Schwach und schlüpfrig.

Zunge

Roter Zungenkörper, dicker, gelb-schwarzer Belag.

Beobachtungen

Der Patient hatte sich in einem Krankenhaus aufnehmen lassen und eine stationäre Abklärung verlangt, nachdem sein Arzt ihn zum Psychiater geschickt hatte mit der Begründung, der Schmerz sei nur in seinem Kopf vorhanden. Nach verschiedenen neurologischen Tests und Blutuntersuchungen wurde er 3 Tage später ohne irgendwelche Ergebnisse wieder entlassen. Er ist ziemlich leicht erregbar und die Schmerzen halten ihn vom Schlafen ab. Er raucht ein Päckchen Zigaretten pro Tag und trinkt gerne Bier. Er ist groß, hat eine starke Konstitution und ein gutes Körpergewicht. Er leidet außerdem seit langem an saurem Aufstoßen und nimmt Antazida ein. Er isst unregelmäßig und nimmt keine vollwertigen Mahlzeiten zu sich. Neben den Schmerzen klagt er über ein Hitzegefühl in den oberen Rückenmuskeln und einen großen dunklen Hautfleck zwischen den Schulterblättern.

Diagnose

Fiebriges *Bi*-Syndrom mit Ansammlung von Feuchte-Hitze in den Meridianen. Der dicke, gelb-schwarze Zungenbelag ist ein deutliches Zeichen für Magen-Hitze. Muskelschmerzen mit Hitzegefühl weisen auf Obstruktion der Meridiane durch Feuchte-Hitze hin. Der dunkle Hautfleck auf dem Rücken zeigt Blut-Stase an. Das Herz-*Qi* ist ebenfalls durch die Feuchte-Hitze in Mitleidenschaft gezogen, was zu Ruhelosigkeit und Erregung führt.

Behandlungsprinzip

Die Hitze klären, die Feuchtigkeit transformieren, die Obstruktion aus den Meridianen entfernen und die Schmerzen beenden.

Behandlungsprogramm

Akupunktur

Di 4 *(Hegu)*, Di 11 *(Quchi)*, Pe 4 *(Ximen)*, Di 15 *(Jianyu)*, Ren 12 *(Zhongwan)*, Gb 34 *(Yanglingquan)*, Ma 44 *(Neiting)*, Gb 21 *(Jianjing)*, Du 14 *(Dazhui)* und Bl 40 *(Weizhong)*, alle mit ableitender Technik.

Gua Sha

Von Di 15 in Richtung Di 11, auf dem Sternum und unter dem Schlüsselbein.

Schröpfen

Blutiges Schröpfen auf Du 14, gefolgt von Schröpfkopfmassage an beiden Schultern und auf dem Blasen-Meridian.

Erläuterung

Di 4 klärt die Hitze und löst die Blockade in den Meridianen. Di 11 vertreibt Feuchte-Hitze und entspannt die Sehnen. Pe 4 klärt Herz-Feuer, beruhigt den Geist und beendet die Brustschmerzen. Di 15 wirkt positiv auf den *Qi*-Fluss in die Arme und beendet die Schmerzen. Ren 12 klärt Magen-Hitze und wirkt positiv auf die Verdauung. Gb 34 vertreibt Feuchte-Hitze, entfernt Obstruktion aus den Meridianen und entspannt die Sehnen. Du 14 und Bl 40 sind eine ausgezeichnete Kombination, um Hitze zu klären, das Blut zu kühlen und die gesamte Rückenmuskulatur zu entspannen. *Gua Sha* auf Armen, Brust und Sternum klärt Hitze und entfernt Obstruktion aus den Meridianen. Blutiges Schröpfen auf Du 14 klärt Blut-Hitze. Schröpfkopfmassage löst die Blut-Stase, klärt Hitze und stoppt die Schmerzen.

Arzneimitteltherapie

Chirali Old Remedy®1 (Salbe mit Kräutern zur Linderung von Muskel- und Gelenkschmerzen). Zusätzlich Tinktur aus Calendula (kühlt das Leber-Blut, beruhigt die Haut), Cimicifuga racemosa (antispasmodisches Muskel-Relaxans), Crataegus oxycantha (Herzmittel und Tonikum, wirkt gegen Feuchte-Hitze), Equisetum arvensis (klärt Feuchte-Hitze), Galium aparine (klärt Feuchte-Hitze) und Humulus lupulus (beruhigt den Geist und unterstützt den Schlaf).

Behandlungsergebnis

Der Patient erhielt 15 wöchentliche Behandlungen, manchmal auch zwei pro Woche. Sein Schlaf ist stark verbessert und der Schmerz in Brust, Armen, Schultern und Nacken hat deutlich nachgelassen. Er hat gelegentliche Rückschläge, doch die Beschwerden sind nie so schlimm wie zuvor. Er setzt die Behandlung mit größeren Abständen zwischen den Terminen fort.

Obstipation

Obstipation gehört zu den „heimlichen“ Beschwerden westlicher Gesellschaften. Meiner Ansicht nach nehmen mehr Menschen rezeptfreie Medikamente gegen Obstipation als gegen alle sonstigen Beschwerden zusammen. Derzeit sind viele verschiedene Arten von Abführmitteln erhältlich, von Kräuterpräparaten bis zu konventionellen pharmazeutischen Produkten. Ich erinnere mich an eine Kräuterapotheke in einem benachbarten europäischen Land, wo Kräuter im Schaufenster unter der Bezeichnung „Schlankheitskräuter“ angepriesen wurden. Bei näherer Inspektion und Geschmacksprobe entpuppten sich diese als nichts anderes als pulverisierte Sennablätter. Man möchte gar nicht wissen, was dort wohl als Abführmittel verkauft wurde!

Ätiologie und Symptomatik

Obstipation kann auf verschiedene Faktoren zurückzuführen sein: Energiemangel (häufig bei älteren Patienten zu beobachten), übermäßiger Verzehr von Nahrungsmitteln, der zu Nahrungsmittelstagnation führt (vor allem bei Kindern), schlechte Ernährungsgewohnheiten (wobei dieser Faktor heutzutage weniger bedeutsam ist, da die gute Aufklärung über die Bedeutung von Ballaststoffen während der letzten 10 – 15 Jahre zu einem verstärkten Verzehr von frischem Gemüse und Obst geführt hat), Verzehr von rohen und kalten Nahrungsmitteln und Getränken, Mangel an Flüssigkeitszufuhr, Schmerzmittel, fiebrige Erkrankungen, Mangel an Bewegung oder emotionale Erregung, die zu Leber-*Qi*-Stagnation führt.

Im Allgemeinen kann Obstipation in zwei Kategorien eingeteilt werden: Beim Mangel-Kälte-Typ sind die klinischen Symptome alternierend Diarrhö und Obstipation mit abdominalen Schmerzen, beim Fülle-Hitze-Typ dagegen trockene, harte Stühle, begleitet von Durst und Mundtrockenheit.

Behandlung

Mangel-Kälte-Typ

Behandlungsprinzip

Magen-/Milz-*Qi* wärmen und regulieren und den Darm entleeren.

Behandlungsprogramm

Schröpfen

Mittleres Schröpfen auf Ma 25 *(Tianshu)*, Ren 12 *(Zhongwan)*, Le 13 *(Zhangmen)*, Bl 20 *(Pishu)* und Bl 25 *(Dachangshu)*. Bei Kindern unter 7 Jahren das Abdomen mit Olivenöl im Uhrzeigersinn massieren.

Akupunktur
Ma 36 *(Zusanli)*, Ma 37 *(Shangjuxu)*, Ma 25 *(Tianshu)*, Mi 15 *(Daheng)* und SJ 6 *(Zhigou)*, alle tonisierend.

Moxibustion
Das Abdomen moxen und wärmen, vorzugsweise mit Moxakasten.

Erläuterung
Akupunktur auf Ma 15 und Ma 25 (Alarm-*Mu*-Punkt des Dickdarms) ist besonders wirksam bei der Behandlung von Meteorismus, reguliert den Dickdarm und unterstützt die Darmperistaltik. Ma 36 und Ren 12 (Alarm-*Mu*-Punkte des Magens) regulieren und tonisieren Magen/Milz. Le 13 (Alarm-*Mu*-Punkt der Milz) unterstützt die Zirkulation des Leber-*Qi* und beseitigt Leber-*Qi*-Stagnation, vor allem bei emotionaler Erregung. Ma 37 und SJ 6 sind spezielle Punkte zur Beeinflussung des Dickdarm-*Qi*. Bl 20 wirkt positiv auf das Milz-/Magen-*Qi* und Bl 25 (Rücken-*Shu*-Punkt des Dickdarms) lenkt *Qi* in das Organ und unterstützt die Darmperistaltik. Moxibustion des Abdomens wärmt Milz- und Magen-*Qi*, entfernt Kälte und stoppt die Schmerzen.

Klären Sie die Hauptursache der Obstipation durch eine gründliche Untersuchung und Anamnese. Weisen Sie auf ausreichende Bewegung sowie die Bedeutung regelmäßiger warmer Mahlzeiten hin, wobei Suppen, reichlich frisches Gemüse und Hülsenfrüchte gegenüber Fleisch und Fleischprodukten zu bevorzugen sind.

Arzneimitteltherapie
Wen Pi Tang – klassische Rezeptur

Da Huang	(Rhizoma rhei)	9 g
Fu Zi	(Radix aconiti carmichaeli praeparata)	6 g
Gan Jiang	(Rhizoma zingiberis officinalis)	4,5 g
Zhi Gan Cao	(Radix glycyrrhizae uralensis praeparata)	3 g

Fu Zi durch 3 g *Rou Gui* (Cortex cinnamomi cassiae) ersetzen.

Wirkung: Wärmt Milz und Magen, entfernt die Kälte, tonisiert das Nieren-*Qi* und bewegt den Stuhl nach unten.

Fülle-Hitze-Typ

Behandlungsprinzip
Hitze entfernen, den Dickdarm regulieren und den Darm entleeren.

Behandlungsprogramm

Neben den oben angegebenen Akupunkturpunkten zusätzlich: Di 4 *(Hegu)*, Di 11 *(Quchi)*, Ma 44 *(Neiting)* und Le 2 *(Xingjian)*. Dieselben Punkte wie oben schröpfen, allerdings zum Entfernen der Hitze mit größerer Schröpfstärke.

Erläuterung

Di 4, Di 11, Ma 44 und Le 2 klären Hitze in Magen, Milz, Dickdarm und Leber und unterstützen die Darmperistaltik.

Arzneimitteltherapie

Ma Zi Ren Wan – klassische Rezeptur

Huo Ma Ren	(Semen cannabis sativae)	9 g
Da Huang	(Rhizoma rhei)	6 g
Xing Ren	(Semen pruni armeniacae)	4,5 g
Zhi Shi	(Fructus citri aurantii immaturus)	6 g
Hou Po	(Cortex magnoliae officinalis)	4,5 g
Bai Shao	(Radix paeoniae albae)	4,5 g

Wirkung: Befeuchtet die Eingeweide, leitet Hitze aus, löst Blockaden im Darm auf.

Fallbeispiel 14 – Obstipation

50-jähriger Patient

Beschwerden

Leidet seit 10 Jahren an Obstipation. Nimmt er keine Abführmittel, hat er nur alle 15 Tage Stuhlgang, und das unter großen Schwierigkeiten.

Derzeitige Medikation

Glycerol-Zäpfchen und Senna-Tabletten.

Puls

Schnell und stark.

Zunge

Rötlicher Zungenkörper mit dünnem gelbem Belag.

Beobachtungen

Der Patient arbeitet als mobiler Mechaniker, was bedeutet, dass er lange Strecken ohne regelmäßige Pausen zum Essen oder Ausruhen unterwegs ist. Seine übliche Ernährung besteht aus Fertiggerichten und Erfrischungsgetränken. Er besitzt einen starken Körperbau ohne überflüssiges Fett. Während der Fahrten raucht er außerdem zwischen 20 und 30 Zigaretten am Tag.

Diagnose

Obstipation vom Hitze- und Trockenheitstyp mit Leber-*Qi*-Stagnation infolge falscher Ernährungsweise und Stress durch das ganztägige Fahren in starkem Verkehr. Vermutlich ist der Patient häufig gezwungen, seine natürlichen Körperfunktionen zu unterdrücken, da er meist unterwegs ist. Unregelmäßiges Essen, oft während der Fahrt, keine vollwertigen Mahlzeiten, sondern nur Snacks mit wenig Abwechslung, Mangel an Bewegung, zu langes Sitzen und Frustration in der Arbeit tragen zu einer Stagnation bei, die zu Obstipation führt.

Behandlungsprinzip

Magen-Hitze entfernen, den Fluss des Leber-*Qi* regulieren und den Dickdarm befeuchten.

Behandlungsprogramm

Akupunktur

Di 4 *(Hegu)* und Di 11 *(Quchi)* sedierend, Ren 12 *(Zhongwan)*, Ma 21 *(Liangmen)* und Ma 25 *(Tianshu)* tonisierend, SJ 6 *(Zhigou)* sedierend, Mi 15 *(Dahang)* neutral, Le 3 *(Taichong)*, Ma 44 *(Neiting)*, Bl 25 *(Dachangshu)* und Bl 57 *(Chengshan)* sedierend.

Schröpfen

Mittlere Schröpfstärke auf Ren 12 *(Zhongwan)*, Le 13 *(Zhangmen)*, Ma 15 *(Daheng)* und Bl 25 *(Dachangshu)*.

Erläuterung

Di 4 und Di 11 klären Hitze aus dem Dickdarm und bewegen den Stuhl. Ren 12 reguliert die Mitte und befeuchtet den Magen. Ma 21 klärt Magen-Hitze. Ma 25 (Alarm-*Mu*-Punkt des Dickdarms) reguliert den Dickdarm. SJ 6 und Mi 15 sind bewährte Punkte zur Beeinflussung des Dickdarm-*Qi* und zur Behandlung von Obstipation. Le 3 klärt Leber-Hitze und unterstützt den ungehinderten Fluss des Leber-*Qi*; wichtiger Punkt bei emotionalen Frustrationen wie Unzufriedenheit oder Ärger. Ma 44 klärt Magen-Hitze. Bl 25 (Rücken-*Shu*-Punkt des Dickdarms) bewegt den Dickdarm. Bl 57 ist ein bewährter distaler Punkt zur Behandlung von Obstipation. Mittleres Schröpfen auf Ren 12 *(Zhongwan)*, Le 13 *(Zhangmen)*, Ma 25 *(Tianshu)*, Mi 15 *(Daheng)* und starkes Schröpfen auf Bl 25 beeinflusst die Verdauungsorgane, insbesondere die Peristaltik des Dickdarms.

Behandlungsergebnis

Teil der Behandlung war die Verschreibung von *Ma Zi Ren Wan* zum Klären von Magen- und Dickdarm-Hitze. Dem Patient wurde geraten, Sport zu betreiben und sich regelmäßig zu bewegen, regelmäßig vernünftige Mahlzeiten zu sich zu nehmen und dabei fette Fertiggerichte und Fast Food zu vermeiden, reichlich frisches Wasser zu trinken und frisches Obst zu verzehren. Bei langfristiger Obstipation funktioniert die innere Verdauungsuhr nicht mehr. Um sie wieder in Gang zu bringen, ist eine disziplinierte Kombination aus regelmäßigen Mahlzeiten, Ruhepausen und ausreichend Bewegung notwendig. Die Einnahme von Laxativa über einen längeren Zeitraum ist dagegen keine sinnvolle Lösung. Nach drei Monaten wöchentlicher Behandlungen war der Zustand des Patienten stark verbessert und er hatte jeden zweiten Tag normalen Stuhlgang.

Rückenschmerzen und sexuelle Beschwerden

Rückenschmerzen zählen zu den Beschwerden, die in meiner Praxis am häufigsten auftauchen. Ich bin mir ziemlich sicher, dass dies für Schmerzkliniken und Allgemeinarztpraxen überall gilt. Rückenschmerzen werden verursacht durch dauerhaft schlechte Haltung oder durch eine plötzliche Bewegung (z.B. Heben nicht unbedingt nur schwerer Lasten), die zur Dislokation eines Wirbels oder zur Verletzung der entsprechenden Muskeln oder Bänder führt. Ungewohnte Arbeiten wie Malern, Tapezieren oder Gartenarbeiten können ebenfalls zu Muskel- und Bänderzerrungen führen, die dann krampfartige Schmerzen hervorrufen.

Schmerzen im oberen Rücken – Ätiologie und Symptomatik

Dabei handelt es sich um Schmerzen im Hals-, Nacken- und Oberkörperbereich (Hals- und Brustwirbelsäule). Dieser Teil des Körpers ist besonders anfällig für Angriffe äußerer pathogener Faktoren wie Wind-Kälte, Wind-Hitze und Feuchtigkeit, insbesondere Wind-Kälte. Wenn Wind-Kälte am Hals oder Kopf in die Meridiane (Bl und Gb) eindringt, gelangt sie unter die Haut und in tiefere muskuläre Schichten. Charakteristisch für dieses Syndrom sind der plötzliche Beginn und die Lokalisierung: Der Schmerz taucht gewöhnlich plötzlich auf und ist nicht auf einen bestimmten Punkt begrenzt, sondern bewegt sich entlang des Meridians, besonders des Gallenblasen-Meridians. Meist geht der Patient abends zu Bett und wacht am Morgen mit einem steifen oder schmerzenden Hals auf.

Behandlung

Behandlungsprinzip

Den pathogenen Faktor, d.h. Kälte, Feuchtigkeit oder Wind-Kälte, entfernen, die Kanäle öffnen und die Schmerzen beseitigen.

Behandlungsprogramm

Schröpfen

„A"-Schröpfen (Abb. 11.8) oder Schröpfen auf Gb 21 *(Jianjing)*, Du 14 *(Dazhui)*, Bl 12 *(Fengmen)* und Dü 11 *(Tianzong)*.

Zusätzliche Schröpfpunkte aus der Literatur

Bei Schulterschmerzen Dü 14 *(Jianwaishu)* und Dü 11 *(Tianzong)*. Bei Spondylose nach dem Schröpfen als Hauptbehandlung Nadeln der empfindlichen Punkte der Dornfortsätze, zusätzlich Dü 11 *(Tianzong)* und Dü 9 *(Jianzhen)*.[1]

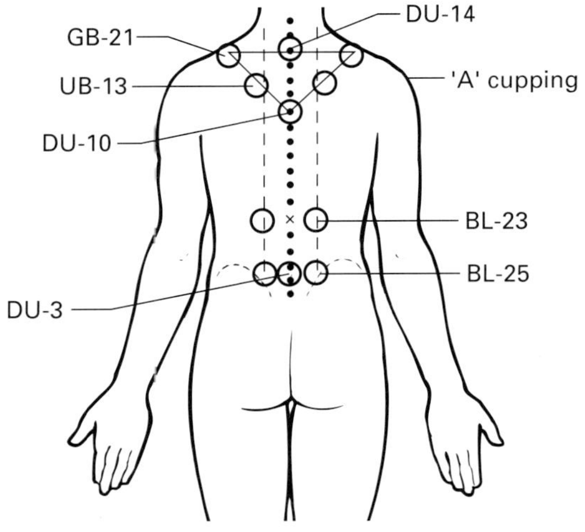

a

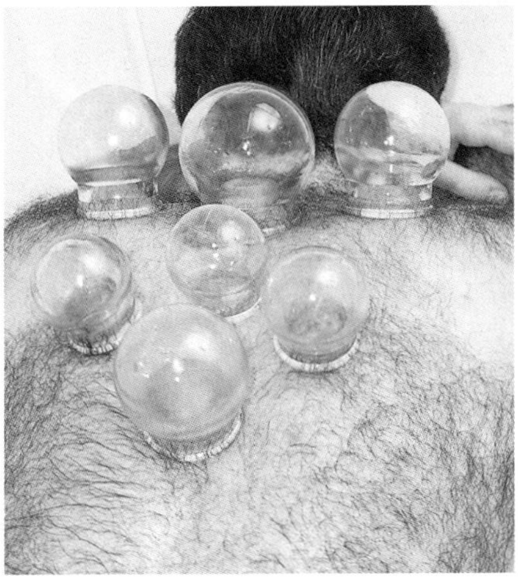

b

c

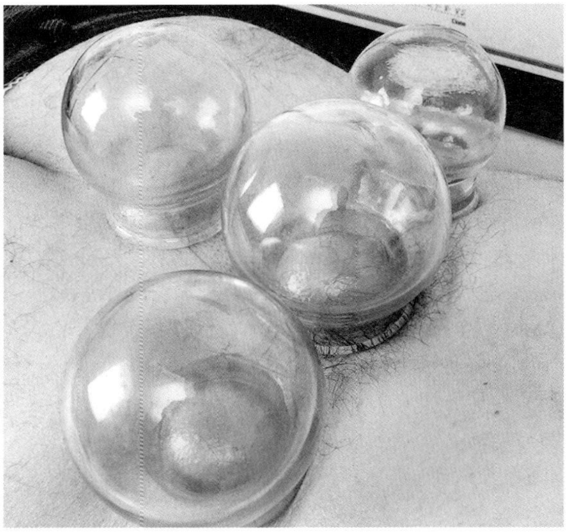

Abb. 11.8 (a), (b) und (c): „A“-Schröpfen sowie häufig verwendete Punkte auf dem unteren Rücken zur Behandlung von Rückenschmerzen.

Schröpfdauer

Kinder

- unter 5 Jahren: leeres Schröpfen, 2–3 Min.
- 5–7 Jahre: leeres oder leichtes Schröpfen, bis zu 10 Min.
- 7–14 Jahre: leichtes oder mittlere Schröpfstärke, bis zu 15 Min.

Erwachsene

- junge Erwachsene: mittleres bis starkes Schröpfen oder Schröpfkopfmassage, bis zu 20 Min.
- schwache und gebrechliche Personen: schwaches oder leeres Schröpfen, bis zu 10 Min.

Akupunktur
Di 4 *(Hegu)*, Gb 20 *(Fengchi)*, Gb 21 *(Jianjing)*, Du 14 *(Dazhui)*, Bl 12 *(Fengmen)* und Dü 11 *(Tianzong)*.

Moxibustion
Sofern keine Anzeichen für Hitze vorliegen auf Gb 20 *(Fengchi)*, Gb 21 *(Jianjing)*, Bl 12 *(Fengmen)* und Dü 11 *(Tianzhong)* zusätzlich moxen.

Erläuterung
Di 4 *(Hegu)* vertreibt den Wind und stoppt die Schmerzen. Gb 20 *(Fengchi)*, Gb 21 *(Jianjing)*, Du 14 *(Dazhui)*, Bl 12 *(Fengmen)* und Dü 11 *(Tianzhong)* sind Lokalpunkte, die Wind-Kälte und Feuchtigkeit vertreiben, die lokalen Sehnen und Muskeln lockern und die Zirkulation von *Qi* und Blut wieder herstellen.

Schmerzen im unteren Rücken, Ischialgien und sexuelle Störungen – Ätiologie und Symptomatik

Überarbeitung, langes Stehen, häufige Schwangerschaften, übermäßige sexuelle Aktivität und äußere pathogene Faktoren wie Kälte und Feuchtigkeit verletzen das Nieren-*Qi* und erschöpfen das Nieren-*Yang*. Die klinischen Symptome sind chronische, dumpfe Rückenschmerzen, die sich im Laufe des Tages verschlimmern und teilweise bis in die Beine ziehen, Müdigkeit und Impotenz. Der untere Rücken wird stark vom Nieren-*Qi* beeinflusst, mehr als von Wind-Kälte. Dieser Teil des Körpers ist im Gegensatz zu Hals und Nacken in der Regel gut bedeckt. Das Nieren-*Qi* wird von allen alten und zeitgenössischen Lehrern der chinesischen Medizin als „Meister" und „Herrscher" des unteren Rückens betrachtet. Dementsprechend bildet bei der Behandlung von Syndromen des unteren Rückens das Nieren-*Qi* den primären Fokus.

Sexuelle Beschwerden und Rückenschmerzen sind eng miteinander verbunden. Die TCM betrachtet das Nieren-*Qi* auch als „Herrscher" über die Fortpflanzungsorgane bei Männern wie Frauen. Daher haben Nieren-*Qi*-Mangel-Syndrome starke negative Auswirkungen auf die Sexualität, z.B. in Form von Organprolaps, Libidoverlust, Müdigkeit, Trockenheit der Schleimhäute, Schmerzen beim Geschlechtsverkehr und Impotenz.

Behandlung

Behandlungsprinzip
Das Nieren-*Qi* tonisieren, vor allem das Nieren-*Yang*, pathogene Faktoren entfernen und die Stagnation von *Qi* und Blut auflösen.

Behandlungsprogramm

Schröpfen

Du 3 *(Yaoyangguan)*, Du 4 *(Mingmen)*, Bl 23 *(Shenshu)*, Bl 25 *(Dachangshu)* und Bl 54 *(Zhibian)* oder Gb 30 *(Huantiao)*. Schröpfen mit Wärmenadel auf Ren 4 *(Guanyuan)*, Du 4 *(Mingmen)* und Bl 23 *(Shenshu)*, wenn ein Wind-Kälte- oder Wind-Feuchtigkeits-Syndrom vorliegt. Die Schröpftherapie ist äußerst wirksam in der Behandlung von Schmerzen im unteren Rücken (Abb. 11.8).

Zusätzliche Schröpfpunkte aus der Literatur

Bei Schmerzen in den Lenden: Bl 23 *(Shenshu)*, Bl 26 *(Guanyuanshu)* und Bl 24 *(Qihaishu)*. Ischialgien: Akupunktur auf Gb 30 *(Huantiao)*, Bl 49 *(Zhibian)*, Gb 34 *(Yanglingquan)* und Bl 23 *(Shenshu)* mit anschließender Moxibustion und Schröpfen der Lokalpunkte.[1]

Schröpfdauer

Kinder

- unter 14 Jahre: leeres oder mittleres Schröpfen, bis zu 10 Min.

Erwachsene

- junge Erwachsene: mittleres bis starkes Schröpfen oder Schröpfkopfmassage, bis zu 20 Min.
- schwache und gebrechliche Personen: leeres oder mittleres Schröpfen, bis zu 10 Min.

Akupunktur

Ren 4 *(Guanyuan)*, Mi 6 *(Sanyinjiao)*, Du 4 *(Mingmen)*, Bl 23 *(Shenshu)*, Bl 25 *(Dachangshu)*, Bl 26 *(Guanyuanshu)*, Bl 32 *(Ciliao)*, Gb 30 *(Huantiao)* und Bl 40 *(Weizhong)* mit tonisierender Technik.

Moxibustion

Sofern keine Hitze-Symptome vorliegen, zwischen Ren 3 *(Zhongji)* und Ren 6 *(Qihai)* sowie auf Bl 23 *(Shenshu)*, Bl 25 *(Dachangshu)*, Bl 26 *(Guanyuanshu)*, Du 3 *(Yaoyangguan)* und Du 4 *(Mingmen)* moxen.

Erläuterung

Ren 4 und Du 4 sind die beiden Kardinalpunkte zum Tonisieren des Nieren-*Yang*, zur Stärkung des Rückens und zur Unterstützung der Menstruation. Mi 6 tonisiert die drei *Yin* (Leber, Niere und Milz), Bl 23 (*Shenshu*, Rücken-*Shu*-Punkt der Niere) stärkt die Nieren und wirkt positiv auf den Rücken. Bl 25 *(Dachangshu)*, Bl 26 *(Guanyuanshu)* und Bl 32 *(Ciliao)* entfernen Blockaden aus den Meridianen und stärken den Rücken. Gb 30 *(Huantiao)* tonisiert *Qi* und Blut; außerdem ist er ein bewährter Punkt zur Behandlung von Beschwerden im unteren Rücken. Bl 40 *(Weizhong)* klärt Hitze, entspannt die Sehnen, öffnet die

Meridiane und stoppt die Schmerzen. Moxibustion auf dem Konzeptionsgefäß zwischen Ren 3 und Ren 6 tonisiert das *Yang*, nährt Blut und *Qi* und wirkt positiv auf die Fortpflanzungsorgane.

Die Wirkung des Schröpfens auf die Sexualorgane

Schröpfen auf Du 3 *(Yaoyangguan)* und Du 4 *(Mingmen)* entfernt die Blockaden, entspannt die Muskeln und verbessert den Fluss von *Qi* und Blut zum zweiten, dritten und vierten Lendenwirbel, was nach Dr. Paul Sherwood eine besondere Wirkung auf die Nerven hat, die die Sexualorgane versorgen. Er schreibt: „Der sexuelle Akt involviert ein komplexes Zusammenspiel von Nerven und Ganglien, die am unteren Ende der Wirbelsäule liegen. Diese werden durch das Gehirn selbst sowie durch sensorische Nerven aktiviert, die von verschiedenen erogenen Zentren des Körpers ausgehen. Am wichtigsten sind dabei die Nerven in der Klitoris sowie in Teilen der Vagina bei der Frau und in der Penisspitze beim Mann. Bei einer Stimulation senden diese Nervenzentren Impulse entlang den parasympathischen Nerven, die die Sexualorgane aktivieren. In der Lendenregion verlaufen die parasympathischen Nerven durch den Wirbelsäulenkanal entlang der zweiten, dritten und vierten lumbalen Nervenwurzel."[4]

Fallbeispiel 15 – Rückenschmerzen

45-jährige Patientin

Beschwerden

Immer wiederkehrende Rückenschmerzen in der Lumbalregion mit Schweregefühl in den Beinmuskeln.

Derzeitige Medikation

Keine.

Puls

Langsam (sie ist Marathon-Läuferin), schwacher Puls in der Nieren-Position.

Zunge

Blass, mit dünnem weißem Belag.

Beobachtungen

Die Patientin ist Sportlehrerin und verbringt die meiste Zeit des Tages als Schwimmlehrerin im Wasser. Ihr Hobby ist Marathonlaufen und sie nimmt mindestens zweimal jährlich an Läufen teil. Sie trainiert fast jedes Wochenende, wobei sie jeweils zwischen 15 und 30 Kilometer läuft. Sie leidet von Zeit zu Zeit unter Muskelschmerzen, die aber gewöhnlich rasch wieder abklingen. Sie ist groß und hat eine gute muskuläre Struktur.

Diagnose

Nieren-*Yang*-Mangel, wobei Feuchte-Kälte in die Meridiane eindringt, verursacht durch die langen Stunden im Schwimmbad. Daraus resultieren Müdigkeit sowie Schmerzen in Gelenken und Muskeln. Übermäßiges Training verletzt das Blut und erschöpft das Nieren-*Yang*, was zu allgemeinen Gliederschmerzen führt, vor allem im unteren Rücken.

Behandlungsprinzip

Feuchte-Kälte entfernen und das Nieren-*Yang* tonisieren.

Behandlungsprogramm

Akupunktur

Ren 4 *(Guanyuan)*, Ren 6 *(Qihai)*, Mi 9 *(Yinlingquan)*, Ma 36 *(Zusanli)*, Mi 6 *(Sanyinjiao)*, Ni 3 *(Taixi)*, Bl 23 *(Shenshu)*, Bl 54 *(Zhibian)*, Bl 37 *(Yinmen)* und Bl 57 *(Chengshan)*, alle mit tonisierender Technik.

Moxibustion

Bei jedem Behandlungstermin Moxibustion auf Ren 3, Ren 4, Ren 6, Mi 6, Ni 3, Bl 23, Bl 54 und Du 4.

Schröpfen

Mittlere Schröpfstärke auf Bl 23 *(Shenshu)*, Bl 25 *(Dachangshu)* und Du 3 *(Yaoyangguan)*.

Arzneimitteltherapie

Es wurden zwei klassische chinesische Arzneimittelrezepte in Pillenform verschrieben:

You Gui Wan – Pille, die die rechte Niere wiederherstellt

Fu Zi	(Radix lateralis aconiti carmichaeli praeparata)
Rou Gui	(Cortex cinnamomi cassiae)
Lu Jiao Jiao	(Colla cornu cervi)
Shu Di Huang	(Radix rehmanniae glutinosae conquitae)
Shan Zhu Yu	(Fructus corni officinalis)
Shan Yao	(Radix dioscoreae oppositae)
Gou Qi Zi	(Fructus lycii)
Tu Si Zi	(Semen cuscutae chinensis)
Du Zhong	(Cortex eucommiae ulmoidis)
Dang Gui	(Radix angelicae sinensis)

Wirkung: Tonisiert und wärmt das Nieren-*Yang*, wirkt positiv auf die Essenz-*Jing* und stärkt den Rücken.

Liu Wei Di Huang Wan – Sechs-Bestandteile-Pille mit Radix Rehmanniae Glutinosae Conquitae

Shu Di Huang	(Radix rehmanniae glutinosae conquitae)
Shan Zhu Yu	(Fructus corni officinalis)
Shan Yao	(Radix dioscoreae oppositae)
Fu Ling	(Sclerotium poriae cocos)
Mu Dan Pi	(Cortex moutan radicis)
Ze Xie	(Rhizoma alismatis orientalis)

Wirkung: Tonisiert das *Yin* und nährt die Nieren. Ein besonders wertvolles Arzneimittel für alle Frauen über 40.

Erläuterung
Ren 4 und Ren 6 tonisieren die Nieren und wirken günstig auf das Ursprungs-*Qi*; Mi 9 und Mi 6 transformieren Feuchtigkeit; Ma 36 tonisiert Magen/Milz und transformiert Feuchtigkeit; Ni 3, Bl 23 und Bl 54 tonisieren das Nieren-*Yang* und stärken den Rücken; Bl 37 und Bl 57, zwei wichtige Punkte bei der Behandlung von Schmerzen, die vom Rücken in die Beine ausstrahlen, beleben das Blut und entspannen die Sehnen. Moxibustion auf Ren 3, Ren 4 und Ren 6 wirkt insgesamt positiv auf *Qi* und Blut im Körper. Moxibustion auf Ni 3, Bl 23, Bl 54 und Du 4 wärmt und tonisiert das Nieren-*Yang* und stärkt den unteren Rücken. Schröpfen auf Bl 23 tonisiert die Nieren, auf Bl 25 und Du 3 entspannt es die unteren Rückenmuskeln und stoppt die Schmerzen.

Behandlungsergebnis
Die Behandlung schlug sehr rasch an und die Patientin konnte bereits nach 2 Wochen ihr wöchentliches Lauftraining wieder aufnehmen. Ihr wurde geraten, etwas kürzer zu treten und eventuell eine sanftere, ihrem Alter angemessenere Sportart zu wählen. Sie betreibt ihren Sport jedoch mit Leidenschaft und hat nicht die Absicht, ihn aufzugeben.

Thoraxschmerzen

Schmerzen in der Brust können aus unterschiedlichen inneren oder äußeren pathogenen Faktoren resultieren bzw. auf sie hinweisen: Wind-Kälte, die die Oberfläche angreift, Schleim mit Husten, der die Lunge blockiert und Lungen-*Qi*-Mangel verursacht, Herzschmerzen im Zusammenhang mit einer koronaren Herzerkrankung. Manchmal haben die Schmerzen auch nichts mit Lunge oder Herz zu tun, sondern sind auf Verdauungsstörungen oder Flatulenz zurückzuführen. Die meisten Patienten mit Thoraxschmerzen, die sich in meiner Praxis vorstellen, waren zuerst bei ihrem Arzt und erhielten, nachdem eine koronare Herzerkrankung ausgeschlossen wurde, die Diagnose „funktionelle thorakale Schmerzen". Diese besondere Kategorie soll im folgenden Abschnitt behandelt werden.

Ätiologie und Pathologie

Äußere pathogene Faktoren wie Feuchtigkeit oder Wind-Kälte dringen in den oberen der *San Jiao* ein und verursachen eine *Qi*-Stagnation. Dies führt zur Meridian-Blockade und zu Schmerzen. Die kritischste Zeit ist immer der Jahreszeitenwechsel. Während der wärmeren Jahreszeit schwitzt der Körper stärker, so dass die äußeren Pathogene durch offene Poren in die Meridiane eindringen können.

Klinische Manifestation von Wind-Kälte ist ein stechender Schmerz in der Herzgegend, von retrosternal zum Rücken und zu den Schulterblättern ausstrahlend. Meist ist der Schmerz stärker beim Einatmen und besser beim Ausatmen oder bei Wärme. Er kann von Husten und Auswurf begleitet sein.

Behandlung

Behandlungsprinzip

Den äußeren pathogenen Faktor entfernen, das *Qi* bewegen, die Meridiane öffnen, die Blockaden im Thorax entfernen und die Schmerzen beenden.

Behandlungsprogramm

Schröpfen

Mittleres bis starkes Schröpfen auf Lu 1 *(Zhongfu)*, Ni 25 *(Shencang)*, Bl 12 *(Fengmen)*, Gb 21 *(Jiangjing)*, Bl 15 *(Xinshu)*, Dü 12 *(Bingfeng)* und Bl 17 *(Geshu)*. Alternativ auch mittleres bis starkes „A"-Schröpfen.

Zusätzliche Schröpfpunkte aus der Literatur

Interkostalneuralgie wurde mit Akupunktur auf Pe 6 *(Neiguan)* und Mi 9 *(Yinlingquan)* bis Gb 34 *(Yanglingquan)* und anschließendem Schröpfen der lokalen Schmerzstellen behandelt. Angina pectoris und koronare Herzerkrankung wurden mit blutigem Schröpfen auf Bl 23 *(Shenshu)*, Bl 15 *(Xinshu)* und Bl 14 *(Jueyinshu)* therapiert. Der Schmerz ließ bereits nach einer einzigen Behandlung allmählich nach.[1]

Schröpfdauer

Kinder

Diese Störung tritt bei Kindern unter 14 Jahren nicht auf.

Erwachsene

- junge Erwachsene: mittleres bis starkes Schröpfen, bis zu 20 Min.
- schwache und gebrechliche Personen: schwaches oder leeres Schröpfen, bis zu 10 Min.

Akupunktur

Di 4 *(Hegu)*, Ren 15 *(Jiuwei)*, Ren 17 *(Shanzhong)*, Pe 4 *(Ximen)*, Pe 6 *(Neiguan)*, Bl 15 *(Xinshu)* und Bl 17 *(Geshu)*. Alle Punkte mit ableitender Technik nadeln.

Gua Sha

Gua Sha am Sternum und unterhalb des Schlüsselbeins, bis sich ein Hämatom bildet.

Erläuterung

Di 4 *(Hegu)* ist ein besonders wirksamer Punkt, der den blockierten Meridian durchgängig macht, die Schmerzen beseitigt und die Oberfläche befreit. Ren 15 *(Jiuwei)* und Ren 17 *(Shanzhong)* sind stark wirksame Punkte zum Beeinflussen und Zerstreuen der *Qi*-Stagnation im Brustraum. Pe 4 *(Neiguan)* und Pe 6 *(Ximen)* bewegen das *Qi* im Thorax und beenden den Schmerz. Bl 12 *(Fengmen)* befreit die Oberfläche, vertreibt den pathogenen Wind und entspannt den Brustkorb. Bl 15 *(Xinshu)*, der Rücken-*Shu*-Punkt des Herzens, belebt das Blut und stoppt die Schmerzen. Bl 17 *(Geshu)* beeinflusst das Zwerchfell und beendet Spasmen des Thorax. Dü 12 *(Bingfeng)* vertreibt den Wind, wärmt die Meridiane und stoppt die Schmerzen. Lu 1 *(Zhongfu)*, der Alarm-*Mu*-Punkt der Lunge, stärkt das Lungen-Qi, entspannt den Thorax und beendet die Schmerzen. *Gua Sha* am Sternum und unterhalb des Schlüsselbeins beseitigt Blockaden im Brustraum und entspannt die Sehnen. „A"-Schröpfen auf dem Rücken befreit die Oberfläche und wirkt positiv auf Lunge und Herz.

Arzneimitteltherapie

Kaynar – traditioneller türkischer Wintertee

Sheng Jiang	(Zingiberis officinalis) – Ingwer,	10 g
Rou Gui	(Cortex cinnamomi) – Zimtrinde,	5 g
Ding Xiang	(Flos caryophylli) – Gewürznelken,	6 Stück

Bi Ba	(Fructus piperis longi) – Langkornpfeffer	2,5 g
Thymian	(Thymus vulgaris)	10 g

Nach Belieben Honig an das fertige Dekokt geben; drei bis fünf Tassen täglich warm trinken.

Wirkung: Fördert das Schwitzen, wirkt positiv auf den mittleren und oberen der *San Jiao*, entspannt den Thorax und stoppt den Husten.

Xuan Fu Hua Tang – klassische Rezeptur

Xuan Fu Hua	(Flos inulae)	9 g
Xian Fu	(Rhizoma cyperi rotundi)	6 g
Su Geng	(Radix perillae frutescentis)	6 g
Yu Jin	(Tuber curcumae)	6 g
Zhi Ke	(Fructus citri aurantii)	6 g
Si Gua Luo	(Fasciculus luffae vascularis)	6 g

Wirkung: Befreit den Leber-Meridian und wirkt positiv auf das Hypochondrium, entspannt den Thorax und senkt gegenläufiges Qi ab, stoppt die Schmerzen.

Fallbeispiel 16 – Thoraxschmerzen 50-jähriger Patient

Beschwerden

Zusammenbruch mit starken Brust- und Halsschmerzen in der linken Körperseite auf dem Weg von der Arbeit nach Hause. Seine Frau war mit ihm im Auto und fuhr ihn zum nächsten Krankenhaus, wo eine koronare Herzerkrankung ausgeschlossen wurde und der Patient mit Schmerzmitteln nach Hause geschickt wurde.

Derzeitige Medikation

Keine.

Puls

Stark und überflutet.

Zunge

Roter Zungenkörper mit dünnem weißem Belag.

Diagnose

Wegen der sommerlichen Hitze hatte der Patient eine Woche lang täglich mit nacktem Oberkörper an einer Bügelmaschine gearbeitet. Er schwitzt stark. In der Firma war vor kurzem eine Klimaanlage eingebaut und auf seinen Wunsch hin eine Düse direkt über ihm installiert worden. Dadurch war Wind-Kälte über die Poren in die Meridiane eingedrungen und hatte zu Spasmen und Schmerzen in den Brustmuskeln geführt.

Behandlungsprinzip
Wind-Kälte beseitigen, die Brustmuskeln entspannen und die Schmerzen beenden.

Behandlungsprogramm
Akupunktur
Di 4 *(Hegu)*, Pe 4 *(Ximen)*, Ren 17 *(Shanzhong)*, Gb 20 *(Fengchi)*, Gb 21 *(Jianjing)* und Bl 12 *(Fengmen)*, alle mit ableitender Technik.

Gua Sha
Auf dem Sternum und unter dem linken Schlüsselbein appliziert.

Schröpfen
Starkes „A"-Schröpfen bei jedem Behandlungstermin.

Erläuterung
Di 4 befreit die Oberfläche und entspannt die Sehnen. Pe 4, Spalten-*Xi*-Punkt des Perikard-Meridians, öffnet den Meridian, beseitigt Blockaden und stoppt Schmerzen. Ren 17, Alarm-*Mu*-Punkt des Perikard und des oberen der *San Jiao*, ist bedeutsam in der Behandlung jeder Art von Brustschmerzen, da es Thorax und Diaphragma entspannt. Gb 20, Gb 21 und Bl 12 vertreiben Wind-Kälte, entspannen die Halsmuskeln und beseitigen Schmerzen. *Gua Sha* am Sternum und unter dem Schlüsselbein entspannt die Brust, befreit die Oberfläche und beendet die Schmerzen. Starkes „A"-Schröpfen ist eine empirisch begründete Technik zum Entfernen äußerer Wind-Kälte und zur Entspannung der Halsmuskeln.

Behandlungsergebnis
Der Patient kam insgesamt dreimal zur Behandlung, dann waren seine Schmerzen verschwunden. Ihm wurde geraten, seinen Arbeitsplatz aus dem direkten Zugbereich zu verlegen und bei der Arbeit ein leichtes Baumwollhemd zu tragen.

Venenleiden (Krampfadern, geplatzte Äderchen)

Ätiologie und Symptomatik

Venenbeschwerden betreffen hauptsächlich Frauen, wobei die gekrümmten und erweiterten Venen im Allgemeinen an den Beinen auftreten. Aufgrund der Schwerkraft sammelt sich das Blut in den Venen der Beine an, wo Klappen den Blutfluss nur in eine Richtung, nämlich zum Herzen hin, erlauben. Eine Zunahme des Drucks im Abdomen, zum Beispiel durch eine Schwangerschaft, einen Tumor, chronische Obstipation, schweres Heben oder Dauerhusten, erhöht auch den Druck in den Beinvenen. Das führt dazu, dass Kapillargefäße hervortreten und sich in der Haut spinnwebartige Ansammlungen feiner geplatzter Äderchen bilden. Schröpfen wird eingesetzt, um das gestaute Blut aus diesen Kapillargefäßen zu entfernen. *Unter keinen Umständen sollte das Schröpfen direkt auf den Krampfadern erfolgen!* Man spricht hier von kosmetischer Schröpftherapie, da das Schröpfen hier in der Regel lediglich einen kosmetischen Zweck hat.

Behandlung

Behandlungsprinzip
Fülle ausleiten und Blut-Stase beseitigen.

Behandlungsprogramm
Akupunktur und Schröpfen
Werden gleichzeitig eingesetzt. Bei der Behandlung einzelner Kapillaren wird das Gefäß von beiden Enden mit einer dünnen Nadel angestochen und unmittelbar danach ein Schröpfkopf mit hoher Schröpfstärke darüber aufgesetzt (Abb. 11.9). Innerhalb einiger Sekunden sollte Blut in das Schröpfglas austreten, andernfalls sind das Anstechen oder die Saugstärke nicht ausreichend. Dann muss der Vorgang wiederholt werden, bis Blut austritt. Bei der Behandlung einer Ansammlung geplatzter Äderchen wird ein Pflaumenblütenhämmerchen verwendet, mit dem man leicht auf die Haut klopft, bis Blut austritt. Dann einen einzelnen Saugkopf aufsetzen, der groß genug ist, um den Bereich zu umfassen (mit hoher Saugstärke). Bei größeren Adernetzen tritt das Blut schneller aus. Meist koaguliert das Blut innerhalb einer Minute und der Blutfluss stoppt von alleine. Bei der Behandlung geplatzter Adern im Gesicht sollte starkes Schröpfen vermieden werden – mittlere Schröpfstärke oder schnelles leeres Schröpfen sind hier vorzuziehen.

Schröpfdauer
nur Erwachsene
- erster Behandlungstermin: bis zu 5 Min.
- weitere Termine: bis zu 15 Min.

Warnhinweis

Da starke Hämatombildung unvermeidlich ist, sollte die Patientin im Voraus gewarnt werden. Es kann bis zu 10 Tage dauern, bevor das Hämatom abklingt, daher ist das Schröpfen am besten geeignet für Stellen, die von Kleidung bedeckt sind. Besondere Vorsicht ist außerdem beim Entfernen des Schröpfkopfs angezeigt (siehe Kapitel 7, Blutiges Schröpfen).

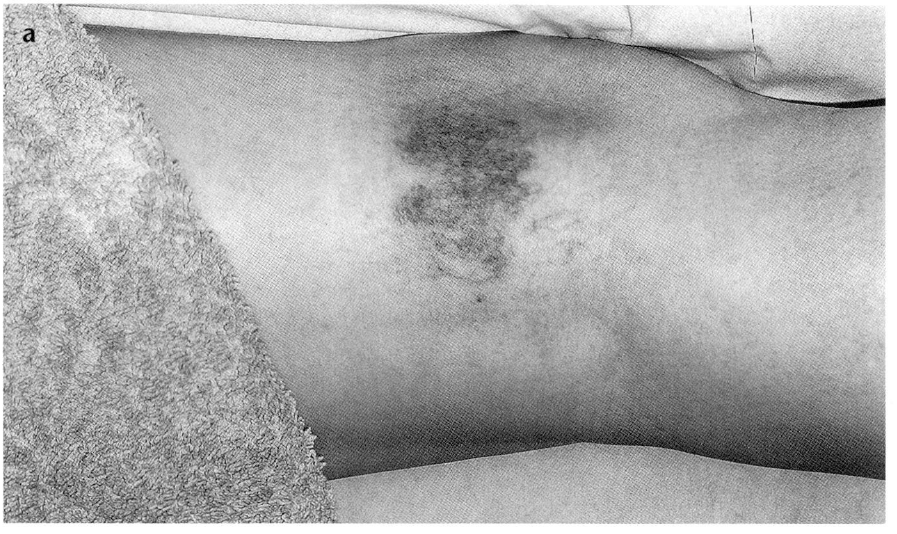

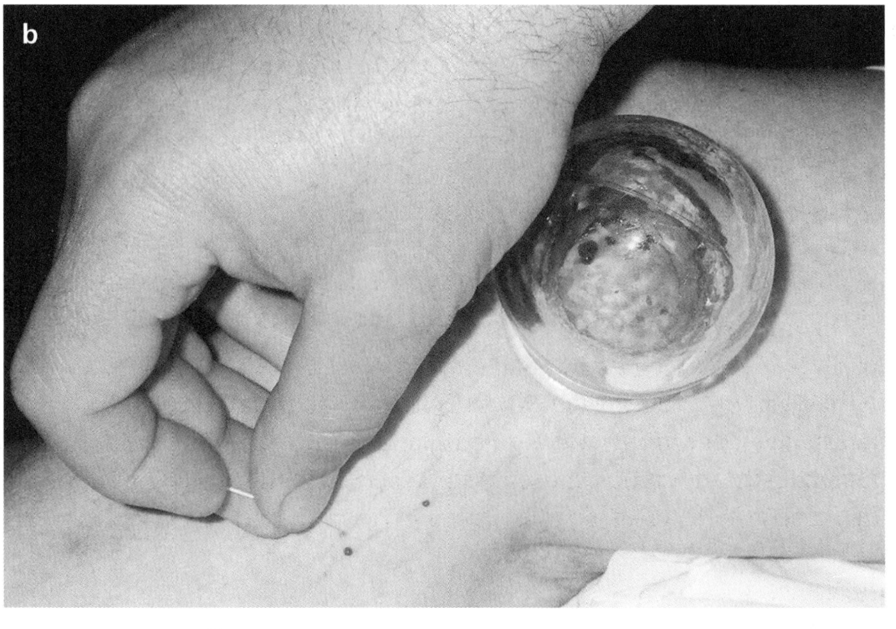

Abb. 11.9: (a) Geplatzte Äderchen sind häufige Beschwerden, vor allem bei Frauen. (b) Mit einer Nadeln werden beide Enden des Gefäßes punktiert. (c) Schröpfen über dem geplatzten Gefäß leitet das gestaute Blut aus.

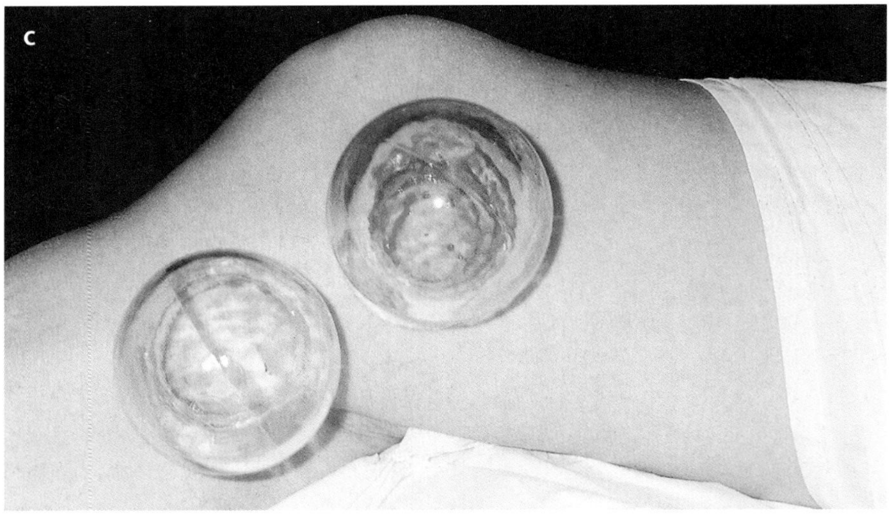

Fallbeispiel 17 – Geplatzte Äderchen 25-jährige Patientin

Beschwerden
Geplatzte Äderchen am rechten Bein.

Derzeitige Medikation
Seit 15 Monaten Einnahme der Antibabypille.

Puls
Schlüpfrig und stark.

Zunge
Rote Zungenspitze, rollt sich nach oben.

Beobachtungen
Die Patientin arbeitet als Einzelhandelskauffrau und ist daher den ganzen Tag auf den Beinen. Seit sie die Pille nimmt, hat sie zugenommen und es zeigen sich vermehrt geplatzte Äderchen. Sie befinden sich gesammelt an einer Stelle von 2 cm Durchmesser.

Diagnose
Qi- und Blut-Stagnation, vermutlich durch die Einnahme der Pille verursacht.

Behandlungsprinzip
Die lokale Blut-Stagnation auflösen.

Behandlungsprogramm

Akupunktur und Schröpfen

Klopfen des Bereichs mit Pflaumenblütenhämmerchen; unmittelbar anschließend starkes Schröpfen mit großem Schröpfkopf (Nr. 4). Etwa 30 ml Blut entleerten sich bei der ersten Anwendung. Nach weiteren drei Behandlungen war die Stelle um 80 % reduziert.

Behandlungsergebnis

Der Patientin wurde empfohlen, sich eine andere Pille verschreiben zu lassen oder eine andere Verhütungsmethode anzuwenden. In den meisten Fällen verschwinden die geplatzten Äderchen nach der Behandlung vollständig oder werden zumindest unauffällig. Dieser Patientin wurden außerdem regelmäßige Gymnastik, vor allem für die Beine, sowie eine fettarme Ernährung empfohlen.

Literatur

1. Cui Jin, Zhang Guangqi: *A survey of thirty years' clinical application of cupping.* Journal of Traditional Chinese Medicine 1989 9:151 – 153
2. Chen Bin, persönliche Mitteilungen 1995
3. Chen Youbang, Deng Liangyue: *Essentials of contemporary Chinese acupuncturists' clinical experiences.* Foreign Languages Press, Beijing 1989
4. Sherwood, P.: *The back and beyond.* Arrow Books Ltd, London 1992

12 Anmerkungen zu diversen Beschwerden

Blasenprolaps

Mittleres bis starkes Schröpfen auf Ren 3 *(Zhongji)*, Ma 30 *(Qichong)*, Bl 26 *(Guanyuanshu)* und Bl 28 *(Pangguangshu)*.

Brustvergrößerung

Von Zeit zu Zeit kommen Patientinnen zu mir, die sich darüber beklagen, dass ihre Brüste „zu klein für ihren Körper“ seien. Meist lehne ich eine Behandlung ab, da mir die Brüste ganz normal erscheinen und in diesem Fall durch Schröpfen keine Veränderung zu erwarten ist. Allerdings habe ich neun Fälle extrem flachbrüstiger Patientinnen im Alter zwischen 15 und 20 Jahren behandelt. Die Therapie bestand aus Schröpfen in Verbindung mit Akupunktur auf Gb 21 *(Jianjing)*, Ma 15 *(Wuyi)*, nach unten zur Brustwarze gerichtet, und Ma 18 *(Rugen)*, nach oben zur Brustwarze gerichtet. In allen Fällen wurden große Schröpfköpfe verwendet, die die ganze Brust umfassten (Abb. 12.1).
Es wird eine mittlere bis hohe Saugstärke eingesetzt, anfänglich für 5 Minuten, dann bis auf 20 Minuten gesteigert. Ein Behandlungsprogramm besteht aus 20 bis 30 Sitzungen. Durch die Behandlung wurde bei 6 Patientinnen eine Steigerung der Brustgröße um mehr als 50 % erzielt, bei 2 Patientinnen um 20 % und in einem Fall war keine Veränderung sichtbar. Es wurden allerdings keine Folgeuntersuchungen durchgeführt, um die weitere Entwicklung zu beobachten.

Cellulitis

Auf den entsprechenden Körperzonen großzügig Öl verteilen und Schröpfkopfmassage mit mittlerer oder leichter Saugstärke applizieren. Dadurch wird der lokale Blut-, Flüssigkeits- und Fettstoffwechsel angeregt (Abb. 12.2).

Konjunktivitis

Konjunktivitis und Keratitis durch Blitzlicht wurden mit Schröpfen auf Di 15 *(Jianyu)*, Du 14 *(Dazhui)* und Ma 12 *(Quepen)* behandelt.[1]

a

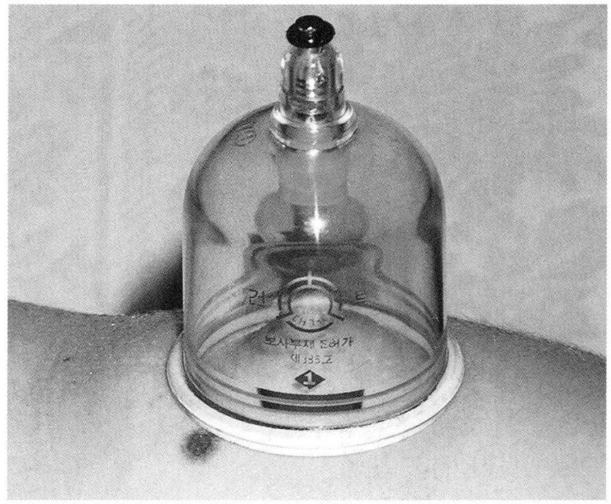

b

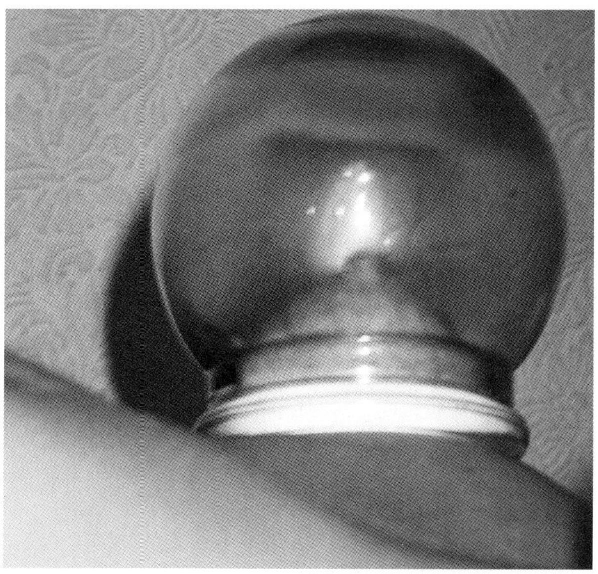

Abb. 12.1 (a) und (b): Schröpfen über einer unterentwickelten Brust.

Kopfschmerzen/Migräne

Bei Stirnkopfschmerzen wurde Schröpfen auf *Taiyang* (Extrapunkt) und *Yintang* (Extrapunkt) in Kombination mit Akupunktur eingesetzt. Bei Migräne Schröpfen auf *Taiyang* (Extrapunkt) und Du 14 *(Dazhui)*.[1]

Mumps

Die Symptcmatik bei Mumps lässt sich wirksam durch Schröpfen mit Wasser auf den geschwollenen Drüsen lindern.[1]

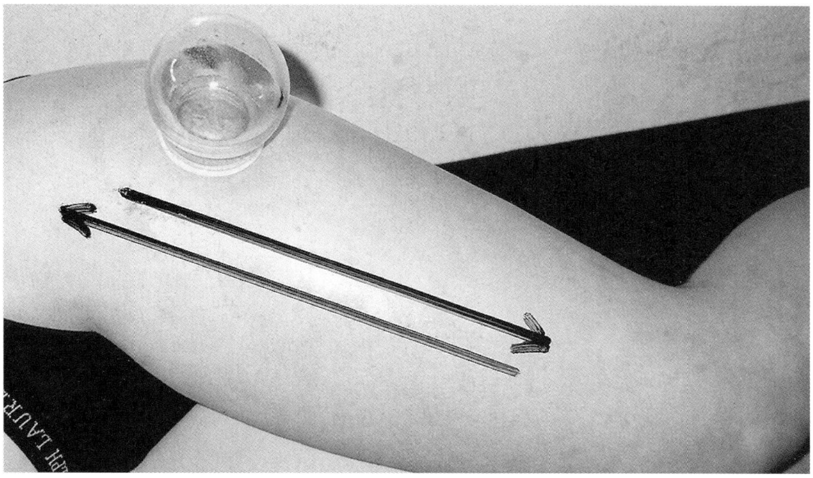

Abb. 12.2: Schröpfkopfmassage bei Cellulitis.

Schlaflosigkeit

Schlaflosigkeit wird mit Schröpfen in Verbindung mit Massage auf den Punkten Bl 15 *(Xinshu)*, Bl 17 *(Geshu)* und Bl 23 *(Shenshu)* behandelt.[1]

Singultus

Wird hervorgerufen durch rebellisches Magen-*Qi*, das nach oben steigt. Behandlung mit ableitender Akupunktur auf Ren 12 *(Zhongwan)*, Pe 6 *(Neiguan)*, Ma 36 *(Zusanli)*, Ren 17 *(Shanzhong)* und Bl 17 *(Geshu)*, um das Magen-*Qi* zu regulieren, zu besänftigen und nach unten zu leiten. Nach dem Entfernen der Nadeln folgt starkes Schröpfen auf Ren 12, Ren 17 und Bl 17. In dem erwähnten Fall war der Schluckauf nach 30 Minuten vollständig verschwunden.[2]

Spondylose

Behandlung mit Schröpfen und anschließender Akupunktur auf den druckempfindlichen Stellen der Wirbelsäule, zusätzlich auf Dü 11 *(Tianzong)* und Dü 9 *(Jianzhen)*.[1]

Torticollis

Behandlung mit Akupunktur auf Gb 39 *(Xuanzhong)* in aufwärts gerichteter Richtung, anschließend Schröpfen der betroffenen Stelle.[1]

Tränensekretion

Tränensekretion durch Wind wird mit lokaler Akupunktur und Schröpfen auf *Taiyang* (Extrapunkt) behandelt.[1]

Uterusprolaps

Mittleres bis starkes Schröpfen auf Ren 6 *(Qihai)*, Ni 12 *(Dahe)*, Ma 29 *(Guilai)*, Du 3 *(Yaoyangguan)* und Bl 26 *(Guanyuanshu)*.

Zahnschmerzen

Behandlung mit Schröpfen auf Du 11 *(Dashu)*, Ma 6 *(Jiache)* und Ma 7 *(Xiaguan)*, Massage auf SJ 17 *(Yifeng)* und Akupunktur auf Di 4 *(Hegu)*.[1]

Literatur

1. Cui Jin, Zhang Guangqi: *A survey of thirty years' clinical application of cupping.* Journal of Traditional Chinese Medicine 1989 9: 151 – 153
2. Chen Youbang, Deng Liangyue: *Essentials of contemporary Chinese acupuncturists' clinical experiences.* Foreign Languages Press, Beijing 1989, S. 16613

Warnhinweise und Kontraindikationen

Die Schröpftherapie ist im Allgemeinen sehr sicher und weist keine Nebenwirkungen auf. Es gibt jedoch ein paar Ausnahmen. Wenn diese beachtet werden, ist die Anwendung unproblematisch und die Wirkung oft überwältigend.

Schröpftherapie ist kontraindiziert bei Patienten mit Verdacht auf Hämorrhagien jeder Art. Man sollte Schröpfen nicht auf Sonnenbrand oder Brandwunden generell, auf offenen Wunden oder nach kürzlichen Verletzungen einsetzen. Während der Schwangerschaft ist Schröpfen auf dem oberen und unteren Abdomen zu vermeiden; der untere Rücken kann bis zum 6. Schwangerschaftsmonat behandelt werden, allerdings nur mit leichter oder mittlerer Schröpfstärke. Bei Patienten, die über Lethargie oder Erschöpfung klagen, sollte nur kurzzeitiges leeres Schröpfen appliziert werden. Patienten, die gerinnungshemmende Medikamente einnehmen, bluten beim blutigen Schröpfen möglicherweise stärker als geplant. Man muss daher das Schröpfen sorgfältig überwachen und das Glas entfernen, wenn etwa 100 ml Blut abgeleitet wurden. Bei solchen Patienten bilden sich auch schneller Hämatome und die Haut benötigt mehr Zeit zur Heilung.

Glossar

Alarm-*Mu*-Punkte sind die Punkte im Bereich von Thorax und Abdomen, an denen sich das *Qi* der entsprechenden Organe sammelt.

***Ashi*-Punkte** sind Punkte, die auf Druck beim Palpieren schmerzhaft reagieren.

„A"-Schröpfen ist eine Technik, bei der die Schröpfköpfe „A"-förmig im Bereich des oberen Rückens aufgesetzt werden (siehe Abb. 11.8).

***Bi*-Syndrom** ist ein Sammelbegriff für Erkrankungen mit Schmerzen im Gelenk-, Muskel- und Sehnenbereich, die auf eine Obstruktion von *Qi* und Blut in den Meridianen zurückzuführen sind.

Blut-Stase deutet auf eine Obstruktion des Blutflusses in den Meridianen.

Blut-*Xue* ist eine materielle Form von Qi, es ist nicht gleichzusetzen mit Blut im westlichen Sinn.

Cun ist eine chinesische Maßeinheit, die sich an den Körpermaßen des Patienten orientiert (siehe Abb. 11.1).

Derivation ist ein ableitendes Verfahren, das in unmittelbarer Nähe einer Störung eingesetzt wird.

Durchgangs-*Luo*-Punkte sind die Punkte auf den Haupt-Meridianen, von denen Netzgefäße abzweigen, die die innerlich-äußerlich gekoppelten *Yin*- und *Yang*-Meridiane miteinander verbinden.

Extrapunkte sind wichtige Behandlungspunkte außerhalb der regulären 14 Meridiane.

Gua Sha ist eine Schabetechnik, bei der mit einem flachen, abgerundeten Gegenstand, z. B. mit einem chinesischen Suppenlöffel, in eine Richtung fest über die Haut gestrichen wird, bis eine Hautrötung auftritt. Die Technik wird eingesetzt zur Beseitigung von Schmerzen, Hitze und Stagnation.

Kauterisation ist eine Gewebezerstörung durch Brenn- oder Ätzmittel, die selten auch im Rahmen einer ableitenden Behandlung eingesetzt wird.

Kontrairritans ist ein Gegenreizmittel.

Moxibustion ist eine Therapieform, bei der getrockneter Beifuß (*Artemisia vulgaris*) in unterschiedlicher Form zu therapeutischen Zwecken abgebrannt wird.

Nahrungsstagnation ist eine Verdauungsstörung, bei der sich Nahrung im Verdauungstrakt (Magen oder Darm) ansammelt; im Allgemeinen bei Kindern und älteren Menschen zu beobachten.

Pathogene Faktoren sind die sechs klimatischen Faktoren, die die körperliche Gesundheit beeinflussen: Wind, Kälte, Sommer-Hitze, Feuchtigkeit, Trockenheit und Hitze.

Qi ist Energie, Lebenskraft, das bewegende Agens, Grundlage aller Substanzen. Es kommt in vielen verschiedenen Formen vor.

Revulsion ist ein ableitendes Verfahren, das in einiger Entfernung von einer Störung eingesetzt wird.

Rücken-*Shu*-Punkte sind die Punkte auf dem Blasen-Meridian (auf der Körperrückseite), an denen das *Qi* des korrespondierenden Organs konvergiert; werden meist bei chronischen Erkrankungen eingesetzt.

San Jiao (Dreifacher Erwärmer) ist ein System, das die Zirkulation der Körperflüssigkeiten zwischen den drei energetischen Ebenen des Körpers kontrolliert und aufrechterhält (oberer, mittlerer und unterer der *San Jiao*)

Shi bezeichnet einen Fülle-Zustand.

Skarifikation ist eine Hautritzung.

Spalten-*Xi*-Punkte sind die Punkte, an denen das *Qi* des Organs/Meridians akkumuliert; besondere Wirksamkeit in den akuten Phasen einer Erkrankung.

Stagnation ist eine Verlangsamung der Fließbewegung (z. B. von Nahrungsbrei oder *Qi*) bis hin zum Stillstand.

Syndromdifferenzierung nach dem 6-Schichten-Modell befasst sich mit den Störungen durch äußere Kälte, die nach innen vordringt und dabei fiebrige Erkrankungen hervorruft.

Syndromdifferenzierung nach der 4-Stadien-Theorie befasst sich hauptsächlich mit den fiebrigen Erkrankungen durch äußere Hitze.

Ursprungs-*Yuan-Qi* entsteht zwischen den Nieren und wird als ursprüngliche Quelle des *Yin-* und *Yang-Qi* des Körpers betrachtet.

Ursprungs-*Yuan-Qi*-Punkte sind die Punkte auf den Meridianen, an denen das Ursprungs-*Yuan-Qi* der jeweiligen Organe und Meridiane aufgehalten wird; daher gelten sie als sehr wirksame Behandlungspunkte.

Vesikation ist ein ausleitendes Verfahren aus der Humoralpathologie, bei dem z. B. durch Kantharidinpflaster künstlich Hautblasen erzeugt werden.

Wei-Qi ist das Abwehr-*Qi*, das an der Körperoberfläche zirkuliert, um den Körper vor äußeren Einflüssen zu schützen.

Xu bezeichnet einen Mangel-Zustand.

Yang ist der äußere, aktive, helle Aspekt, entspricht Hitze und Feuer.

Yin ist der innere, passive, dunkle Aspekt, entspricht Kälte und Wasser.

***Zang-Fu*-Lehre** ist die Lehre der Organfunktionskreise in der TCM. Man unterscheidet zwischen Speicherorganen (*Zang*-Organe) und Hohlorganen (*Fu*-Organe).

Anhang

Akupunktur-/Akupressurpunkte

Abkürzungen

Lu	Lunge
Di	Dickdarm
Ma	Magen
Mi	Milz
He	Herz
Dü	Dünndarm
Bl	Blase
Ni	Niere
Pe	Perikard
SJ	*San Jiao*
Gb	Gallenblase
Le	Leber
Ren	Konzeptionsgefäß *(Ren Mai)*
Du	Lenkergefäß *(Du Mai)*

Punkteverzeichnis

Lu 1 *(Zhongfu)* „Residenz der Mitte"

- **Lokalisation:** 6 *Cun* lateral der vorderen Medianlinie, 1 *Cun* unterhalb der Clavicula.
- **Indikationen:** Reguliert das Lungen-*Qi*, klärt Hitze in der Lunge, unterstützt die Absenkungsfunktion des Lungen-*Qi* und beendet Husten.
- **Besonderheit:** Alarm-*Mu*-Punkt der Lunge

Lu 5 *(Chize)* „Teich am Ellenbogen"

- **Lokalisation:** In der Ellenbogenfalte, radial der Bizepssehne.
- **Indikationen:** Reguliert die Zirkulation der Körperflüssigkeiten, beseitigt pathogene Hitze in der Lunge, entfernt Schleim aus der Lunge, beendet Husten und Halsschmerzen, beseitigt Ödeme und Bewegungseinschränkungen des Ellbogens.
- **Besonderheit:** Meer-*He*-Punkt, Wasser-Punkt

Lu 6 *(Kongzui)* „Tiefes Loch"

- **Lokalisation:** Unterhalb von Lu 5, 7 *Cun* von der Handgelenksfalte entfernt, in der Vertiefung zwischen Radius und Ulna.
- **Indikationen:** Alle akuten Lungen-Syndrome, klärt Lungen-Hitze, stoppt Blutungen, reguliert das Lungen-*Qi*, bei epigastrischen Schmerzen und Schmerzen in den Armen.
- **Besonderheit:** Spalten-*Xi*-Punkt

Lu 7 *(Lique)* „Lückenspalte"

- **Lokalisation:** 1,5 *Cun* oberhalb des Handgelenks; wenn Daumen und Zeigefinger beider Hände überkreuzt sind (Zeigefinger auf dem Processus styloideus radii der anderen Hand) liegt der Punkt unter der Zeigefingerspitze der anderen Hand.
- **Indikationen:** Einer der wichtigsten Akupunkturpunkte zur Beeinflussung des Abwehr-*Qi*, klärt äußere pathogene Faktoren, belebt die Meridiane, stärkt die Absenkungsfunktion des Lungen-*Qi*, klärt nasale Blockaden und stoppt Husten.
- **Besonderheit:** Durchgangs-*Luo*-Punkt, Verbindung zum Dickdarm-Meridian

Lu 9 *(Taiyuan)* „Großer Wasserschlund"

- **Lokalisation:** In der distalen Handgelenksbeugefalte lateral der A. radialis und ulnar der Sehne des M. abductor pollicis longus.
- **Indikationen:** Belüftet und befeuchtet die Lunge, tonisiert das Lungen-*Qi*, löst Schleim und stoppt Husten; ein wichtiger Punkt in der Behandlung von Asthma bronchiale oder Keuchatmung.
- **Besonderheit:** Bach-*Shu*-Punkt und Ursprungs-*Yuan-Qi*-Punkt

Lu 10 *(Yuji)* „Fischbauchgrenze"

- **Lokalisation:** In einer Vertiefung auf dem Daumenballen, an der Grenze zwischen roter und weißer Haut.
- **Indikationen:** Klärt Lungen-Hitze und Wind, regt die Schweißbildung an, befeuchtet die Lungen, stoppt Husten.
- **Besonderheit:** Quell-*Ying*-Punkt

Di 4 *(Hegu)* „Talverbindung"

- **Lokalisation:** Zwischen Metacarpale I und II, auf Höhe der Mitte von Metacarpale II.
- **Indikationen:** Wichtigster Punkt zur Schmerzlinderung; entfernt Obstruktionen aus den Meridianen, klärt äußere Wind-Hitze, reguliert *Qi* und Blut.
- **Besonderheit:** Ursprungs-*Yuan-Qi*-Punkt)

Di 10 *(Shousanli)* „Drei Entfernungen am Arm"

- **Lokalisation:** 2 *Cun* unterhalb von Di 11 *(Quchi)*.

- **Indikationen:** Belebt den Fluss von *Qi* und Blut, leitet Obstruktionen aus; wichtiger Punkt zum Tonisieren der Muskeln und Sehnen im oberen Körperbereich, bei Fazialisparese und rheumatischen Schmerzen in den oberen Extremitäten.

Di 11 *(Quchi)* „Gekrümmter Teich"
- **Lokalisation:** Bei angewinkeltem Ellenbogen am lateralen Ellenbogenfaltenende.
- **Indikationen:** Sehr wichtiger Punkt zum Tonisieren des Körpers, klärt äußeren Wind und innere Hitze, besonders aus dem Blut-*Xue*-Stadium, wird daher bei allen Haut-Syndromen mit Hitze wie Ekzem, Psoriasis und Juckreiz eingesetzt.
- **Besonderheit:** Meer-*He*-Punkt

Di 14 *(Binao)* „Oberarmmuskel"
- **Lokalisation:** 7 *Cun* über Di 11 am unteren Ende des M. deltoideus.
- **Indikationen:** Leitet Obstruktionen aus den Meridianen aus und fördert die Blutzirkulation, lindert Schmerzen; wird häufig in der Behandlung von schmerzhaftem *Bi*-Syndrom eingesetzt.

Di 15 *(Jianyu)* „Schulterknochen"
- **Lokalisation:** Am vorderen unteren Rand des Akromions, in der Mitte zwischen Pars clavicularis und Pars acromialis des M. deltoideus.
- **Indikationen:** Leitet Obstruktionen aus den Meridianen aus, belebt den Fluss von *Qi* und Blut, vertreibt äußeren Wind, wirkt positiv auf die Sehnen; wichtiger Punkt bei der Behandlung von Schulterschmerzen und Paralyse des Arms.

Di 20 *(Yingxiang)* „Düfte empfangen"
- **Lokalisation:** 0,5 *Cun* seitlich des Nasenflügels.
- **Indikationen:** Klärt äußeren Wind, wie z. B. bei Fazialisparese, zerstreut Lungen-Hitze, befreit die Nase und stellt das Geruchsempfinden wieder her.

Ma 1 *(Chengqi)* „Tränensammler"
- **Lokalisation:** 0,7 *Cun* unter dem Auge, auf einer vertikalen Linie mit der Pupille.
- **Indikationen:** Klärt die pathogenen Faktoren Wind und Hitze, verbessert das Sehvermögen, wirksam bei Tränensekretion und Fazialisparese.

Ma 2 *(Sibai)* „In vier Richtungen klar"
- **Lokalisation:** 1 *Cun* unter dem Auge, unterhalb von Ma 1, in der Vertiefung des Backenknochens, auf einer vertikalen Linie mit der Pupille.
- **Indikationen:** Vertreibt Wind und Hitze, wirksam bei Fazialisparese und Trigeminusneuralgie, klärt die Augen.

Ma 3 *(Juliao)* „Großer Knochenspalt"

- **Lokalisation:** 0,8 *Cun* seitlich der Nasenflügel, auf einer vertikalen Linie mit der Pupille.
- **Indikationen:** Vertreibt pathogenen Wind und belebt den Meridian, wirksam bei Fazialisparese, Trigeminusneuralgie und Tränensekretion.

Ma 4 *(Dicang)* „Kornspeicher der Erde"

- **Lokalisation:** 0,4 *Cun* seitlich des Mundwinkels.
- **Indikationen:** Vertreibt Wind, öffnet die Meridiane und stärkt die lokalen Muskeln und Sehnen, wirksam bei Fazialisparese und Trigeminusneuralgie.

Ma 6 *(Jiache)* „Kieferknochen"

- **Lokalisation:** Bei zusammengepresstem Kiefer auf der höchsten Erhebung des M. masseter, ein Finger breit vor und über dem Unterkieferwinkel.
- **Indikationen:** Vertreibt Wind und belebt die Meridiane, fördert die Zirkulation von *Qi* und wirkt positiv auf Muskeln und Bänder.

Ma 7 *(Xiagun)* „Untere Grenze"

- **Lokalisation:** Im Zentrum der Vertiefung vor dem Ohr, die entsteht, wenn der Mund geschlossen ist, und sich schließt, wenn der Mund offen ist.
- **Indikationen:** Vertreibt äußeren Wind, öffnet die Meridiane, wirkt positiv auf das Ohr und beseitigt Schmerz.

Ma 14 *(Kufang)* „Schatzhaus"

- **Lokalisation:** Im ersten ICR auf der Mamillarlinie.
- **Indikationen:** Klärt pathogene Hitze aus der Lunge; wirksam bei Husten, Asthma bronchiale, Druckgefühl und Schmerzen im Thorax.

Ma 15 *(Wuyi)* „Zimmerschirm"

- **Lokalisation:** Im zweiten ICR auf der Mamillarlinie.
- **Indikationen:** Klärt pathogene Hitze aus der Lunge; wirksam bei Husten, Asthma bronchiale, Druckgefühl und Schmerzen im Thorax, Mastitis.

Ma 18 *(Rugen)* „Wurzel der Brust"

- **Lokalisation:** Im fünften ICR auf der Mamillarlinie.
- **Indikationen:** Reguliert die Zirkulation von *Qi* und Blut, beseitigt Stagnation im Brustraum, wirkt positiv auf das Magen-*Qi*.

Ma 19 *(Burong)* „Nicht mehr fassen"

- **Lokalisation:** Auf dem Abdomen, 6 *Cun* oberhalb des Nabels und beidseits 2 *Cun* lateral der vorderen Medianlinie.
- **Indikationen:** Reguliert Milz und Magen, wirksam bei abdominalem Spannungsgefühl und Schmerz, Erbrechen, Diarrhö und Seufzen.

Ma 21 *(Liangmen)* „Balkentor"

- **Lokalisation:** Auf dem Abdomen, 4 *Cun* oberhalb des Nabels und beidseits 2 *Cun* lateral der vorderen Medianlinie.
- **Indikationen:** Reguliert Magen und Milz, beruhigt gegenläufiges *Qi*, stoppt Erbrechen und beendet Magenschmerzen.

Ma 22 *(Guanmen)* „Grenztor"

- **Lokalisation:** 2 *Cun* oberhalb des Nabels und beidseits 2 *Cun* lateral der vorderen Medianlinie.
- **Indikationen:** Reguliert Magen/Milz und lindert Schmerz, zur Behandlung von Diarrhö und Borborygmus.

Ma 24 *(Huaroumen)* „Tor des schlüpfrigen Fleisches"

- **Lokalisation:** 1 *Cun* oberhalb des Nabels und beidseits 2 *Cun* lateral der vorderen Medianlinie.
- **Indikationen:** Reguliert den Magen-Darm-Trakt, beruhigt den Geist; wirksam bei Dysphonie, Schlaflosigkeit, Steifheit der Zunge, abdominalem Unwohlsein, Borborygmus und Diarrhö.

Ma 25 *(Tianshu)* „Himmlischer Angelpunkt"

- **Lokalisation:** beidseits 2 *Cun* lateral des Nabels.
- **Indikationen:** Reguliert Magen und Milz, transformiert Feuchtigkeit, klärt Hitze in Magen und Darm; stoppt Diarrhö, Erbrechen und abdominale Schmerzen. Ein wichtiger Punkt in der Behandlung von gastrointestinalen Fülle-Mustern.
- **Besonderheit:** Alarm-*Mu*-Punkt des Dickdarms

Ma 29 *(Guilai)* „Rückkehr"

- **Lokalisation:** 4 *Cun* unterhalb des Nabels und beidseits 2 *Cun* lateral der vorderen Medianlinie.
- **Indikationen:** Reguliert den unteren der *San Jiao*, lindert Blut-Stase, wärmt und stärkt den Uterus. Ein wichtiger Punkt in der Behandlung gynäkologischer Beschwerden.

Ma 31 *(Biguan)* „Oberschenkelgelenk"

- **Lokalisation:** Direkt unterhalb der Spina iliaca anterior superior, in der Vertiefung lateral des M. sartorius bei Flexion des Hüftgelenks.
- **Indikationen:** Vertreibt Wind und Feuchtigkeit, belebt die Meridiane; wirksam bei Rheuma, Muskelatrophien der unteren Extremitäten, stärkt die Beinmuskulatur.

Ma 34 *(Liangqiu)* „Gipfel des Hügels"

- **Lokalisation:** 2 *Cun* über dem oberen, lateralen Patellarand, auf der Verbindungslinie zur Spina iliaca anterior superior.

- **Indikationen:** Klärt Obstruktionen aus dem Magen-Meridian, belebt die Netzgefäße, reguliert den Magen, lindert Schmerzen, vertreibt Wind und Feuchtigkeit aus den unteren Extremitäten.
- **Besonderheit:** Spalten-*Xi*-Punkt

Ma 35 *(Dubi)* „Kalbsnase"

- **Lokalisation:** Bei gebeugtem Knie in der Vertiefung unter der Patella, lateral des Ligamentum patellae.
- **Indikationen:** Vertreibt Wind, belebt den Meridian, lindert Schwellungen, stoppt Schmerzen und beruhigt das Kniegelenk. Ein sehr wirksamer Lokalpunkt bei Kniebeschwerden.
- **Besonderheit:** Wird auch als äußerer *Xiyan* bezeichnet.

Ma 36 *(Zusanli)* „Drei Entfernungen am Fuß"

- **Lokalisation:** 3 *Cun* unter Ma 25, am äußeren Rand des Schienbeins.
- **Indikationen:** Beseitigt Obstruktionen aus dem Magen-Meridian und hat eine starke Wirkung auf die Gesundheit allgemein; vertreibt Wind und Feuchtigkeit und ist wirksam bei schmerzhaftem *Bi*-Syndrom. Einer der wichtigsten Akupunkturpunkte des Körpers, reguliert und tonisiert *Qi* und Blut insgesamt.
- **Besonderheit:** Meer-*He*-Punkt

Ma 37 *(Shangjuxu)* „Obere große Leere"

- **Lokalisation:** 3 *Cun* unter Ma 36, in einer Vertiefung an der lateralen Tibiakante.
- **Indikationen:** Klärt Feuchtigkeit und Hitze aus dem Magen-Darm-Trakt, befreit den Darm, beseitigt abdominale Schmerzen; besonders wirksam in der Behandlung chronischer Diarrhö.
- **Besonderheit:** Unterer Meer-*Xiahe*-Punkt des Dickdarms

Ma 40 *(Fenglong)* „Reiche Fülle"

- **Lokalisation:** 8 *Cun* über dem Malleolus lateralis, in einer Vertiefung an der lateralen Tibiakante.
- **Indikationen:** Transformiert Feuchtigkeit und Schleim – wichtigster Punkt zum Entfernen von Schleim aus dem Körper, klärt Magen-Hitze, beruhigt Asthma bronchiale, vertreibt Wind und belebt den Meridian; zur Behandlung von Paralysen der unteren Extremitäten.
- **Besonderheit:** Durchgangs-*Luo*-Punkt

Ma 41 *(Jiexi)* „Tibiamulde"

- **Lokalisation:** In der Mitte der vorderen Querfalte des oberen Sprunggelenks, 6,5 *Cun* über dem Zwischenraum von großem und zweitem Zeh.
- **Indikationen:** Vertreibt Wind, stoppt Spasmen, klärt Magen-Hitze, beruhigt den Geist und lindert Entzündungen des Sprunggelenks.
- **Besonderheit:** Fluss-*Jing*-Punkt

Ma 44 *(Neiting)* „Innenhof"

- **Lokalisation:** In der Vertiefung zwischen zweitem und drittem Zeh, an der Basis des Os metatarsale II.
- **Indikationen:** Klärt Hitze aus dem Magen-Darm-Trakt, reguliert *Qi* und wirkt positiv auf die Verdauung; zur Behandlung von Beschwerden im Gesicht, Zahnfleischbluten und Konjunktivitis.
- **Besonderheit:** Quell-*Ying*-Punkt

Mi 4 *(Gongsun)* „Enkel des Fürsten"

- **Lokalisation:** In einer Vertiefung distal und unterhalb der Basis von Metatarsale I, an der Grenze zwischen weißer und roter Haut.
- **Indikationen:** Tonisiert und reguliert Magen und Milz, klärt Feuchte-Hitze aus dem Magen und stoppt Blutungen, reguliert die Menstruation aufgrund der Verbindung zum Penetrationsgefäß (*Chong Mai*).
- **Besonderheit:** Durchgangs-*Luo*-Punkt

Mi 5 *(Shangqiu)* „*Shang* am Metallhügel"

- **Lokalisation:** In einer Vertiefung in der Mitte zwischen Tuberositas ossis naviculare und der höchsten Prominenz des Malleolus medialis.
- **Indikationen:** Tonisiert die Milz und transformiert Feuchtigkeit; der wichtigste Punkte zum Transformieren von Feuchtigkeit und Lindern von Schwellungen an den unteren Extremitäten.
- **Besonderheit:** Fluss-*Jing*-Punkt

Mi 6 *(Sanyinjiao)* „Treffpunkt der drei *Yin*"

- **Lokalisation:** 3 *Cun* über der höchsten Stelle des Malleolus medialis, an der Hinterkante der Tibia.
- **Indikationen:** Kreuzungspunkt der drei *Yin*-Meridiane (Niere, Leber und Milz); einer der wichtigsten Punkte zum Tonisieren, tonisiert Milz/Magen, Niere, Leber (Blut); transformiert Feuchtigkeit, reguliert den Fluss von *Qi* und Blut, wirkt positiv auf die Menstruation, wirksam bei Impotenz und Enuresis, stoppt Schmerzen.

Mi 8 *(Daji)* „Erd-Drehpunkt"

- **Lokalisation:** 3 *Cun* distal von Mi 9 in Richtung Malleolus medialis.
- **Indikationen:** Reguliert den Uterus, stimuliert Milz und Magen, entfernt Obstruktionen und stoppt Schmerzen; ein wichtiger Punkt in der Behandlung gynäkologischer Störungen und Beschwerden der unteren Extremitäten.
- **Besonderheit:** Spalten-*Xi*-Punkt

Mi 9 *(Yinlingquan)* „Quelle des *Yin*-Hügels"

- **Lokalisation:** In der Vertiefung posterior und inferior des Condylus medialis tibiae, wenn das Knie gebeugt ist.

- **Indikationen:** Wärmt die Mitte, tonisiert die Milz und vertreibt Feuchtigkeit, öffnet die Wasserwege; ein wichtiger Punkt zum Entfernen von Feuchtigkeit aus den unteren Extremitäten.
- **Besonderheit:** Meer-*He*-Punkt

Mi 10 *(Xuehai)* „Meer des Blutes"
- **Lokalisation:** 2,5 *Cun* über dem Innenrand der Patella am Rand des M. quadriceps femoris.
- **Indikationen:** Ein wichtiger Punkt zum Beseitigen von Blut-Stase; stimuliert die Blutzirkulation, besitzt eine kühlende Wirkung auf das Blut und wird daher bei allen Hauterkrankungen mit Hitze wie Ekzeme oder Psoriasis eingesetzt.

Mi 15 *(Daheng)* „Große transversale Linie"
- **Lokalisation:** Auf dem Abdomen, beidseits 4 *Cun* lateral des Nabels.
- **Indikationen:** Tonisiert die Milz, fördert die Peristaltik des Dickdarms, verbessert den *Qi*-Fluss und entfernt überschüssiges Wasser aus dem Darm.

He 7 *(Shenmen)* „Tor des Geistes"
- **Lokalisation:** Auf der transversalen Handgelenksfalte, in der Vertiefung proximal des Os pisiforme, am distalen Ende der Ulna.
- **Indikationen:** Reguliert und nährt das Herz und beruhigt den Geist; einer der wichtigsten und am häufigsten verwendeten Punkte des Herz-Meridians, wird bei allen Herz-Mangel-Syndromen wie Schlaflosigkeit, Angstzustände, Palpitationen und Depression eingesetzt.
- **Besonderheit:** Bach-*Shu*-Punkt und Ursprungs-*Yuan-Qi*-Punkt

Dü 9 *(Jianzhen)* „Geradheit der Schulter"
- **Lokalisation:** Bei herabhängendem Arm ca. 1 *Cun* über dem oberen Ende der hinteren Axilla.
- **Indikationen:** Vertreibt pathogenen Wind und belebt die Meridiane, lindert Schmerzen in Schulter, Skapula und Arm.

Dü 11 *(Tianzong)* „Himmlische Ahnen"
- **Lokalisation:** In der Mitte der Fossa infraspinata der Skapula.
- **Indikationen:** Öffnet die Meridiane und belebt die Netzgefäße, lindert Schwellungen und stoppt Schmerzen; ein wichtiger Punkt in der Behandlung schmerzender Schultergelenke.

Dü 12 *(Bingfeng)* „Windfang"
- **Lokalisation:** In der Mitte der Fossa supraspinata, unmittelbar über Dü 11. Eine Vertiefung entsteht, wenn der Arm angehoben wird.
- **Indikationen:** Wie bei *Tianzong*.

Dü 14 *(Jianwaishu)* „Transport-*Shu*-Punkt zur äußeren Schulter"
- **Lokalisation:** entlang dem vertebralen Rand des Schulterblatts, 3 *Cun* lateral von BWK 1.
- **Indikationen:** Vertreibt pathogenen Wind und macht den Meridian durchgängig; wirksam bei Steifheit in Nacken und Schultern, Rückenschmerzen und Taubheit in Händen und Fingern.

Bl 2 *(Zanzhu)* „Bambus sammeln"
- **Lokalisation:** In der Vertiefung am medialen Ende der Augenbraue.
- **Indikationen:** Vertreibt Wind und Hitze aus dem Bereich des Gesichts, besonders der Augen; ein wichtiger Punkt in der Behandlung von Fazialisparese.

Bl 11 *(Dashu)* „Großes Weberschiffchen"
- **Lokalisation:** 1,5 *Cun* beidseits lateral der Dornfortsatzunterkante von BWK 1.
- **Indikationen:** Vertreibt Wind, nährt das Blut, stärkt Knochen und Sehnen, entspannt Muskeln und Bänder, belüftet außerdem die Lunge und stoppt Husten.
- **Besonderheit:** Einflussreicher-*Hui*-Punkt der Knochen

Bl 12 *(Fengmen)* „Tor des Windes"
- **Lokalisation:** 1,5 *Cun* beidseits lateral der Dornfortsatzunterkante von BWK 2.
- **Indikationen:** Vertreibt Wind-Kälte oder Wind-Hitze, reguliert das Lungen-*Qi* und stoppt Husten; ein besonders wirksamer Punkt in der Behandlung von Wind-Hitze- oder Wind-Kälte-Syndromen.

Bl 13 *(Feishu)* „Transportpunkt zur Lunge"
- **Lokalisation:** 1,5 *Cun* beidseits lateral der Dornfortsatzunterkante von BWK 3.
- **Indikationen:** Reguliert und tonisiert das Lungen-*Qi*, stoppt Husten und klärt Hitze, wirkt positiv auf Nähr-*Qi* und Abwehr-*Qi*.
- **Besonderheit:** Rücken-*Shu*-Punkt der Lunge

Bl 14 *(Jueyinshu)* „Transportpunkt zum *Yin*"
- **Lokalisation:** 1,5 *Cun* beidseits lateral der Dornfortsatzunterkante von BWK 4.
- **Indikationen:** Reguliert das Herz-*Qi*, beseitigt Leber-*Qi*-Stagnation, öffnet die Meridiane und belebt die Netzgefäße.
- **Besonderheit:** Rücken-*Shu*-Punkt des Perikards

Bl 15 *(Xinshu)* „Transportpunkt zum Herzen"
- **Lokalisation:** 1,5 *Cun* beidseits lateral der Dornfortsatzunterkante von BWK 5.
- **Indikationen:** Nährt das Herz-Blut, entspannt und beruhigt den Geist.
- **Besonderheit:** Rücken-*Shu*-Punkt des Herzens

Bl 17 ***(Geshu)*** **„Transportpunkt zum Zwerchfell"**

- **Lokalisation:** 1,5 *Cun* beidseits lateral der Dornfortsatzunterkante von BWK 7.
- **Indikationen:** Stärkt Milz und Magen, reguliert und tonisiert das Blut, bewegt das *Qi* im Thorax; daher ein wichtiger Punkt in der Behandlung von thorakalem Druckgefühl, Aufstoßen oder Singultus.
- **Besonderheit:** Rücken-*Shu*-Punkt des Zwerchfells, Einflussreicher-*Hui*-Punkt des Blutes

Bl 20 ***(Pishu)*** **„Transportpunkt zur Milz"**

- **Lokalisation:** 1,5 *Cun* beidseits lateral der Dornfortsatzunterkante von BWK 11.
- **Indikationen:** Tonisiert Milz und Magen, transformiert Feuchtigkeit und Schleim, reguliert und beruhigt gegenläufiges Magen-*Qi*; wichtiger Punkt zum Tonisieren von *Qi* und Blut.
- **Besonderheit:** Rücken-*Shu*-Punkt der Milz

Bl 21 ***(Weishu)*** **„Transportpunkt zum Magen"**

- **Lokalisation:** 1,5 *Cun* beidseits lateral der Dornfortsatzunterkante von BWK 12.
- **Indikationen:** Stärkt die Milz und reguliert den Magen, transformiert Feuchtigkeit und ist wirksam bei Stagnation im Darm, abdominalem Spannungsgefühl und Schmerzen, Erbrechen, Anorexie, Diarrhö, Borborygmus und Dysenterie.
- **Besonderheit:** Rücken-*Shu*-Punkt des Magens

Bl 23 ***(Shenshu)*** **„Transportpunkt zur Niere"**

- **Lokalisation:** 1,5 *Cun* beidseits lateral der Dornfortsatzunterkante von LWK 2.
- **Indikationen:** Tonisiert die Nieren, nährt das *Yin* und stärkt das *Yang*, wirkt positiv auf Gehirn und Mark, verbessert das Sehvermögen; wirksam in der Behandlung von Rückenschmerzen, sexuellen Störungen, gynäkologischen Erkrankungen und Wachstumsstörungen bei Kindern. Einer der wichtigsten Akupunkturpunkte des Körpers.
- **Besonderheit:** Rücken-*Shu*-Punkt der Niere)

Bl 24 ***(Qihaishu)*** **„Transportpunkt zum Meer der Energie"**

- **Lokalisation:** 1,5 *Cun* beidseits lateral der Dornfortsatzunterkante von LWK 3.
- **Indikationen:** Tonisiert das Nieren-*Qi* und den unteren Rücken, beseitigt Blut-Stasen; wirksam bei Lumbago, Beschwerden des unteren Rückens, Paralyse der unteren Extremitäten.

Bl 26 ***(Guanyuanshu)*** **„Transportpunkt zur Ursprungsenergie"**

- **Lokalisation:** 1,5 *Cun* beidseits lateral der Dornfortsatzunterkante von LWK 5.
- **Indikationen:** Tonisiert den Rücken und die Wirbelsäule, vertreibt Wind und Kälte, macht den Meridian durchgängig.

Bl 28 ***(Pangguangshu)*** **„Transportpunkt zur Harnblase"**

- **Lokalisation:** 1,5 *Cun* beidseits lateral der hinteren Medianlinie auf Höhe des zweiten Foramen sacrale.
- **Indikationen:** Tonisiert das Ursprungs-*Qi*, klärt Hitze und reguliert den Wasserhaushalt in den unteren Körperbereichen; zur Behandlung aller Fülle- und Mangel-Syndrome des Harntrakts.
- **Besonderheit:** Rücken-*Shu*-Punkt der Blase

Bl 31 bis Bl 34 ***(Biliao)***

- **Lokalisation:** Diese Punkte liegen in den vier Foramina sacrale und besitzen ähnliche Eigenschaften.
- **Indikationen:** Sie werden alle in der Behandlung gynäkologischer Beschwerden bei Frauen sowie genitaler Störungen bei Männern und Frauen eingesetzt; wirksam bei Leukorrhö, Uterusprolaps und Sterilität bei Frauen, Impotenz und Prostatitis bei Männern.

Bl 32 ***(Ciliao)*** **„Folgende Grube"**

- **Lokalisation:** Im zweiten Foramen sacrale, etwa in der Mitte zwischen der Unterkante der Spina iliaca posterior superior und dem Lenkergefäß.
- **Indikationen:** Macht den Meridian durchgängig, unterstützt die Geschlechtsorgane, lindert Schmerzen; wird daher in der Behandlung von Dysmenorrhö und Ischialgien eingesetzt.

Bl 37 ***(Yinmen)*** **„Tor des Reichtums"**

- **Lokalisation:** 6 *Cun* unterhalb der Mitte der transversalen Gesäßfalte.
- **Indikationen:** Stärkt den Rücken, entspannt die Sehnen und Muskeln des Beins und lindert Schmerzen.

Bl 40 ***(Weizhong)*** **„Mitten in der Biegung"**

- **Lokalisation:** In der Mitte der Kniegelenksquerfalte.
- **Indikationen:** Kühlt Blut-Hitze und wird häufig bei Hauterkrankungen mit Hitze eingesetzt; bewegt das *Qi* im Blasen-Meridian und ist wirksam bei schmerzhaftem *Bi*-Syndrom der unteren Extremitäten.
- **Besonderheit:** Meer-*He*-Punkt

Bl 43 ***(Gaohuangshu)*** **„Sitz der Vitalen"**

- **Lokalisation:** 3 *Cun* beidseits lateral der Dornfortsatzunterkante von BWK 4.
- **Indikationen:** Tonisiert das Nieren-*Qi*; wirksam bei thorakalem Druckgefühl, Lungentuberkulose, Husten und Asthma.

Bl 44 ***(Shentang)*** **„Halle der Götter"**

- **Lokalisation:** 3 *Cun* beidseits lateral der Dornfortsatzunterkante von BWK 5.
- **Indikationen:** Bewegt das *Qi* im Thorax, nährt das Herz und beruhigt den Geist.

Bl 52 ***(Zhishi)*** **„Sitz des Willens"**

- **Lokalisation:** 3 *Cun* beidseits lateral der Dornfortsatzunterkante von LWK 2.
- **Indikationen:** Dieser Punkt verstärkt die Wirkung von Bl 32 (*Shenshu*). Er stärkt außerdem die Willenskraft bei depressiven und emotionalen Störungen.

Bl 54 ***(Zhibian)*** **„Unterste Kante dieser Folge"**

- **Lokalisation:** 3 *Cun* beidseits lateral der hinteren Medianlinie auf Höhe des vierten Foramen sacrale.
- **Indikationen:** Stärkt den unteren Rücken und die Knie, macht den Meridian durchgängig und lindert Schmerzen.

Bl 57 ***(Chengshan)*** **„Stütze des Berges"**

- **Lokalisation:** Unterhalb der Wadenmitte zwischen den beiden Köpfen des M. gastrocnemius.
- **Indikationen:** Belebt den Meridian, beseitigt Blut-Stase, entspannt die Sehnen und Muskeln und stoppt den Schmerz.

Bl 60 ***(Kunlun)*** **„*Kunlun*-Gebirge"**

- **Lokalisation:** In der Vertiefung zwischen Malleolus lateralis und Achillessehne.
- **Indikationen:** Klärt Hitze, starkt den Rücken, macht den Meridian durchgängig; wird bei allen schmerzhaften Störungen eingesetzt, vor allem im Bereich von mittlerem und unterem der *San Jiao*, manchmal auch als „Aspirin-Punkt" bezeichnet.
- **Besonderheit:** Fluss-*Jing*-Punkt

Bl 62 ***(Shenmai)*** **„Gefäß der Streckung"**

- **Lokalisation:** In einer Vertiefung 0,5 *Cun* unterhalb des Malleolus lateralis.
- **Indikationen:** Vertreibt Wind, entspannt die Sehnen und Muskeln des Knöchels.

Ni 1 ***(Yongquan)*** **„Sprudelnde Quelle"**

- **Lokalisation:** Auf der Fußsohle in der Vertiefung zwischen dem zweiten und dritten Metatarsophalangealgelenk, die sich beim Strecken des Fußes bildet.
- **Indikationen:** Nährt das *Yin*, belebt das Bewusstsein und klärt den Geist.
- **Besonderheit:** Brunnen-*Jing*-Punkt

Ni 3 ***(Taixi)*** **„Großer Bach"**

- **Lokalisation:** 0,5 *Cun* hinter dem Malleolus medialis, in der Vertiefung über dem Calcaneus, in der der Puls fühlbar ist".
- **Indikationen:** Nährt das Leber- und Nieren-*Yin*, reguliert *Ren Mai* und *Chong*

Mai; wird daher bei allen gynäkologischen und reproduktiven Störungen eingesetzt, wie Unfruchtbarkeit und Impotenz. Einer der wichtigsten Tonisierungspunkte des Körpers.
- **Besonderheit:** Bach-*Shu*-Punkt, Ursprungs-*Yuan*-*Qi*-Punkt

Ni 7 *(Fuliu)* „Wiederkehr des Abflusses"
- **Lokalisation:** In einer Vertiefung 2 *Cun* über dem Malleolus medialis, am Vorderrand der Achillessehne.
- **Indikationen:** Tonisiert das Nieren-*Yang* und transformiert Feuchtigkeit, wird daher oft bei Ödemen von Beinen, Knöcheln und Füßen eingesetzt; reguliert außerdem die Schweißbildung.

Ni 24 *(Lingxu)* „Hügel des Geistes"
- **Lokalisation:** Im dritten ICR, beidseits 2 *Cun* lateral der vorderen Medianlinie.
- **Indikationen:** Entspannt den Thorax, unterstützt das Herz und den Geist und stoppt Husten.

Ni 25 *(Shencang)* „Speicher des Geistes"
- **Lokalisation:** Im zweiten ICR, beidseits 2 *Cun* lateral der vorderen Medianlinie.
- **Indikationen:** Wirkt positiv auf die Lunge, transformiert Schleim, stoppt Husten. Beruhigt den Geist und lindert Angstzustände.

Pe 4 *(Ximen)* „Spaltentor"
- **Lokalisation:** 5 *Cun* über der Handgelenksbeugefalte zwischen den Sehnen von M. palmaris longus und M. flexor carpi radialis.
- **Indikationen:** Klärt Hitze vom Nähr-*Ying*- und Blut-*Xue*-Stadium, besänftigt das Herz, beruhigt den Geist, macht den Meridian durchgängig und stoppt Schmerzen.

Pe 6 *(Neiguan)* „Innere Grenze"
- **Lokalisation:** 2 *Cun* über der Handgelenksbeugefalte zwischen den Sehnen von M. palmaris longus und M. flexor carpi radialis.
- **Indikationen:** Reguliert Herz-*Qi* und Blut, klärt Hitze vom Herzen, beruhigt den Geist, lindert Angstzustände und Panikattacken, reguliert gegenläufiges Magen-*Qi* und stoppt Übelkeit und Erbrechen; ein wichtiger Punkt in der Behandlung emotionaler Störungen.
- **Besonderheit:** Durchgangs-*Luo*-Punkt

SJ 4 *(Yangchi)* „*Yang*-Teich"
- **Lokalisation:** In einer Vertiefung auf dem Handrücken, in der Mitte der Handgelenksfalte, ulnar der Sehne des M. extensor digitorum.

- **Indikationen:** Klärt Wind und Hitze, öffnet die Netzgefäße, entspannt die Sehnen und stoppt Schmerzen im Arm, wirkt positiv auf den Magen und das Ursprungs-*Qi*, transformiert Feuchtigkeit im unteren der *San Jiao*.
- **Besonderheit:** Ursprungs-*Yuan-Qi*-Punkt

SJ 5 *(Waiguan)* „Äußerer Pass"

- **Lokalisation:** 2 *Cun* oberhalb der dorsalen Handgelenksfalte, zwischen Radius und Ulna.
- **Indikationen:** Klärt Wind-Hitze – ein wichtiger Punkt in der Behandlung von Wind-Hitze-Syndromen; macht den Meridian durchgängig, wird daher immer zur Behandlung von Schmerzen in Arm und Hand eingesetzt; wirkt außerdem positiv auf das Ohr.
- **Besonderheit:** Durchgangs-*Luo*-Punkt

SJ 6 *(Zhigou)* „Verzweigter Graben"

- **Lokalisation:** 3 *Cun* oberhalb der dorsalen Handgelenksfalte, zwischen Radius und Ulna.
- **Indikationen:** Vertreibt Wind-Hitze, besonders im Bereich der Haut, wird daher häufig bei der Behandlung von Juckreiz eingesetzt; reguliert das *Qi* des Körpers; bewährter Punkt bei der Behandlung chronischer Obstipation.
- **Besonderheit:** Fluss-*Jing*-Punkt

SJ 10 *(Tianjing)* „Himmlischer Brunnen"

- **Lokalisation:** Auf der Rückseite des Ellbogens, in einer Vertiefung 1 *Cun* oberhalb des Olecranons.
- **Indikationen:** Klärt Feuchtigkeit und Schleim aus der Brust, besonders wirksam in der Behandlung von Lymphstauungen im Halsbereich bei Kindern; belebt das *Qi* und entspannt Muskeln und Sehnen von Arm und Hals.
- **Besonderheit:** Meer-*He*-Punkt

SJ 17 *(Yifeng)* „Windschirm"

- **Lokalisation:** In einer Vertiefung hinter dem Ohrläppchen, auf halber Strecke zwischen Mastoid und Unterkiefer.
- **Indikationen:** Klärt Wind und Hitze, entfernt Obstruktionen vom Meridian, wirkt positiv auf das Hörvermögen; günstig bei Tinnitus, Fazialisparese, Trigeminusneuralgie und Zahnschmerzen.

SJ 23 *(Sizhukong)* „Seidenbambus-Loch"

- **Lokalisation:** In einer Vertiefung am lateralen Ende der Augenbraue.
- **Indikationen:** Vertreibt Wind, besänftigt das Leber-*Yang* und klärt Kopfschmerzen und Angstgefühle; ein wichtiger Punkt in der Behandlung von Fazialisparese und Augenlidlähmung.

Gb 1 *(Tongziliao)* „Pupillenknochenspalt“

- **Lokalisation:** 0,5 *Cun* lateral des äußeren Augenwinkels am Rand der Orbita.
- **Indikationen:** Klärt Wind-Hitze und Leber-Feuer; wichtiger Punkt zur Behandlung von Augenerkrankungen und Fazialisparese.

Gb 14 *(Yangbai)* „Helles *Yang*“

- **Lokalisation:** 1 *Cun* über der Augenbraue, in einer vertikalen Linie über der Pupille.
- **Indikationen:** Vertreibt Wind-Hitze und fördert die Zirkulation des *Qi*; wichtiger Punkt in der Behandlung von Kopfschmerzen, Augenschmerzen, Fazialisparese und Trigeminusneuralgie.

Gb 20 *(Fengchi)* „Windteich“

- **Lokalisation:** Hinter dem Ohr, auf der Haarlinie, zwischen den Ansätzen von M. sternocleidomastoideus und M. trapezius.
- **Indikationen:** Wichtiger Punkt zum Klären von Wind-Hitze oder Wind-Kälte von Kopf und Hals; besänftigt das Leber-*Yang* und klärt Hitze, stärkt die Augen und verbessert das Sehvermögen.

Gb 21 *(Jianjing)* „Brunnen der Schulter“

- **Lokalisation:** Auf dem höchsten Punkt der Schulter, auf der Mitte der Verbindungslinie zwischen BWK 1 und Akromion.
- **Indikationen:** Öffnet und belebt die Meridiane, transformiert Schleim, fördert Milchfluss und Wehentätigkeit; wichtiger Punkt in der Behandlung von Wind-Kälte- oder Wind-Hitze-Syndromen von Hals und Schultern.

Gb 29 *(Juliao)* „In der Knochengrube“

- **Lokalisation:** In der Mitte zwischen Spina iliaca anterior superior und dem Trochanter major.
- **Indikationen:** Macht den Meridian durchgängig und lindert Schmerz; sehr wirksamer Punkt bei einseitig ins Bein ausstrahlendem Schmerz.

Gb 30 *(Huantiao)* „Springender Kreis“

- **Lokalisation:** In Seitenlage bei Hüftbeugung zwischen mittlerem und lateralem Drittel der Strecke zwischen Trochanter major und Hiatus sacralis.
- **Indikationen:** Tonisiert den unteren Rücken, entfernt Obstruktionen im Meridian, entspannt Muskeln und Sehnen und stoppt Schmerzen; wichtiger Punkt zur Behandlung von Schmerzen in Hüfte und Bein sowie bei Ischias.

Gb 31 *(Fengshi)* „Marktplatz des Windes“

- **Lokalisation:** Lateral am Oberschenkel, 7 *Cun* über dem Knie; wenn der Patient aufrecht stehend die Hand seitlich auf den Oberschenkel legt, ist der Punkt am Ende des Mittelfingers.

- **Indikationen:** Beseitigt Wind-Hitze und Wind-Kälte, ist jedoch wirksamer bei der Behandlung von Wind-Hitze im Blut, die zu Hautjuckreiz führt; außerdem ein wichtiger Punkt in der Behandlung von Paralyse und Schmerzen in den Beinen.

Gb 33 *(Xiyangguan)* „*Yang*-Grenze am Knie"

- **Lokalisation:** 3 *Cun* über Gb 34 (*Yanglingquan*), in der Vertiefung oberhalb des Epicondylus lateralis femoris.
- **Indikationen:** Belebt die Netzgefäße, entfernt Blockaden aus dem Meridian, entspannt die Muskeln und Sehnen des Kniegelenks und stoppt Schmerzen.

Gb 34 *(Yanglingquan)* „*Yang*-Hügel-Quelle"

- **Lokalisation:** 1 *Cun* unterhalb des Fibulaköpfchens, zwischen M. peronaeus longus und M. extensor digitorum longus
- **Indikationen:** Fördert die Zirkulation von Leber- und Gallenblasen-*Qi*; einer der wichtigsten Punkte in der Behandlung von Muskelschwäche, Krämpfen und Schmerzen, besonders in den unteren Extremitäten.
- **Besonderheit:** Meer-*He*-Punkt; Einflussreicher-*Hui*-Punkt der Sehnen

Gb 39 *(Xuanzhong)* „Aufgehängte Glocke"

- **Lokalisation:** 3 *Cun* über dem Malleolus lateralis am Fibulavorderrand.
- **Indikationen:** Belebt die Zirkulation von *Qi* und Blut und macht den Meridian durchgängig; wird eingesetzt bei allen Blut-Mangel-Syndromen sowie zur Behandlung von Muskelschmerzen aufgrund von Apoplex und schmerzhafter Nackensteifigkeit.
- **Besonderheit:** Einflussreicher-*Hui*-Punkt des Markes

Le 2 *(Xingjian)* „Zwischengang"

- **Lokalisation:** Auf dem Fußrücken zwischen erstem und zweitem Zeh, ca. 0,5 *Cun* proximal der Interdigitalfalte.
- **Indikationen:** Kühlt Blut-Hitze in der Leber, zerstreut Leber-Wind und besänftigt das Leber-*Yang*; wichtiger Punkt zur Behandlung von Leber-Fülle-Syndromen wie Schwindel, trockener Kehle, bitterem Mundgeschmack, Epilepsie und Konvulsionen bei Kindern.
- **Besonderheit:** Quell-*Ying*-Punkt

Le 3 *(Taichong)* „Höchster Angriffspunkt"

- **Lokalisation:** 1,5 bis 2 *Cun* proximal des Großzehengrundgelenkes.
- **Indikationen:** Fördert den Fluss des Leber-*Qi*; wichtigster Punkt zum Auflösen von Leber-*Qi*-Stagnation; beruhigt den Geist und wird bei allen emotionalen Beschwerden eingesetzt; besänftigt aufsteigendes Leber-*Yang* und ist daher ein wichtiger Punkt in der Behandlung von Hypertonie aufgrund von Leber-*Yang*; außerdem ein wichtiger Punkt in der Behandlung von Muskelkrämpfen.
- **Besonderheit:** Bach-*Shu*-Punkt, Ursprungs-*Yuan-Qi*-Punkt

Le 8 *(Quguan)* „Gebogene Quelle“

- **Lokalisation:** Auf der medialen Kniegelenkseite, bei gebeugtem Knie am Ende der transversalen Kniekehlenfalte.
- **Indikationen:** Klärt den unteren der *San Jiao* von Feuchtigkeit, belebt die Meridiane, reguliert den Fluss von *Qi* und Blut und stoppt Schmerzen; wird daher viel bei Beschwerden des Harntrakts und Menstruationsstörungen eingesetzt.
- **Besonderheit:** Meer-*He*-Punkt

Le 13 *(Zhangmen)* „Gesetzestor“

- **Lokalisation:** Am Ende der freien elften Rippe, auf der Höhe des Bauchnabels.
- **Indikationen:** Beseitigt Leber-*Qi*-Stagnation, vor allem wenn dadurch das Verdauungssystem beeinträchtigt wird; belebt außerdem Milz- und Magen-*Qi*.
- **Besonderheit:** Alarm-*Mu*-Punkt der Milz

Ren 3 *(Zhongji)* „Pol der Mitte“

- **Lokalisation:** 1 *Cun* über der Symphysenoberkante, 4 *Cun* unter dem Bauchnabel.
- **Indikationen:** Klärt Feuchte-Hitze und stärkt die Blase; wichtigster Punkt bei der Behandlung von Blasenbeschwerden wie Enuresis, Bettnässen, Prolaps von Blase und Geschlechtsorganen; besitzt außerdem eine sanft tonisierende Wirkung auf das Nieren-*Yang*.
- **Besonderheit:** Alarm-*Mu*-Punkt der Blase

Ren 4 *(Guanyuan)* „Pass zum Ursprung“

- **Lokalisation:** Auf der Medianlinie, 3 *Cun* unter dem Nabel.
- **Indikationen:** Zweifellos der wichtigste Tonisierungspunkt des Körpers, stärkt das Ursprungs-*Qi*, tonisiert das Nieren-*Yang* und nährt die Essenz; daher signifikanter Einsatz in der Behandlung von Unfruchtbarkeit, Frigidität, Impotenz und Libidomangel; belebt und nährt außerdem Blut und *Yin*, wird daher auch bei allen gynäkologischen Mangel-Syndromen verwendet.
- **Besonderheit:** Alarm-*Mu*-Punkt des Dünndarms

Ren 6 *(Qihai)* „Meer des *Qi*“

- **Lokalisation:** Auf der Medianlinie, 1,5 *Cun* unter dem Nabel.
- **Indikationen:** Wichtiger Punkt zum Tonisieren von *Qi* und Blut, stärkt die Essenz; besonders wirksam in Verbindung mit Moxibustion zum Wärmen des *Yang-Qi*; Hauptpunkt in der Behandlung von abdominalem Spannungsgefühl und Schmerz, Diarrhö, Impotenz, Unfruchtbarkeit, Prolaps von Blase oder Uterus, Anämie und Schlaflosigkeit.

Ren 8 ***(Shenque)*** **„Palasttor des Geistes"**

- **Lokalisation:** Im Zentrum des Bauchnabels.
- **Indikationen:** Reguliert und stärkt das Milz- und Magen-*Yang-Qi*, tonisiert und belebt kollabiertes *Yang-Qi*.

Ren 10 ***(Xiawan)*** **„Unterer Magenausgang"**

- **Lokalisation:** Auf der Medianlinie, 2 *Cun* über dem Nabel.
- **Indikationen:** Tonisiert die Milz und reguliert gegenläufiges Magen-*Qi*; beseitigt Nahrungsstagnation in Magen und Darm.

Ren 12 ***(Zhongwan)*** **„Mitte des Magens"**

- **Lokalisation:** Auf der Medianlinie, 4 *Cun* über dem Nabel.
- **Indikationen:** Hauptpunkt zur Behandlung von Magen-Syndromen; reguliert das Magen-*Qi*, tonisiert die Milz und transformiert Feuchtigkeit im Verdauungstrakt; Moxibustion auf diesem Punkt ist besonders wirksam.
- **Besonderheit:** Alarm-*Mu*-Punkt des Magens

Ren 15 ***(Jiuwei)*** **„Taubenschwanz"**

- **Lokalisation:** Unter dem Processus xiphoideus sterni, 7 *Cun* über dem Bauchnabel.
- **Indikationen:** Entspannt den Thorax (Herz, Lunge, Zwerchfell), beruhigt den Geist, besonders bei der Behandlung emotionaler Störungen, transformiert Schleim und stoppt Husten. Dieser Punkt ist häufig druckschmerzhaft, wenn der Patient unter emotionalem Stress leidet. Ich persönlich verwende den Punkt gern als diagnostisches Werkzeug zum Bestimmen des emotionalen Drucks: Je empfindlicher der Punkt, desto weniger stabil der Patient.
- **Besonderheit:** Durchgangs-*Luo*-Punkt

Ren 17 ***(Shanzhong)*** **„Mitte der Brust"**

- **Lokalisation:** In der Medianlinie zwischen den Brustwarzen, auf Höhe des vierten ICR.
- **Indikationen:** Stärkt das *Qi* im Thorax, reguliert gegenläufiges Lungen-*Qi*, transformiert Schleim, entfernt Blockaden im Brustraum und entspannt das Herz. Ein wichtiger Punkt in der Behandlung mentaler und emotionaler Störungen, „befreit" die Brust, nämlich Herz und Lungen. *Gua Sha* auf diesem Punkt ist besonders wirksam.
- **Besonderheit:** Alarm-*Mu*-Punkt des Perikards

Ren 20 ***(Huagai)*** **„Geschmückter Baldachin"**

- **Lokalisation:** In der Medianlinie auf Höhe des ersten ICR.
- **Indikationen:** Entspannt Brustkorb und Zwerchfell, klärt die Lungen von pathogener Hitze und stoppt Husten.

Ren 21 *(Xuanji)* „Jade-Angelpunkt"
- **Lokalisation:** In der Vertiefung 1 *Cun* oberhalb von Ren 20".
- **Indikationen:** Entspannt die Brust, reguliert den *Qi*-Fluss und lindert Husten.

Ren 24 *(Chengjiang)* „Behältnis für Flüssigkeiten"
- **Lokalisation:** In einer Vertiefung unterhalb der Unterlippe, in der Mitte der mentolabialen Furche.
- **Indikationen:** Vertreibt pathogenen äußeren Wind und öffnet die Netzgefäße. Ein wichtiger Punkt in der Behandlung von Fazialisparesen mit Deviation von Mund oder Lippen.

Du 1 *(Changqiang)* „Wachstum und Stärke"
- **Lokalisation:** Am unteren Ende der Wirbelsäule, in der Mitte zwischen der Spitze des Steißbeins und dem Anus.
- **Indikationen:** Lindert Krämpfe und Schmerzen, beseitigt pathogene Hitze aus dem Blut-*Xue*-Stadium, tonisiert das *Yang-Qi* und stärkt die Niere; wird eingesetzt bei Rektumprolaps, Diarrhö, Hämorrhoiden, Schmerzen im Lendenwirbel- und Kreuzbeinbereich und Ekzemen am Skrotum.

Du 3 *(Yaoyangguan)* „*Yang*-Passtor der Lenden"
- **Lokalisation:** Unterhalb des Dornfortsatzes von LWK 4.
- **Indikationen:** Tonisiert die Niere und stärkt den unteren Rücken, beseitigt Kälte und Feuchtigkeit, stoppt Schmerzen im Kreuzbeinbereich; wird häufig bei Schmerzen im unteren Rücken und in den Beinen eingesetzt.

Du 4 *(Mingmen)* „Lebenstor"
- **Lokalisation:** Unterhalb des Dornfortsatzes von LWK 2.
- **Indikationen:** Der wichtigste Akupunkturpunkt zum Tonisieren des Nieren-*Yang* und des Ursprungs-*Qi*, besonders in Verbindung mit Moxibustion; stärkt Rücken und Knie und nährt die Essenz, ist daher der Hauptpunkt in der Behandlung von Nieren-Mangel-Syndromen wie Impotenz, Unfruchtbarkeit, Müdigkeit, Kältegefühl, Bettnässen und Dysmenorrhö.

Du 10 *(Lingtai)* „Turm des Geistes"
- **Lokalisation:** Unterhalb des Dornfortsatzes von BWK 6.
- **Indikationen:** Stärkt die Lungen und stoppt Husten, beseitigt pathogene Hitze und entgiftet das Blut; wird daher bei Hauterkrankungen mit Hitze wie Akne, Ekzem oder Psoriasis eingesetzt.

Du 12 *(Shenzhu)* „Körpersäule"
- **Lokalisation:** Zwischen den Schulterblättern, unterhalb des Dornfortsatzes von BWK 3.

- **Indikationen:** Tonisiert das Lungen-*Qi*, stärkt den Körper, lindert Krämpfe, zerstreut pathogene Hitze und Wind, stillt Husten, klärt das Herz und beruhigt den Geist.

Du 14 *(Dazhui)* „Großer Wirbel"

- **Lokalisation:** Unterhalb des Dornfortsatzes von HWK 7.
- **Indikationen:** Klärt Hitze, vertreibt Wind und Kälte, klärt den Geist und stimuliert das Gehirn. Wichtiger Punkt in der Behandlung von Hitze-Syndromen wie Konvulsionen, Epilepsie, Hypertonie, Ekzeme, Psoriasis, Akne und Ruhelosigkeit.

Du 20 *(Baihui)* „Zusammenkunft aller Leitbahnen"

- **Lokalisation:** Auf der Scheitellinie des Kopfes, am Kreuzungspunkt mit der Verbindungslinie zwischen beiden Ohrspitzen.
- **Indikationen:** Kreuzungspunkt aller *Yang*-Meridiane mit dem Lenkergefäß. Klärt das Herz, tonisiert das *Yang*, öffnet die Sinne, beruhigt den Geist und stärkt das Gehirn; außerdem ein bewährter Punkt bei Prolaps der inneren Organe.

Du 24 *(Shenting)* „Hof des Geistes"

- **Lokalisation:** In der Medianlinie, 0,5 *Cun* oberhalb der Stirnhaaransatzlinie.
- **Indikationen:** Beruhigt Herz und Geist; wird bei allen mentalen Störungen und Schlaflosigkeit eingesetzt.

Du 26 *(Renzhong)* „Wassergraben"

- **Lokalisation:** Unterhalb der Nase, etwas über dem Mittelpunkt des Philtrums.
- **Indikationen:** Vertreibt äußeren Wind, wird daher bei Fazialisparese eingesetzt, die die Oberlippe betrifft; öffnet die Sinnesorgane und stellt das Bewusstsein wieder her.

Extrapunkte

Anmian „Ruhiger Schlaf"

- **Lokalisation:** In der Mitte zwischen SJ 17 und Gb 20.
- **Indikationen:** Beruhigt den Geist; wichtiger Punkt in der Behandlung von Schlaflosigkeit, Epilepsie, Manie und Hysterie; besonders wirksam während Depressionen oder Panikattacken.

Dingchuan „Asthma beruhigen"

- **Lokalisation:** 0,5 *Cun* lateral von Du 14.
- **Indikationen:** Vertreibt äußeren Wind und lindert Asthma bronchiale; besonders wirksam, wenn eine Schröpfbehandlung angewandt wird.

Huatuojiaji „Beidseits der Wirbelsäule"

- **Lokalisation:** 0,5 *Cun* beidseits lateral der Wirbelsäule, jeweils unterhalb der Dornfortsätze von HWK 1 bis LWK 5; insgesamt 24 Punktepaare.
- **Indikationen:** Ähnlich den Rücken-*Shu*-Punkten, aber sanfter in der Wirkung.

Jianneiling (*Jianqian*) „Vorderer Schulterpunkt"

- **Lokalisation:** In der Mitte zwischen vorderem Ende der Axillarfalte und Di 15 (*Jianyu*).
- **Indikationen:** Vertreibt äußeren Wind und Kälte, entfernt Obstruktionen aus dem Meridian und stoppt Schmerzen. Wichtiger Punkt in der Behandlung der Periarthropathia humeroscapularis.

Shixuan „Zehn zerstreuende Punkte"

- **Lokalisation:** Auf den Spitzen aller zehn Finger, jeweils etwa 0,1 *Cun* distal des Nagels.
- **Indikationen:** Klärt Blut-Hitze; zur Behandlung von Hypertonie, Tonsillitis, hohem Fieber, Manie und Konvulsionen bei Kindern.

Shiqizhui „17. Wirbelkörper"

- **Lokalisation:** Unterhalb des Dornfortsatzes von LWK 5.
- **Indikationen:** Wirksam bei Schmerzen im Kreuzbeinbereich, Dysmenorrhö und Paraplegie aufgrund von Verletzungen.

Sifeng „Vier Falten"

- **Lokalisation:** In der Mitte der Falte der proximalen Interphalangealgelenke des zweiten bis fünften Fingers auf der Fingerstreckseite.
- **Indikationen:** Transformiert Feuchtigkeit und fördert die Verdauung bei Kindern, besonders wirksam zur Behandlung von Nahrungsstagnation.

Taiyang „Leuchtendes *Yang*"

- **Lokalisation:** In der Vertiefung ca. 1 *Cun* posterior des Mittelpunktes zwischen dem lateralen Ende der Augenbraue und dem lateralen Kanthus.
- **Indikationen:** Vertreibt Wind, klärt Feuer. Wichtiger Punkt in der Behandlung einseitiger Kopfschmerzen wie Migräne; auch zur Behandlung geröteter und schmerzender Augen.

Xiyan „Knieaugen"

- **Lokalisation:** Punktepaar in zwei Vertiefungen medial und lateral des Ligamentum patellae unterhalb der Patella.
- **Indikationen:** Vertreibt Wind-Feuchtigkeit aus den Knien; bewährter Punkt zur Behandlung schmerzender oder geschwollener Knie.

Yaoyan „Auge im Lendenbereich"

- **Lokalisation:** In einer Vertiefung 4 *Cun* beidseits lateral des Zwischenwirbelraumes LWK 3/4.
- **Indikationen:** Lumbago, Diabetes und gynäkologische Störungen.

Yuyao „Fischrücken"

- **Lokalisation:** In der Mitte der Augenbrauen, senkrecht oberhalb der Pupille.
- **Indikationen:** Klärt Hitze, klärt die Augen und fördert klares Denken.

Register

Allgemeines Register

T

U

V

W

X

Y

Z

Kräuter chinesisch

Kräuter lateinisch

H

I

L

M

N

O

P

R

S

T

U

V

Z

Rezepte